スポーツ・健康科学概論テキスト

編著

森田　恭光・島﨑あかね

株式
会社 杏林書院

編著

森田　恭光　明治学院大学教養教育センター教授
島﨑あかね　実践女子大学生活科学部教授

著者（執筆順）

薗部　正人　日本ウェルネススポーツ大学専任講師（1章A・B，2章F-1～2）
森田　恭光　明治学院大学教授（1章C，3章H，5章B）
島﨑あかね　実践女子大学教授（1章D）
菊地　潤　東京農業大学非常勤講師（1章E）
門福　強樹　元昭和大学客員教授（2章A～E・F-4・H）
鈴川　清美　実践女子大学非常勤講師（2章F-3，3章B，資料）
白土男女幸　明治学院大学非常勤講師（2章F-5(1)・G，3章A・E・G）
前野　浩嗣　芝浦工業大学非常勤講師（3章C）
浜野　学　芝浦工業大学教授（3章D，7章A・B-1～3）
松本　秀彦　至学館大学准教授（2章F-5(2)，3章F，5章A，6章B）
奥山　慎也　明治学院大学非常勤講師（4章A）
藤城　仁音　芝浦工業大学非常勤講師（4章B-1～2）
清水　花菜　日本女子体育大学助手（4章B-3）
金森　純　明治学院大学非常勤講師（6章A）
弘　卓三　元鶴見大学教授（7章B-4）

序　文

　現代社会においては，衛生環境の充実や科学技術の発達等により，生活水準が向上すると同時に医療技術の進歩により平均寿命も延伸している．その一方で，医学やスポーツ健康科学の研究においては，運動不足や飽食の影響により，体力の低下やメタボリックシンドローム，生活習慣病により健康が損なわれている実態が報告されている．また，高齢化が進む中，ロコモティブシンドロームによる新たな健康・体力に関する問題も生じ，健康寿命の延伸や介護予防の阻害要因も出現している．

　現在，厚生労働省は，特定健康診断や特定保健指導の実施，「健康づくりのための身体活動基準」を推奨し，国民の健康保持増進や健康寿命の延伸，要介護者の減少を進めている．スポーツにおいては，スポーツ基本法や総合型地域スポーツクラブの展開などの施策が推進されている．このような国レベルの対策も影響し，近年においては健康・体力づくりへの関心が各世代，特に中高齢者において高まっている．一方で健康や体力向上に関する情報はインターネットやSNSを介して提供されているが，適切でないものも見受けられ，健康保持増進に関して，何が正しいか判断できる基礎知識と実践力を養うことも必要と思われる．

　現在，大学におけるスポーツ健康教育は，生涯スポーツや生涯の健康に関する理論と実践を主たるテーマとして展開されているところが多く見受けられる．しかし，初年次生は健康に対する意識が浅く，その重要性が認識されていないのが実態と思われる．そこで，本書は上記のニーズに立って，大学生のスポーツ教育と健康教育をより一層充実させることを目的とし作成した．1章は現代社会の健康問題と運動の必要性，発育と発達，女性と運動について，2章は健康管理の解説と考え方について，3章では運動の生理学と生化学的基礎と運動を行うことによるヒトの身体の変化と適応について，4章では運動処方の理論と実践方法について，5章では肥満の予防と栄養摂取方法について，6章では学校教育における生涯スポーツと競技スポーツのコーチングについて，7章ではスポーツ障害・傷害と救急処置について記述している．今回，健康を運動・栄養・休養の側面から捉えたが，著者らは薄学で勉強中の身であり，専門外の分野も記述したため，本書を購読される方々の期待にどれだけ応じられるか未知数である．今後，ご意見・ご批判を受け，随時改訂していく予定である．

　最後に本書の刊行に当たり，ご尽力いただいた杏林書院編集部の方々に厚くお礼申し上げます．

　　2020年3月　明治学院大学健康・スポーツ科学研究室にて

編著者　森田恭光

CONTENTS

3章　運動の生理学・生化学的基礎

1章　健康問題と健康増進

A. 健康の歴史的背景と現状
B. 国民衛生の動向
C. 生活習慣病
D. 発育発達と運動
E. 女性と運動・スポーツ

1章 A. 健康の歴史的背景と現状

多くの人々は,「健康は重要なもの」と認識している. しかし, 現代の疾病分類別にみた受診率は, 高血圧や心疾患, 糖尿病等の生活習慣病が多くみられ, 普段の健康管理が適切でない状況が散見されている. そこで本項では, 健康の歴史的背景を知ることにより, 現代の健康阻害要因と予防対策がどのように施されてきたかを解説する.

■ 1. 健康・医学の歴史的背景

健康は, 科学の進歩だけでなく, 社会情勢に伴って変化している. 健康阻害に対してその要因を解決してきた医学や健康学などとの関連を知るうえからも, 現代までの健康の変遷をみていくことは重要なことである.

1) 諸外国における健康の変遷
(1) 古代

古代ギリシャ時代以前においては, 人が健康を害すると, その原因が「悪意をもった悪魔や怒れる神の仕業」といった超自然的におこるものであり, 呪術や悪魔払いによって健康を回復させようとする風習があった. 未開発時代の呪術の発想を脱したのは, 紀元前5世紀頃のギリシャ時代からである. この変化をもたらした人物が古代ギリシャの医師, ヒポクラテス (Hippocrates, 紀元前460年頃~紀元前370年頃) である. ヒポクラテスは,「聖医」または「西洋医学の父」と称され, 健康な身体は, 4原液 (血液, 粘液, 黒胆汁, 黄胆汁) の調和から生ずる自然の力が保たれた状態であり, この失調が疾病であるとし, 医師やスポーツ指導者とともに健康理論の確立を行い, 特に, 養生法に着目した. この健康法は現代の予防医学といえる. この体液の調和を基礎とした彼の

見解は, 以後, 数世紀にわたって受け継がれていった[1].

ローマ時代, ガリウス (ヒポクラテスの理論継承) が臨床医としての経験と多くの解剖 (動物実験) によって体系的な医学を確立 (動脈・神経・脳・心臓に関する研究) し, 医学を発展させていった.

この時代においては上水道や下水道, 公衆浴場の整備が行われ, 環境衛生の基礎が築かれたが, 当時の健康に悪影響を及ぼす要因は細菌やウイルス, 寄生虫であり, これらによる疾病の医科学的手段は不十分であった. これらの細菌やウイルスにより健康を害する問題 (第一の健康阻害要因) は現代も生じている.

(2) 中世から近代

中世においては1492年コロンブスによるアメリカ大陸発見やバスコ・ダ・ガマがインド海路発見 (1498年) するなどし, 交通網が発展し商工業が発達すると同時に都市が繁栄していった. そうした中, 産業の発達により, 人口の集中による衛生面や職業病の問題, 第2の健康阻害要因が生じてきた. ルネッサンス時代には, 文芸の復興と同時に医学および生理・生化学 (基礎医学) の発展が盛んになり, 自然の本質を科学的に解明するようになった.

近代における代表例は, 16世紀, ベルギーの解剖学者アンドレアス・ヴュザリウス (Andreas Vesalius, 1514年~1564年) が, 解剖図「人体の構造について」を作成, ウイリアム・ハーベーがヒトの解剖・血液循環の原理, 18世紀にジョゼフ・プリーストーリー (Joseph Priestley) の酸素発見, レーウェンフック (Antony van Leeuwenhoek) による筋肉の横紋構造や細菌, 血球, 精子などの発見などがある. イギリスで

は，18 世紀後半，産業革命が起き，都市に人口が集中しコレラが大流行したが，ション・スノウ（John Snow）により公衆衛生問題への対策が講じられ流行がなくなった．しかし，環境衛生問題は現在も生じている．

（3）19 世紀後半

19 世紀後半になると，パスツール（Louis Pasteur）やコッホ（Robert Koch）などによる病原体の研究が盛んになり，微生物学や免疫学，細菌学による予防医学の基礎ができた[2]．健康に関しては，「病気でないことが健康」とされる風潮の社会から，潜在的疾患について根本的な医療対策が必要であると変化してきた．

（4）現代社会

第二次世界大戦後，国際連合（United Nations）が組織され，組織の中で世界規模の保健衛生機関である世界保健機関（World Health Organization：WHO）ができ，1948 年に世界共通の「健康の定義」が示された．健康の定義は以下のとおりである．

> 「Health is a state of complete physical，mental and social well‐being and not merely the absence of disease or infirmity」

この憲章においては，健康は，「単に病気や虚弱でない」というものではなく，精神や身体の問題と合わせて日常生活や社会生活での問題として捉えられていることや，健康水準を享受することは，人種，宗教，政治的信条，経済状態のいかんを問わず，すべての人間の基本的人権であるとしていることも特徴である．

1969 年に地球環境に関する国際科学会議で環境問題科学委員会を設立し，1972 年にストックホルムで国際連合人間環境会議が開催，国連環境計画が発足した．近年，地球規模での環境問題が起こってきた（第 3 の健康阻害要因）が，これに関しては，先進国と発展途上国の対立等があり，解決に至っていない．

現代においては科学やテクノロジーの発達により，われわれの生活が豊かになると同時に，歩行を含め生活活動において動くことが減少してきた．加えて，食生活が豊かになり栄養過剰による過食と運動不足の影響により，悪性新生物や心疾患，脳血管疾患，高血圧等の疾患，肥満や動脈硬化を含む生活習慣病（運動不足病）が生じてきた．WHO は，1986 年にオタワ憲章でヘルスプロモーションの概念を発表し，メタボリックシンドロームを含む運動不足と栄養過多から生じる第 4 の健康阻害要因について注意を促している．

2）日本における健康の変遷

日本における最古の疫病にかかわる記録は，弥生時代（紀元前 300 年頃〜250 年頃）の「日本書紀」に記されており，治療法は，祈祷と呪いであったといわれている．科学的根拠に基づく健康観が示されたのは，江戸時代である．江戸時代には行政上，日本各地に都市計画がなされ，公衆衛生と健康維持のために上水道がつくられた．この時代，健康阻害要因を医科学的に捉えたのが，貝原益軒の「養生訓」（1713）である[3]．「養生訓」の特徴は長寿をまっとうするうえにおいて，身体の養生と精神の養生を解いたものである．

江戸時代は，麻疹が 20 年から 30 年おきに子どもと大人に流行し，明治時代になり麻疹は子ども同士でうつる伝染病となった．1810 年橋本伯寿が麻疹や天然痘，梅毒がひとからひとへ伝染する伝染病であることを示し，1894 年北里柴三郎がペスト菌を発見，志賀潔が赤痢菌を発見するなど，ウイルスや細菌，寄生虫等の第 1 の健康阻害要因の対策に関する研究が行われた．

明治維新以降は西洋医学の発達により，1872 年に文部省（現：文部科学省）に医務課設立，1874 年に医学制度確立（医事，薬事，医学教育），1899 年海港免疫法ができ，以後，文明開化の影響もあり，世界の健康問題と同様に，産業の発達や労働者の衛生問題など第 2 の健康阻害要因が生じた．

1961 年には，国民皆保険が実現，その後，環境問題（第 3 の健康阻害要因）が生じ，現在は，運動不足から生じる生活習慣病を中心に第 4 の健康阻害要因が生じている．この第 4 の阻害要因は，1957 年以降，心疾患，脳血管疾患，悪性新生物（がん），高血圧，糖尿病，痛風などの病気や肥満，動脈硬化などは「主として 30 歳以上になってか

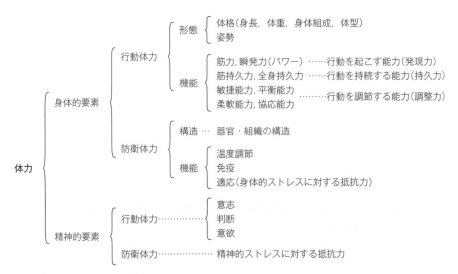

図1-A-1　体力の構成要素 (猪飼道夫：運動生理学入門．p144，杏林書院，1969より改変)

らかかる病気の総称」であり，「成人病」と呼んでいた．しかし，ここ数十年来このような病気が若年層にみられるようになったことから，1996年以降「生活習慣病」に変更された．生活習慣病とは，「食習慣や運動習慣，休養，喫煙，飲酒等の生活習慣が，その発症や進行に関与する症候群」と定義され[4]，生活習慣病に対するわが国の予防施策が2000年に開始された「21世紀における国民健康づくり運動（健康日本21）」であった．この施策は，2012年まで実施された．その後2013年4月からは，健康日本21（第2次）が新たに開始されている[5]．

　健康阻害要因は，主な分類として4つの要因が現代においても存在している．細菌やウイルスの問題は，医学的な対策が必要であり，労働衛生や地球規模の環境問題は，国や地域，企業等における対策を必要とする．生活習慣病に関しては，個人が健康に関して対応可能な問題である．

2. 現代社会における日本人の体力と運動不足の現状

1）体力とは

　人間の身体は，多くの器官（骨格や筋肉，呼吸器，消化器，血液および循環器等）によって構成されている．体力は，この身体が発揮する総合的な能力であるといわれている．また，体力は，身体的要素と精神的要素に分類され，それぞれ行動体力と防衛体力で構成されている．体力テストで測定できるのは，身体的要素のうち，行動体力の筋力，全身持久力，敏捷能力，柔軟能力などの項目となっている．

　近年では，運動不足に起因する生活習慣病が増大していることから，生活習慣病の予防や治療，生活の質（Quality of Life：QOL）の維持・向上に関係する体力要素が着目されている[6]．このような健康の維持・増進に関連する体力は「健康関連体力（health-related fitness）」と呼ばれ，その内容は「心肺持久力」「筋力」「筋持久力」「身体組成」「柔軟性」の5つが主な体力要素であるといわれている．体力の構造は，一般的に**図1-A-1**のように示されている．

2）日本人の体力とその問題点

　2012年度の文部科学省の体力・運動能力調査によると，成人の体力は30歳代の男子と20〜30歳代の女子は低下傾向がみられるが，50歳以降では男女とも緩やかな上昇傾向を示している．2018年に発表された子どもの体力については，「下げ止まり」状態から，わずかであるが向上に転じているといわれている[7]．

　このような現状の中，1990年代から蓄積され

てきた大規模な疫学的研究の研究成果から，1日の歩行時間や1週間の運動・スポーツ時間が長い人の方が循環器疾患による死亡が減少するといわれている．また，1日あたりの歩数が増えれば増えるほど生活習慣病による死亡者数は減少するという関係がみられる[8]．そのため，国民に生活習慣病予防のための身体活動・運動量増加が期待されている．加えて，心肺持久力や筋力を基準値より高く保つことは，身体活動量とは独立して生活習慣病の発症を抑えることができる．したがって，健康と関連の深い心肺持久力や筋力を維持・向上させることを積極的に生活習慣に取り入れていくことが求められている[9]．つまり，国民が自ら健康に関して学習し，身体活動量，運動量，体力を高め，生活習慣病の予防に取り組む姿勢の獲得が必要となっている．

しかし，ここで問題となってくるのが，心肺持久力や筋力などの体力の指標が低い場合である．体力が低いと，歩行などの日常活動実行の阻害要因となり，QOL を高く維持することができないという問題点や高齢期において要介護状態に陥る可能性が高くなるという問題点が出現している．

3）運動の目的とその効果が期待される運動の種類

運動やスポーツ，トレーニングは，心肺持久力などの体力を高め，血圧，血中の中性脂肪，血糖値を低下させる効果がある．健康維持・増進を目的としたトレーニング等を実践することは，高血圧症や脂質異常症，糖尿病といった生活習慣病の予防に有効である．これまで，健康づくりのために速歩やエアロビクスのような中等度から高強度での運動を用いたトレーニングが実践されてきた．しかし，最近の疫学的研究からは，いわゆる体力を高めるためのトレーニングという形態では

ない運動，歩行などの中等度程度の身体活動を積み重ねていくことにより生活習慣病が予防されることが明らかになってきている[9]．つまり，国民の健康に対する実現可能性という観点から，従来の高強度の運動ばかりではなく，生活の中における身体活動の実施を主な目的としての運動が必要となってきている．

[薗部正人]

📖 文　　献

1）ギル・ポール著，野口正雄訳：50の事物で知る図説医学の歴史．pp26-85，原書房，2016．
2）秋澤忠男ほか編：南山堂医学大辞典 第20版．南山堂，2015．
3）松田道雄編：日本の名著14 貝原益軒．pp329-457，中央公論社，1969．
4）厚生労働省：生活習慣病予防のための健康情報サイト：e-ヘルスネット．（https://www.e-healthnet.mhlw.go.jp/information/dictionary/metabolic/ym-040.html，参照日：2020年1月31日）
5）厚生労働統計協会：国民衛生の動向2018/2019．厚生の指標，65（8月増刊）：92-93，2018．
6）日本健康教育士機構編著：新しい健康教育．pp12-13，保健同人社，2011．
7）スポーツ庁：平成30年度全国体力・運動能力，運動習慣等調査結果．（http://www.mext.go.jp/sports/b_menu/toukei/kodomo/zencyo/1411922.htm，参照日：2020年1月31日）
8）厚生労働省：平成26年版厚生労働白書：健康長寿社会の実現に向けて～健康・予防元年～．（https://www.mhlw.go.jp/wp/hakusyo/kousei/14/，参照日：2020年1月31日）
9）弘　卓三・森田恭光編：スポーツ・健康科学テキスト第3版，pp6-9，杏林書院，2016．
10）健康・体力づくり事業財団：健康運動実践指導者養成用テキスト．pp85-90，南江堂，2011．

1章 B. 国民衛生の動向

本項では，日本の人口層の変化や平均寿命および健康寿命の推移をもとに，人口問題が将来においてどのような影響を与えるかを示す．また，少子高齢化が急速に進む中，膨れ上がる医療費の問題や老後の生活に直接関係する年金の問題に対し，これからわれわれが何を考え，行動していくか解説する．

1. 人口動態

1）日本の人口問題[1]

わが国が抱える人口問題は，超高齢化と少子化に伴い労働力の中核をなす15歳から64歳までの生産年齢人口が減少していることである．

2017年現在の日本の人口は，1億2,649万人であり，前年同月と比べ約26万人の減少を示している．その内訳として，前年度に比べ15歳未満人口は18万人減少し，少子化の進行を示している．加えて15～64歳の人口は57万人も減少している．これは生産年齢人口（労働力）の減少を示している．65歳以上（高齢者）人口は49万人も増加している．つまり，高齢化の進行を示している（図1-B-1）．

このように日本が抱える少子化および生産年齢人口の減少，高齢化の人口構造がもたらす問題は，国や自治体の財政制度を脅かす年金および医療費問題となって現れている．

2. わが国の平均寿命と平均余命，健康寿命

寿命を表す指標には，平均余命や平均寿命，健康寿命がある．平均余命とは，ある年齢の人々が，その後きられる平均の年数を示している．平均寿命とは，新生児（0歳児）が平均であと何年生

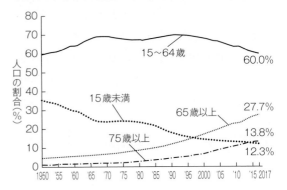

図1-B-1　年齢3区分別人口割合の推移（総務省統計局：人口推計（2018年10月1日現在））

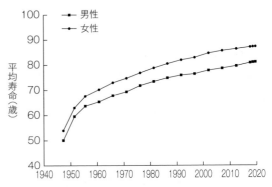

図1-B-2　日本人の平均寿命の推移（厚生労働省「平成29年簡易生命表の概況」より作図）

きられるかの見込みを推計したものである．さらに，平均寿命は，集団（国）の生活水準の高さを示す指標としても用いられている．日本人の平均寿命の推移を図1-B-2に示す．わが国の平均寿命が飛躍的に伸び，高い水準を維持している理由は，保健・公衆衛生の改善，医療技術の進歩，栄養環境の改善などが考えられる．

健康寿命とは，健康上の問題で日常生活が制限されることなく生活できる期間を示している．厚生労働省の統計によると，わが国の健康寿命は，2013年で男性71.19歳，女性74.21歳と平均寿命と同様に世界トップクラスである[2]．しかも平均寿

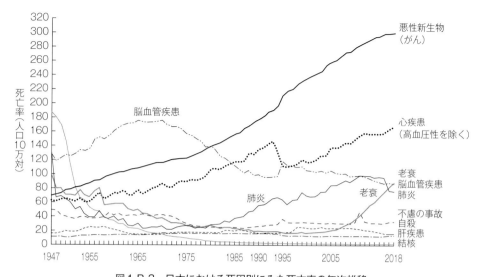

図1-B-3　日本における死因別にみた死亡率の年次推移
（厚生労働省人口動態調査：人口動態統計月報年計（概数）の概況. 2018）

命と健康寿命との間の期間，すなわち，日常生活に制限のある期間（不健康な期間）でみると，2001年から2013年の12年間でその差は少々拡がっている．この「不健康な期間」の拡大は，個人や家族の生活の質の低下を招くととともに，国や自治体の医療費増大にもつながる[2]．

▌3．主要死因別にみた死亡率の年次推移

日本人の平均寿命に影響を与える，2018年の主な死因別の死亡率（人口10万対）を高い順にみると，第1位：悪性新生物（がん），第2位：心疾患，第3位：老衰，第4位：脳血管疾患である[3]．その年次推移を図1-B-3に示す．

▌4．国民医療費と問題点

国民医療費は，平均寿命の延長による超高齢化および少子化を要因とした生産年齢人口の減少，医療技術の高度化，医療制度の変化により年々増加している（表1-B-1）．このままのペースで医療費が推移すると2025年には約58兆円になると予想され，間違いなく日本経済および国民生活を圧迫する状況になってくる．今後，医療費の削減には，国民が生活習慣を見直し，運動・栄養・休養をバランスよいものにし，いかに健康的な生活

表1-B-1　国民医療費（総額および1人あたり）と人口の年次推移

年　度	総額(兆円)	総人口(千人)	1人あたり(万円)
1954(昭和29)	0.22	88,239	0.24
1965(昭和40)	1.12	98,275	1.14
1974(昭和49)	5.38	110,573	4.86
1978(昭和53)	10.00	115,174	8.69
1984(昭和59)	15.09	120,235	12.55
1990(平成02)	20.61	126,611	16.67
1999(平成11)	30.70	126,686	24.23
2013(平成25)	40.06	127,298	31.47
2016(平成28)	41.29	126,932	32.53
2025(予測値)	57.80	119,270	48.46

（厚生労働省政策統括官（統計・情報政策担当）「平成30年我が国の人口動態－平成28年までの動向－」）

を送るかが鍵となる.

［薗部正人］

📖　文　献

1) 総務省統計局：人口推計（2018年10月1日現在）.
2) 厚生労働省：平成28年版厚生労働白書（平成27年度厚生労働行政年次報告）.（https://www.mhlw.go.jp/wp/hakusyo/kousei/16/dl/all.pdf，参照日：2020年1月31日）
3) 厚生労働省人口動態調査：人口動態統計月報年計（概数）の概況. 2018.（https://www.mhlw.go.jp/toukei/saikin/hw/jinkou/geppo/nengai18/dl/kekka30-190626.pdf，参照日：2020年1月31日）

1章　C.　生活習慣病

1．生活習慣病の概念

　生活習慣病は 1996 年以前「成人病」と呼ばれ，40 歳頃より増えるがんや心臓病，脳卒中などの病気を表す概念だった．

　厚生労働省は，悪性新生物や心疾患，脳血管疾患等の疾病が生活習慣との関連で発症することから，「生活習慣病」という概念を提案し，各疾患の早期発見や早期治療などの二次予防に加え，一次予防として，国民に生活習慣の重要性を啓発普及し健康に対する自発性を促し，生涯を通じた健康の維持・増進をはかるための個人の努力を社会全体として支援する体制を整備するようになった．

2．生活習慣病の現状と予防

　生活習慣病を予防するには，個人が身体の健康に関心をもち，生活習慣の改善をはかるとともに，病気の内容について知識を深めておくことが重要である．本項では，主な生活習慣病の状況と生活習慣の関係について解説する．

1）心臓病

　心疾患での死亡者は，狭心症や心筋梗塞などの虚血性心疾患が全体の約 5 割を占めている．

　狭心症は心臓を取り巻く冠動脈の内腔が狭くなり，血液が流れにくくなって，一過性の酸素不足を招く疾病である．狭心症は活動中に起こる労作性狭心症と安静時に起こる冠攣縮性狭心症（安静時狭心症）がある．心筋梗塞は冠動脈がかなり狭くなり，心筋へ血液が供給されなくなる状態が続き心筋が壊死した状態で起こるものである．

　狭心症や心筋梗塞の主な原因は，冠動脈の動脈硬化である．血管は加齢とともに老化するため，動脈硬化を避けて通ることはできないが，高血圧，糖尿病，脂質異常症などの危険因子が加わると年齢不相応に進行する可能性がある．また，動脈硬化は，脂肪，糖分の摂りすぎなどの食生活や運動不足による肥満も危険因子となる．

2）高血圧

　高血圧は，動脈硬化の危険因子としてリスクが高い因子である．高血圧は血管壁への圧力が過度にかかるため，血管壁が傷つきやすく動脈硬化が進行する．加えて高血圧の場合，虚血性心疾患や脳梗塞を起こす可能性が高くなる．

　2017 年の厚生労働省患者調査[1] においては，高血圧の総患者数は，約 993 万人で，前回の調査（2014 年）に比較し約 17 万人減少している．高血圧は，明確な自覚症状がないため日常の生活において気づかない場合が多い．また，若年期における生活習慣の影響が壮年期に現れていることが指摘されており，30 歳以降は定期的に血圧測定を実施して体調管理をすることが望まれる．

3）脳卒中

　脳卒中は，脳出血，クモ膜下出血，脳梗塞などの総称である．脳卒中には，出血性脳卒中と脳血管虚血性脳卒中の 2 種類がある．出血性脳卒中は，脳出血とクモ膜下出血，脳血管虚血性脳卒中は脳梗塞と一過性脳虚血発作などがある．出血性脳卒中は，脳の血管が破れて出血し，出血した血液は血腫となり血腫ができた脳の部分の細胞に障害が起こる．脳組織の内部で出血したものを脳出血，脳を保護しているクモ膜と軟膜の間で出血したものをクモ膜下出血という．脳出血は，活動時や精神的ストレスが加わったとき，興奮したときなど

に起こりやすい．クモ膜下出血は，高血圧が長期にわたると血管の分岐点に動脈瘤ができ破裂して起こる．

脳梗塞は血管が完全に詰まり脳細胞が部分的に壊死した状態，一過性脳虚血発作は，一時的に脳血管が詰まり，その後再び血流が元に戻ることをいう．脳の血管がつまる原因は脳血栓である．脳血栓は脳血管に血栓が発生し，血管をふさぐため生じる．血栓が発生する大きな要因は動脈硬化の進行である．脳卒中は，後遺症として身体麻痺や言語障害が生じ，療養時の長期入院による介護が必要になるなど，病後の回復過程においても支障をきたす可能性がある疾患である．

4）脂質異常症

脂質異常症は，血中に含まれるコレステロールや中性脂肪などの脂質が増加した状態である．脂質異常症の診断基準を，日本動脈硬化学会動脈硬化性疾患予防ガイドラインでは[2]，LDLコレステロール 140 mg/dL 以上，空腹時血清中性脂肪 150 mg/dL 以上，低 HDL コレステロール 40 mg/dL 未満，高 non-HDL コレステロール 170 mg/dL 以上としている．また，注意を促すために境界域高 LDL コレステロール 120〜139 mg/dL，境界域高 non-HDL コレステロール 150〜169 mg/dL の値も設定している．脂質異常症は生活習慣が大きく影響する．特に，食生活において肉を中心とした高脂肪食は，コレステロールを増加させる．また，過剰な糖質の摂取は中性脂肪を増加させる．加えて，運動不足や喫煙なども脂質異常症を起こす要因となる．脂質異常症も高血圧症と同じように，若年期から食生活の改善に努め，適度な運動を実施し習慣化するとともに，定期的に健診を行い予防をはかることが重要である．

5）糖尿病

糖尿病は 1 型糖尿病，2 型糖尿病，特定の機序・疾患によるもの，妊娠糖尿病の 4 つのタイプに分けられる．

1 型糖尿病は，膵臓にある β 細胞が自己免疫反応やウイルス感染等で障害を受け，インスリン分泌が欠乏し，絶対量が不足することにより発症する．インスリンを体外から補わないと生命維持ができない．子どもや若い人に発症することが多く，小児糖尿病，若年性糖尿病ともいわれる．

2 型糖尿病は，インスリン分泌が低下している場合（インスリン分泌低下）とインスリンの働きが悪くなっている場合（インスリン抵抗性）がある．2 型糖尿病は，ほとんどが過食や運動不足，肥満などの生活習慣が影響し発症する．

特定の機序・疾患によるものは，遺伝因子として遺伝子異常が同定されたもの，インスリン作用の伝達機構にかかわる遺伝子異常や内分泌疾患，肝疾患，薬剤や化学物質によるもの，感染症などがある．

妊娠糖尿病は，妊娠中に糖尿病を発症するもので，妊娠中は胎児も合併症の危険があるため，血糖のコントロールが必要である．軽症の場合は，出産とともに正常に回復することが多い．

糖尿病は合併症を引き起こす．合併症は，急性合併症や慢性合併症に分類される．急性合併症には，糖尿病性昏睡と急性感染症があり，両者は治療の進歩により，発症とその後の経過は改善されている．慢性合併症は，血管障害合併症とその他の合併症に分けられる．一般に糖尿病の合併症は，慢性合併症を示す．血管障害の細小血管（毛細血管）障害は，細小血管の病変からはじまる病態で，網膜症，腎症，神経障害の 3 大合併症がある．大血管症は，動脈硬化により引き起こされる合併症で糖尿病自体が危険因子となり，高血圧や脂質異常症，肥満などと絡み合い発症する．動脈硬化が進行し，心臓では狭心症や心筋梗塞，脳では脳梗塞や脳卒中といった命にかかわる病気の原因となる．糖尿病は，一度発症すると回復が悪いことも特徴の 1 つである．その他の合併症として，歯周病や白内障，膀胱炎，肺炎，気管支炎，こむらがえりや筋萎縮，インポテンツなどその症状は全身に及んでいく．

国内における糖尿病の診断基準に関しては，日本糖尿病学会[3]が，早朝空腹時血糖が 110 mg/dL 未満かつ 75 g 経口糖負荷試験（oral glucose tolerance test：OGTT）2 時間値が 140 mg/dL 未

満を正常としている．早朝空腹時血糖 126 mg/dL 以上，75 gOGTT 2 時間値 200 mg/dL 以上，随時血糖値 200 mg/dL 以上，HbA1c 6.5 ％以上の場合は，糖尿病型と判定される．正常型，糖尿病型に属さない場合は，境界型とされている．

糖尿病を予防するには，個人が体重や体脂肪率，基礎代謝量，血糖値の把握やバランスのよい食生活，有酸素性運動を習慣化するなど，日々，健康面と生活習慣の調整を行うことが重要である．

6）歯周病

歯周病は，歯肉や歯を支えている骨や組織（歯周組織）に起こる病気の総称である．歯肉に炎症が起きた状態を歯肉炎，炎症が原因で歯槽骨等歯を支えている組織全体まで崩れてしまう病気を歯周炎という．歯肉炎は歯肉が下がり，歯を支える部分がなくなるため歯が抜ける．健康な場合，歯周組織は歯根を包み込んでいる．歯肉の上部 1 mm 程度の部分は，歯の間とわずかな溝（歯肉溝）をもっている．歯肉は，歯に軽く押しつけられているが，炎症が生じると圧力がなくなり，すき間が深くなる．これは歯周ポケットと呼ばれ，歯周ポケットの状態において，歯根部のセメント質に入り込んだコラーゲン線維が歯肉の炎症によって破壊されると，線維の付着が壊れ，歯と歯ぐきの間にすき間ができる．この状態が「歯周炎」である．歯周ポケット内部は，酸素の供給が少なく，炎症が生じているので少量の出血も加わり，毒性が強い細菌の格好の居場所となり，歯周病原性細菌が繁殖する．歯周病は細菌による感染症である．また，喫煙は歯周炎を発症，悪化させる最も大きな危険因子である．糖尿病も歯周病を引き起こす．歯肉炎や歯周炎を予防するには，ブラッシングや専門医による定期健診（3 カ月ごとを推奨）を受け，喫煙や食生活の改善など環境のリスクをなくすことである．

7）骨粗鬆症

骨粗鬆症は，「低骨量と骨組織の微細構造の異常を特徴とし，骨の脆弱性が増大し，骨折の危険性が増加する疾患」と定義されている[4]．骨粗鬆症は無症候（自覚症状がなく進行）であり，骨折によってはじめて認識される場合が多い．骨粗鬆症は，骨折が最も深刻な影響を与える．骨折部位は主に，股関節部や腰椎，前腕であり，他の部位も骨折を生じやすくなる．骨折は，個人の生活の質を低下させると同時に，医療費の増大，介助費用の増加，家族負担の増加など悪影響を与える．骨折の要因は，骨粗鬆症に加え，転倒も注意する必要がある．骨粗鬆症の病因は，原発性骨粗鬆症（若年性，閉経後，加齢など）と続発性骨粗鬆症（ホルモン異常，関節リウマチ等の炎症，骨への力学的刺激低下など）に分けられる．骨粗鬆症の危険因子は，遺伝や低骨量，栄養（カルシウム，タンパク質摂取不足など），運動不足などがある．骨は，バランスのよい栄養と適度な運動刺激で構築される．骨粗鬆症や低骨量の予防には，日常生活において 3 食とも栄養のバランスを整え，歩行程度の運動やレジスタンストレーニングを実施することが重要である．

8）メタボリックシンドローム
（1）診断基準設定の歴史的背景

海外において 1980 年代後半「動脈硬化性心血管病」の危険因子に関しては，高血圧や脂質代謝異常，肥満等の複数の危険因子が重複して存在し，これまで重要視されていた高コレステロール血症という単独の危険因子をもった病態とは異なるコンセプトであることが取り上げられ，心血管疾患は複数の危険因子が集約して生じることから，マルチプルリスクファクター症候群とされた．国内においては，1995 年から労働省（現：厚生労働省）が実施した動脈硬化性疾患発症要因について勤労者を対象にした調査においても，高血圧や脂質代謝異常，耐糖能異常，肥満のうち 3 つ以上合併した場合の危険率がコントロール群の 30 倍以上にも達し，マルチプルリスクファクター症候群が動脈硬化性疾患として大きな位置を占めていることが確認されている．

一方，肥満の病態から内臓脂肪の蓄積が糖尿病や脂質異常症，高血圧，動脈硬化性疾患の発症基盤となることが注目され，大阪大学の Matsuzawa

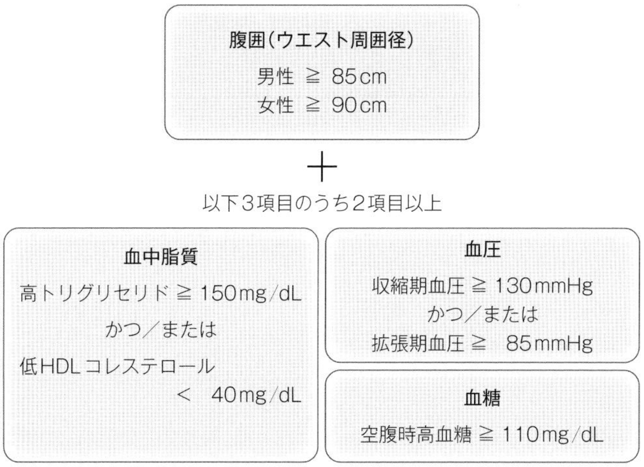

図1-C-1　メタボリックシンドローム診断基準(メタボリックシンドローム診断基準検討委員会, 2005[6])より作図)
ウエスト周囲径が男性で85cm以上, 女性が90cm以上で, かつ血中脂質異常, 血圧高値, 高血糖の3項目のうち2項目が該当するとメタボリックシンドロームと診断される. ウエスト周囲径は内臓脂肪が蓄積しているか否かの指標であり, 数値(男性85cm, 女性90cm)以上である者は内臓脂肪断面積が100cm^{2}を超えている.

ら[5)]は, CTスキャンで判定した内臓脂肪過剰蓄積が糖尿病や脂質異常症, 高血圧を引き起こし, 最終的に動脈硬化を発症しやすい病態として「内臓脂肪症候群」を提唱した. また, インスリン抵抗性は糖尿病の基盤になるが, キープレーヤーとなっているのはその上流にある内臓脂肪の蓄積であるとした.

　世界保健機関(WHO)は, 心血管疾患での死亡率が全死亡のうち約30%を占め, さらに増加傾向にあるため, この疾病の予防が緊急の課題と考え2002年のWorld Health Reportでグローバルな健康政策として心血管疾患(Cardiovascular Disease)予防を重視する宣言を行い, 2004年にWHOの診断基準を作成したIDF(国際糖尿病連合)とNCEP(National Cholesterol Education Program)によるコンセンサスカンファレンスが開催され, 内臓脂肪を必須項目とし, 高中性脂肪血症, 低HDLコレステロール血症, 高血糖, 高血圧のうち, 2つ以上併せもつ者をメタボリックシンドローム(内臓脂肪症候群)と定義することが決定した. 国内でも2004年よりグローバルな見解を視野に入れ, 日本人に適した診断基準を作成することが心血管疾患の予防となりうること, 世界に向けたエビデンスの発信になることから, メタボリックシンドローム診断基準検討委員会が

構成され, 2005年4月に診断基準が公表された. 同年にメタボリックシンドロームの定義と診断基準の詳細が示された(図1-C-1)[6)]. この基準は, 腹囲を必須項目としているが, 腹囲を必須項目とすることに対して異論があるものの, これに変わる指標がないため, 現在でも用いられている.

(2)メタボリックシンドロームの現状

　メタボリックシンドロームは, 内臓脂肪型肥満(腹囲)を必須の基準とし, それに加えて, 高血糖, 脂質異常, 高血圧の項目のうち2つ以上該当するもので, 虚血性心疾患や脳血管疾患などの発症リスクが高くなる状態である. メタボリックシンドロームは, 内臓脂肪の蓄積を調整することにより, 糖尿病や脂質異常症, 高血圧症などの予防や予備群対策により循環器疾患発症の危険性を抑制するという考えを基本としている.

　厚生労働省の国民健康・栄養調査(平成29年)では, 20歳以上でメタボリックシンドロームが強く疑われる者は, 男性27.8%, 女性12.9%, 予備群と考えられる者は, 男性23.6%, 女性7.5%と男性が高値を示した. また, 40~74歳ではメタボリックシンドロームが強く疑われる者と予備群と考えられる者は, 男性が2人に1人, 女性が5人に1人であることが報告[7)]されている.

9）ロコモティブシンドローム

　ロコモティブシンドローム（運動器症候群）は，加齢や運動不足により骨や関節，筋肉などの運動機能の低下や運動器疾患により骨折や痛みが生じ，日常生活に支障をきたし，寝たきりや要介護になる危険性が高い状態を示す．この概念は，日本整形外科学会が 2007 年に提唱した．この症候群は，メタボリックシンドロームと同様，「健康寿命の短縮」や「要介護状態」を引き起こす要因の 1 つとされている．今後は，メタボリックシンドロームやロコモティブシンドロームを含めた生活習慣病対策として，身体活動と運動施策を推進していくことが重要である．

　厚生労働省は，このような状況を踏まえ生活習慣病の予防を健康づくりの目的とする「健康づくりのための身体活動基準」[8] を 2013 年 3 月に発表した．以下に概要を示す．

3．健康づくりのための身体活動基準 2013 の概要

　身体活動は，骨格筋の収縮を伴い安静時より多くのエネルギーを消費する身体の状態と定義され，日常生活における労働や家事，通勤，通学などの「生活活動」と体力の向上を目的として計画的に実施される「運動」（速歩，ジョギング，ランニング，水泳，テニス，サッカーなど）に分けられている．

　運動強度は，メッツ（metabolic equivalents：METs）で示されている．メッツは，身体活動時の全エネルギー消費量が安静時消費エネルギー量の何倍にあたるかを示すものである．基準値で示されるメッツ・時は，メッツに運動時間を乗じたものである．

　身体活動と運動量の基準値（18〜64 歳）[8] は下記のとおりである．

・身体活動量は，週に 23 メッツ・時を目安として，運動強度が 3 メッツ以上の活動，歩行またはそれと同等以上の強度の身体活動を毎日 60 分行う．歩行中心の活動の場合 1 日あたり 8,000〜10,000 歩，歩く．

・運動量は，強度が 3 メッツ以上の運動を週に 4 メッツ・時．具体的には，息が弾み汗をかく程度の運動を毎週 60 分行う．

・各身体活動の強度は 3 メッツ以上が対象とされている．

・1 メッツ・時のエネルギー消費量は，下記の簡易換算式により算出される．

エネルギー消費量＝メッツ×時間×体重

［森田恭光］

文　献

1）厚生労働省：平成 26 年・29 年患者調査の概況．（https://www.mhlw.go.jp/toukei/list/10-20-kekka_gaiyou.html，参照日：2020 年 1 月 31 日）
2）日本動脈硬化学会：動脈硬化性疾患予防ガイドライン 2017 年版．p3，2017．
3）日本糖尿病学会：糖尿病治療ガイドライン 2018-2019．（http://www.jds.or.jp/modules/education/index.php?content_id=11，参照日：2020 年 1 月 31 日）
4）WHO: Assessment of fracture risk and its application to screening for postmenopausal osteoporosis: report of a WHO study group. WHO technical report series 843, 1994.
5）Matsuzawa Y, et al.: Classification of obesity with respect to morbidity. Proc Soc Exp Biol Med, 200: 197-201, 1992.
6）メタボリックシンドローム診断基準検討委員会：メタボリックシンドロームの定義と診断基準．日本内科学会雑誌，94：188-203，2005．
7）厚生労働省：平成 29 年国民健康・栄養調査報告．（https://www.mhlw.go.jp/content/000451755.pdf，参照日：2020 年 1 月 31 日）
8）運動基準・運動指針の改定に関する検討会：「健康づくりのための身体活動基準 2013」報告書．厚生労働省，2013．

D. 発育発達と運動

人はいわば未成熟の状態でこの世に生を受け，約1年をかけて自らの力で食べたり動いたりすることができるようになる。ここでは子どもの心身の発育発達と運動の関係について考えてみる。

1. 乳幼児期の発育発達と運動能力

人の身体の構造や機能は絶えず変化を続けており，その過程は発育，発達，成長，成熟などさまざまな用語で表されている。ここでは，形態的な量的変化の過程を発育（growth），機能や能力，行動などの質的変化の過程を発達（development），その両方を合わせて成長として捉えることとする。

1）一般的な身体の成長

私たちの身体は日々成長しているが，乳幼児期から20歳までの一般的な身体の成長は「スキャモンの発育曲線」（図1-D-1）[1] を用いて説明されることが多い。これは，身体の発育や臓器の発達の様子を4つの曲線で示しているもので，20歳の値を100％としたときにどのような成長の過程をたどるかを表したものである。

・一般型：身長，体重など全身的形態や筋・骨格・呼吸器官などの成長が該当する。出生後急速に発育するが，その後一時停滞し，思春期ごろから再び発育するようなS字型を描くのが特徴である。
・神経型：脳や感覚器官などの発育が該当する。出生後速やかに発育し，4〜5歳で80％以上の発育が完了するといわれている。
・リンパ型：ホルモンや内分泌腺などに関する器官の発育が該当する。思春期ごろまで急激に発育して20歳の値をはるかに超えるが，その後

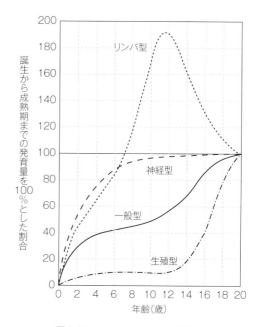

図1-D-1　スキャモンの発育曲線
（Scammon RE（1930）The measurement of the body in childhood, pp173–215. In: Harris JA, Jackson CM, Paterson DG, et al. Eds., The Measurement of Man. University of Minnesota Press）

漸次低下して成人のレベルに達する特徴がある。
・生殖型：生殖器官の発育が該当する。思春期まではきわめて発育が遅く，その後急激に発育する。

スキャモンの発育曲線をみると，乳幼児期は神経型の発育が顕著であり，この神経系の発達に伴って動作の獲得や姿勢の制御，バランス感覚が養われると考えられる。したがって，この時期にいろいろな身体の使い方を覚えることが，将来の身のこなしや身体づくり・健康づくりに影響すると思われる。

表1-D-1　生理的データの発達的変化（白野，2011[4]）および山瀬，2014[5]）より作表）

	新生児	乳児	幼児	学童	成人
呼吸数（回/分）	40〜50	30〜40	20〜30	18〜20	16〜17
脈拍数（拍/分）	120〜140	120〜130	100〜110	80〜90	60〜70
腋窩体温（℃）	36.5〜37.5				36.0〜37.0
尿の1日量（mL）	50〜300	300〜600	600〜800	800〜1,200	1,000〜1,500

2）体格（身長・体重）や生理機能の成長

出生時の平均身長[2]）は，男子49.2 cm，女子48.7 cmで約49 cmである．その後1歳ころには1.5倍の約75 cm，4歳ころには2倍の約100 cmに発育する．人の一生のうち身長が急激に伸びる時期は2回あり，生後1年間と小学校から中学校の時期とされている．

一方，出生時の平均体重[2]）は男子3.05 kg，女子2.96 kgで約3.0 kgである．体重は栄養状態や疾病などの影響を受けやすく，発育状態を診断するうえで重要な指標となるが，10年ごとに行われている厚生労働省の調査[3]）をみると1980年をピークに年々低下している傾向がみられる．これは，出産が早まっている傾向にあることや妊婦の身体が全体的に小さい（痩せている），喫煙やストレスが関係していることなどが要因であるとされている．生後3〜5日ころに水分や栄養摂取量が排泄量などを下回るため体重が一時的に減少（生理的体重減少）するが，生後3カ月には出生時の2倍の約6 kg，1歳で3倍の約9 kg，5歳で6倍の約18 kgと急激な増加を示す．

身長や体重の発育には，主に遺伝，環境，栄養の要因が関係するが，生まれてから5年くらいの間に身長が2倍，体重が6倍になるなど，人の一生でこれほど大きく成長するのはこの時期だけであり，この発育を促すために必要な栄養と適切な環境が重要である．

子どもの身体は成人に比べて身長や体重が小さいだけでなく，身体の比率（身長に対する頭の大きさの比率）も大きく異なっている．新生児は四肢が短く，身長に対して頭部や胴の長さが占める割合が高い胴長短足の4頭身である．生後1年ほどでひとり歩きを始めるが，頭が大きく重心が高い位置にあるため，バランスが悪く不安定になり転倒しやすい．その後の発育に伴い，四肢が相対的に長くなるため，成人では7〜8頭身となる．

出生後，肺呼吸が始まるとさまざまな生理機能が発達する．表1-D-1に示すように，呼吸数や脈拍数は新生児が最も多く，年齢とともに減少する[4,5]）．これは乳幼児の代謝が活発で発達の著しい時期であり多くのエネルギーを必要とするが，それに見合うだけの酸素を取り込む肺の容積が大人に比べて小さいため，呼吸数を多くすることでたくさんの酸素を確保する必要があるからである．また取り込んだたくさんの酸素は心臓から全身に送り出されるが，心臓の容積が小さく機能的にも未成熟な乳幼児は，心拍数を増やして必要な循環血液量を確保している．多くのエネルギーを発生させることから体温も高くなり，同時に代謝産物である熱と水の排泄のために汗や排尿回数も増えることになる．

3）動作の獲得や運動能力の発達

運動機能の発達は，神経系の発達が密接に関与する．ヒトの大脳皮質の神経細胞の数は平均140億個[6]）といわれ，新生児と成人の間に数の差はないが，新生児の神経細胞は発達が不十分であるため機能に差がでる．

運動の発達には一定の順序性と方向性がみられる．発達のスピードには個人差があるが，「首がすわる」→「お座りができる」→「つかまり立ちができる」→「ひとり歩きができる」という順序はどの子どもでも同じである．また「頭から足の方へ」「中心から末梢へ」と常に一定の方向に従って発達することも同じである．

新生児の頃は脳の発達が未成熟であるため，行動の大部分は生物がもともと生命を守るために備えている反射によって起こっているが，乳児期（0

～2歳ころ）になると自分の興味があるものに対する探索行動をするようになる．首がすわるようなれば寝返りをして周りを見渡し，ハイハイができるようになれば自分で興味あるもののところまで移動してどんなものかを知ろうとする．手や足をばたつかせたり，寝返りすることは粗大運動と呼ばれ，腕や足，胴などの大雑把な動きを指す．1歳前後になると歩行による探索行動が多くみられるようになるが，手が自由になったことで手や指，腕を使った動きの発達に繋がっていく．徐々に物をつまんだり引っ張ったり，指先を使って細かな作業（微細運動）ができるようになる．

幼児期（3～5歳ころ）には，歩く・走る・跳ぶなどの粗大運動，ハサミや箸などの道具を使いこなす微細運動，ボールを投げる・転がすなどの操作を獲得し，自分の意思で運動をコントロールすることができるようになる．この時期にさまざまな運動を経験すると，それが洗練化されて運動能力が発達する．できることが増える量的な変化はもちろん，できばえが高まる質的な変化をもたらすことになる．しかしながら，現代の子どもは日常生活において身体を動かす機会が減少し，遊びでさえも活発に身体を動かすものが少なくなっている．そのため，自分の身体の操作が未熟な子どもが増えるのと同時に，安全に生活する能力も十分に発達していない可能性が心配されている．

▌2．児童期の運動・スポーツ

乳幼児期を経て，義務教育である小学校に入学すると教科目としての「体育」が始まる．約10年ごとに改訂される学習指導要領には学校体育で指導すべき内容が示されているが，現代の子どもにおける課題も踏まえて述べてみる．

1）学習指導要領における運動・スポーツの位置づけ

文部科学省は，2017年3月31日に小学校学習指導要領の改訂を行い，新小学校学習指導要領は2020年度から全面的に実施することとして2018年度から一部を移行措置として先行実施してい

る[7]．今回の改訂における「体育」科目の基本的な考え方は，「心と体を一体としてとらえ，生涯にわたって健康を保持増進し，豊かなスポーツライフを実現する資質・能力を育成することを重視する観点」から「児童生徒の発達の段階を踏まえて，学習したことを実生活や実社会に生かし，豊かなスポーツライフを継続することができるよう，小学校，中学校，高等学校を通じて系統性のある指導ができるように示す必要がある」としている[8]．

運動領域においては，「全ての児童が，楽しく，安心して運動に取り組むことができるようにし，その結果として体力の向上につながる指導等の在り方について改善を図る」こと，「オリンピックやパラリンピックに関する指導の充実については，児童の発達の段階に応じて，ルールやマナーを遵守することの大切さをはじめ，スポーツの意義や価値等に触れることができるよう指導等の在り方について改善を図る」ことを具体的事項とした．

保健領域においては，「自己の健康の保持増進や回復等に関する内容を明確化するとともに，『技能』に関連して，心の健康，けがの防止の内容の改善を図る」としている．さらに体力の向上については，「心身ともに成長の著しい時期であることを踏まえ，『体つくり運動』の学習を通して，身体を動かす楽しさや心地よさを味わい，様々な基本的な体の動きを身に付けるようにするとともに，健康や体力の状況に応じて体力を高める必要性を認識できるようにする」といった具体的な改善事項が挙げられている．

体育科の目標としては，「生涯にわたって心身の健康を保持増進し豊かなスポーツライフを実現するための資質・能力を育成することを目指す」ことが示されているが，運動をする子どもとそうでない子どもの二極化傾向がみられることや，さまざまな人々と協働し自らの生き方を育んでいくことの重要性などが指摘されている中で，体力や技能の程度，年齢や性別，障害の有無にかかわらず，運動やスポーツの特性や魅力を実感したり，運動やスポーツが多様な人々を結びつけたり，豊かな人生を送ったりするうえで重要であることを

認識したりすることが求められている.

保健領域においては，社会の変化に伴う現代的な健康に関する課題の出現や，情報化社会の進展によって健康情報の入手が容易になるなどの環境変化に合わせ，児童が生涯にわたって正しい健康情報を選択したり，健康に関する課題を適切に解決したりすることが求められる.

生涯にわたって心身の健康を保持・増進し豊かなスポーツライフを実現するための資質・能力を育成するためには，児童の発達の段階，能力や適性，興味や関心等に応じて，運動の楽しさや喜びを味わい，自ら考えたり工夫したりしながら運動の課題を解決するなどの学習が重要となる. 小学校における体育科教育は，第 1 学年および第 2 学年，第 3 学年および第 4 学年，第 5 学年および第 6 学年の低・中・高学年の 3 段階で示され，児童の発達の段階が考慮されていると同時に，学習指導に弾力性をもたせながら，各領域とも基本的な動きや技能を身に付け，運動を豊かに実践していくための基礎を培うことを目指している.

2）日常生活における運動・スポーツ

文部科学省の「子どもの発達段階ごとの特徴と重視すべき課題」の中で，小学校低学年では「人として，行ってはならないこと」についての知識と感性の涵養や，集団や社会のルールを守る態度など，善悪の判断や規範意識の基礎の形成を課題にあげている. また高学年の時期には，集団の規則を理解して，集団活動に主体的に関与するなど，集団における役割の自覚や主体的な責任意識の育成などを課題としてあげており，いずれの時期においても運動やスポーツなどによる集団活動やルールの理解を通じて体験的な学びを深めることができるものと思われる. 教育の根幹である「知育・徳育・体育」を三位一体で行うことができるのも，運動・スポーツの特徴である.

日常生活における児童期の運動・スポーツ実施状況は，幼児期と同様に「運動する子ども」と「運動しない子ども」の二極化傾向が進んでいるといわれている[9]. 生活が便利で身体活動をそれほど必要としない状態でさまざまなことができるようになったことは，生活のしやすさから考えると技術の進歩や発展の恩恵ともいえるが，子どもたちの身体的側面から考えると必ずしも歓迎されるだけではないように思われる. これまで高齢者に現れていた「ロコモティブシンドローム」（詳細は 1 章 C を参照）や「サルコペニア」（詳細は 3 章 D を参照）などの運動器疾患も加齢に伴って発症するだけでなく，不活動による発症も考えられる. 乳幼児期から児童期に十分な運動刺激が与えられないことは，骨格や筋肉に対する影響だけにとどまらず，生活リズムの確立にも支障をきたす可能性がある. 日中の運動量が少ないと空腹を感じられず食事量が減少したり，適度な疲労感が得られずぐっすり眠ることができなくなり，朝の目覚めもすっきりしない. 慢性的な寝不足状態を引き起こすばかりか，朝食を摂る時間や排便の時間がなく生活リズムが崩れていく. また，携帯型の情報端末やゲーム機の普及により，寝る直前まで大量の光を浴びる生活を繰り返すことによって，眠りのホルモンと呼ばれるメラトニンの分泌量が低下することも報告されている[10].

これらの解決に運動・スポーツがすべてというわけではないが，身体的側面に対する刺激や生活リズムの確立，集団活動におけるルールや自己肯定感の育成のためにも，学校体育以外での運動やスポーツ活動は必要であると思われる.

▌3．思春期以降の運動・スポーツ

1）日常生活における運動実施の実態

わが国では，健康増進法に基づき国民の健康増進の総合的な推進を図るための基礎的資料の収集を目的に，毎年「国民健康・栄養調査」を実施している. 特に 2017 年度の運動実施の状況[11]は，20 歳以上で運動習慣のある人の割合が，男性で 35.9 ％，女性で 28.6 ％であると報告されている. 歩数の平均をみても，男性で 6,846 歩，女性で 5,867 歩であり，運動習慣，歩数のいずれもこの 10 年間で男女とも有意な増減はみられていないが，厚生労働省が目指す「健康日本 21（第二次）」の目標値（運動習慣者の割合：男性 36 ％，女性

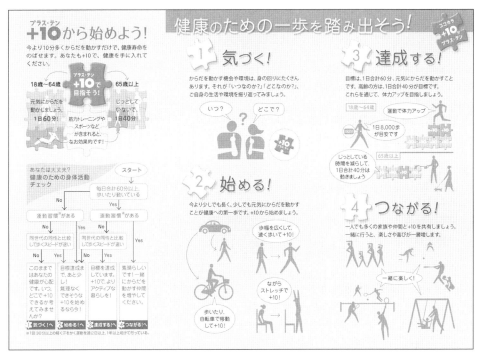

図1-D-2　身体活動チェックによる健康のための一歩
（厚生労働省：健康づくりのための身体活動指針（アクティブガイド）, 2013）

33％，歩数：男性9,000歩，女性8,500歩）には及んでいない状況である.

2）健康づくりの課題

　前述した現状を踏まえ，厚生労働省はライフステージに応じた健康づくりのための身体活動（生活活動・運動）を推進することで健康日本21（第二次）の推進に資するよう，「健康づくりのための運動指針2006」を改定し，「健康づくりのための身体活動基準2013」[12]を策定した. 身体活動（生活活動および運動）全体に着目することの重要性から，「運動基準」を「身体活動基準」に名称を改めるとともに，子どもから高齢者までの基準を検討して科学的根拠のあるものについて基準を設定した.

　身体活動は「生活活動」（日常生活における労働，家事，通勤・通学などの身体活動）と「運動」（スポーツ等の特に体力の維持・向上を目的として計画的・意図的に継続性をもって実施される身体活動）に分けられる. この身体活動基準では，①日常生活における歩数の増加，②運動習慣者の割合

の増加，③住民が運動しやすいまちづくり・環境整備に取り組む自治体数の増加を主な目標として掲げている. また身体活動指針は，国民向けパンフレット「アクティブガイド」として自治体等でカスタマイズして配布できるように作成され，今の生活に10分の身体活動（歩数で約1,000歩に相当）をプラスすることを具体的目安としている[13].

　身体活動を増やすことにより，循環器系の疾患や糖尿病などの生活習慣病の発症リスク，さらには関節の機能低下であるロコモティブシンドロームや認知症といった加齢に伴う生活機能低下を軽減する効果が期待される. そのためには，アクティブガイドのリーフレット（図1-D-2）[14]に示される日常生活のチェックシートにより，自身の日常生活における身体活動状況を4段階（気づく・始める・達成する・つながる）に分類し，それぞれの段階に応じたアドバイスを参考に「健康のための一歩を踏み出すため」の身体活動を取り入れていくことが重要である.

［島﨑あかね］

18

文　献

1）Scammon RE（1930）The measurement of the body in childhood, pp173-215. In: Harris JA, Jackson CM, Paterson DG, et al. Eds., The Measurement of Man. University of Minnesota Press.

2）厚生労働省：人口動態調査 2017 年版.（https://www.e-stat.go.jp/stat-search/files?page=1&layout=datalist&toukei=00450011&tstat=000001028897&cycle=7&year=20170&month=0&tclass1=000001053058&tclass2=000001053061&tclass3=000001053064&result_back=1&second2 = 1, 参照日：2020 年 1 月 31 日）

3）厚生労働省政策統括官（統計・情報政策担当）：平成 30 年我が国の人口動態－平成 28 年までの動向－.（https://www.mhlw.go.jp/toukei/list/dl/81-1a2.pdf, 参照日：2020 年 1 月 31 日）

4）白野幸子：子どもの保健Ⅱ：演習. 医歯薬出版, 2011.

5）山瀬博彰監修：看護の共通ケア. 照林社, 2014.

6）久保田競ほか：脳の手帖－ここまで解けた脳の世界－. 講談社, 1985.

7）文部科学省：小学校学習指導要領（平成 29 年告示）. 東洋館出版社, 2018.

8）文部科学省：小学校学習指導要領（平成 29 年告示）解説 体育編. 東洋館出版社, 2018.

9）スポーツ庁：平成 30 年度全国体力・運動能力, 運動習慣等調査結果.（http://www.mext.go.jp/sports/b_menu/toukei/kodomo/zencyo/1411922.htm, 参照日：2020 年 1 月 31 日）

10）野井真吾：子どものケガをとことんからだで考える. 旬報社, 2009.

11）厚生労働省：平成 29 年国民健康・栄養調査結果の概要.（https://www.mhlw.go.jp/content/10904750/000351576.pdf, 参照日：2020 年 1 月 31 日）

12）運動基準・運動指針の改定に関する検討会：「健康づくりのための身体活動基準 2013」報告書. 厚生労働省, 2013.

13）健康体力つくり事業財団：健康日本 21（第二次）アクティブガイド＋ 10. 2014.

14）厚生労働省：健康づくりのための身体活動指針（アクティブガイド）. 2013.

1章 E. 女性と運動・スポーツ

女性はそれぞれのライフステージごとに，特有の健康問題が生じやすい．そして日々の心身の状態は，性ホルモンの影響を受けやすく周期的に変化する．中でも月経現象が女性の日常生活に及ぼす影響は大きく，月経は女性の生殖機能を最もよく反映する．女性にとっては重要な身体の健康指標である．

1．月経の定義

月経とは「約1カ月の間隔で自発的に起こり，限られた日数で自然に止まる子宮内膜からの周期的出血」[1]とされている．正常な月経周期日数は25〜38日，その変動±6日以内，月経持続日数は3〜7日，経血量は20〜140 gである[1]．また，月経が起こる間隔を月経周期というが，月経周期は月経初日から次の月経の前日までの日数をいう．これら正常月経以外は，**表1-E-1**に示したように異常な月経として分類される．

表1-E-1　異常な月経

1. **初　経**
   - ・早発月経：10歳未満の初経発来
   - ・遅発月経：15歳以上での初経発来
2. **月経周期**
   - ・頻発月経：月経周期が24日以内
   - ・希発月経：月経周期が39日以上90日未満のもの
   - ・不整周期：正常周期（25〜38日）にあてはまらず，7日以上変動する周期
   - ・無月経：①原発性無月経：満18歳になっても，初経が起こらないもの
   　　　　　②続発性無月経：これまであった月経が90日以上停止したもの
3. **月経持続日数および量**
   - ・過短月経：出血日数が2日以内
   - ・過長月経：出血日数が8日以上
   - ・過少月経：月経血量が異常に少ないもの
   - ・過多月経：月経血量が異常に多いもの

2．月経のしくみ

正常な月経周期は視床下部–下垂体–卵巣からの各ホルモンのフィードバック機構により営まれている（**図1-E-1**）[2]．視床下部から性腺刺激ホルモン放出ホルモン（gonadotropin releasing hormone：GnRH）が下垂体へ送られると，下垂体からは性腺刺激ホルモン（gonadotropin：Gn）である卵胞刺激ホルモン（follicle stimulating hormone：FSH）と黄体形成ホルモン（luteinizing hormone：LH）が分泌される．これを受けて卵巣では卵子を含む原始卵胞が十数個発育を始め，そのうち1個の卵胞が成熟し（**図1-E-2**），卵胞ホルモン（エストロゲン）が分泌される（**図1-E-3**）．このホルモンの増加を感知すると下垂体から黄体形成ホルモン（LH）が多量に分泌され（LH

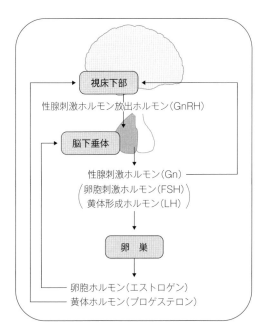

図1-E-1　視床下部–下垂体–卵巣におけるホルモンのフィードバックシステム

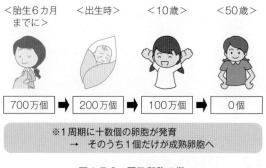

図1-E-2　原子卵胞の数

サージ），卵巣では排卵が起こる．排卵後，受精が起こらず経過すると，卵胞は黄体形成ホルモンの作用によって黄体へと変化し，プロゲステロンを分泌する．やがて黄体も衰え，エストロゲンもプロゲステロンも減少してくると子宮内膜が剥離し，月経が起こる．このエストロゲンとプロゲステロンの低値を視床下部が感知し，GnRH を分泌し，これを受けた下垂体から FSH が分泌され，次の卵胞が発育を始めることで次の月経周期が始まる．

3．月経と運動

　体育の授業や健康増進のために行うレクリエーションスポーツは，女性の月経や性機能に悪影響を及ぼすとの報告はない．しかし，毎日恒常的に激しいスポーツトレーニングを行う女子スポーツ選手に，周期の異常などの月経異常が多いことが知られている．

1）女子スポーツ選手に多い月経異常とその要因

　これまであった月経が 3 カ月以上停止した状態を続発性無月経というが，そのうち運動が原因であると考えられるものを運動性無月経という．この運動性無月経の出現頻度が一般女性よりも女子スポーツ選手に高頻度にみられるとの報告が数多くある[3-5]．また，競技種目による違いも認められており，図1-E-4 に示したとおり，体操，新体操，フィギュアスケート，陸上長距離選手に無月経の割合が高い[6]．

　これら運動性無月経の要因としては，身体的ス

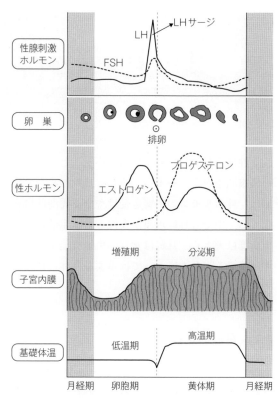

図1-E-3　性周期に伴う各種ホルモン動態と卵巣，子宮内膜，基礎体温の変化（加賀谷淳子編：女性とスポーツ－動くからだの科学－．p105，朝倉書店，1998より改変）

トレス，精神的ストレス，体脂肪量の減少，初経後の経過年数，運動に伴うホルモン環境の変化などが考えられている．日々繰り返し行われるスポーツトレーニングは身体にとってストレスになる．また，女子スポーツ選手では一般女性と同様の精神的ストレスに，試合や毎日の厳しいトレーニングでの緊張などが加わり，これらのストレスが副腎系の機能を亢進させ，視床下部からの GnRH の分泌，下垂体からの LH 分泌を抑制するためと考えられている[7]．

　体脂肪は性機能の発現および維持にとって重要とされており，特に性ステロイドホルモンの代謝に重要で，男性ホルモンであるアンドロゲンは脂肪においてエストロゲンに転換されるため，体脂肪量が少ないと高アンドロゲン状態となり月経異常の原因となる．体脂肪量の減少にはエネルギーの摂取と消費のバランスの問題も関係してくるが，スポーツ選手では高いエネルギー消費に対してエネルギーや栄養素の補給が十分でないことも

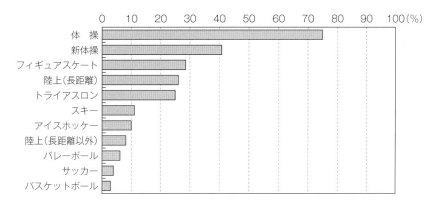

図1-E-4　競技種目別にみた無月経の割合（能瀬さやかほか：女性トップアスリートにおける無
月経と疲労骨折の検討．日本臨床スポーツ医学会誌，22：122-127，2014より改変）

月経異常の要因とされている．

　さらに，月経周期は無排卵周期や黄体機能不全など種々の不完全な周期の状態を経ながら，およそ7～10年の年月をかけて確立する．現在の平均初経年齢が12.1歳であることを考えると，大学生では初経後6～9年，高校生では初経後4～7年しか経過していないことになり，短い初経後年数が無月経等の月経異常発現を助長している．また，安静時においても女子スポーツ選手のホルモン動態には，FSH，LHやGnのパルス状分泌などの量のみならず，放出パターンにも異常がみられている．

　女子スポーツ選手の月経異常とその要因については，これらが単独ではなく，複合的に作用し発現すると考えられている．

2）運動性無月経の予後

　これまで，女子スポーツ選手の月経異常，特に運動性無月経はトップ選手になればなるほど，「勝つ」ことが重視され，「競技を止めれば元に戻る」「競技者としては煩わしいことがなくなりかえって良かった」と放置されることが多かった．しかし，本当に競技を止めさえすれば月経異常は回復するのだろうか．そして何より，将来の妊孕性に問題は生じないのであろうか．

　若年期に競技スポーツを行っていた体育大学出身女性を対象に，学生時代の月経状態がその後の妊孕性に及ぼす影響について25年間縦断的に行った月経調査[8]によると，学生時代に異常周期が多い女性は，卒業後も異常周期が多い傾向がみられ（有意な正の相関関係），また周期の異常出現率が高くなるのに伴って，不妊症や自然流産，早産，死産など妊孕性に問題のあった者の割合も増加する傾向が認められた．これらのことから，若年期の月経異常は安易に放置すべきではなく，将来の妊孕性を考えても早期に適切な処置を施すべきである．

▌4．月経前症候群と運動

　月経前症候群（premenstrual syndrome：PMS）とは，「月経前3～10日の黄体期のあいだ続く精神的あるいは身体的症状で，月経の発来とともに減退ないし消失するもの」[1]と定義され，その症状は200～300種類あるといわれている．

1）症状と原因

　身体的症状としては，腹痛，乳房緊満感，腰痛，易疲労性，食欲亢進，にきび・吹き出物，眠気，むくみ，頭痛，便秘，下痢，吐き気，嘔吐，めまいなどがあり，精神的症状は情緒不安定，抑うつ，いらいら，易怒性，意欲減退，睡眠障害などがあげられる．

　原因は不明な点が多く，①性ステロイドホルモンに対する標的器官の感受性の差，②視床下部-下垂体-卵巣軸とセロトニン産生・分泌系との相互関係，③自律神経機能の変化などが発症に関与していると考えられている．

2）診断と治療法

　日本では月経前症候群の診断基準が明確でなく，米国産科婦人科学会の診断基準[9]を用いており，それによると女性の70〜85％が黄体期に何らかの症状を自覚するが，診断基準を用いると50％の女性が月経前症候群と診断され，そのうち実際に治療が必要となるのは5〜10％である．

　月経前症候群の治療には薬物療法と非薬物療法があり，薬物療法には対症療法として利尿剤や鎮痛剤の使用，ホルモン療法として低用量ピル，向精神薬として抗うつ薬，抗不安薬を使用する．非薬物療法としては自律神経のバランスをよくするために，生活習慣の改善（食事，運動，リラクゼーション）を行う．月経前症候群の治療法の1つとしても適度な運動は効果的といえる．

　月経前症候群は女性の対人関係，学校生活，仕事など生活面に深刻な影響を与えているが，日本では疾患としての認識が低いのが問題である．

5．月経困難症と運動

　月経困難症とは「月経期間中に月経に随伴して起こる病的症状」である[1]．下腹部痛，腰痛，腹部膨満感，吐き気，頭痛，疲労・脱力感，食欲不振，いらいら，下痢，憂うつの順に多くみられる．女性の50％以上にみられ，年齢とともに症状は軽くなる．

1）月経困難症の種類

　月経困難症には機能性（原発性）月経困難症と器質性（続発性）月経困難症があり，90％以上は機能性（原発性）月経困難症である．

　機能性（原発性）月経困難症は初経後2〜3年より始まり，月経の初日および2日目ころの出血が多いときに強く，痛みの性質は痙攣性，周期性である．原因は子宮内膜でプロゲステロン（女性ホルモン）から産生されるプロスタグランジンという物質で，このプロスタグランジンの濃度は，子宮内膜の増殖期より分泌期，分泌期より月経期で高濃度になる．月経期にはこの高濃度になったプロスタグランジンが子宮筋を異常収縮させて下腹部痛が起こり，プロスタグランジンとその代謝物質が体循環に流入することにより，吐き気，腰痛，下痢，頭痛などの全身症状が出現する．

　月経痛は我慢する必要はなく，月経開始あるいは月経開始の予兆が出現したらすぐに鎮痛剤を使用する方が，プロスタグランジンの産生を早く抑制でき，鎮痛剤の効果も高い．鎮痛剤は非ステロイド性抗炎症薬を用い，月経痛が比較的軽度であればアスピリン，バファリン，鎮痛効果がもっと高く副作用の比較的少ないものとしてはロキソニン，強力な鎮痛効果と即効性を求めるならばボルタレン，ポンタールなどを使用する．これら鎮痛薬が効かない場合に経口避妊薬を用いることもあるが，器質性（続発性）月経困難症との鑑別が重要である．

　器質性（続発性）月経困難症は，月経前4〜5日から月経後まで続く持続性の鈍痛であることが多く，初経後10〜20年間の間に次第に月経痛が増強する器質的疾患に伴うものである．器質的疾患には子宮内膜症，子宮腺筋症，子宮筋腫などがあり，治療はこれら器質的疾患の治療を行うことになる．近年，若年女子にも子宮内膜症が増えており，月経困難症のみならず不妊の原因にもなるため，早期に婦人科を受診することが望ましい．

2）月経困難症と運動

　適度な運動は，全身の血行をよくしてうっ血を解消し，痛みを軽減する効果がある．一方，痛みや不快な症状によりスポーツ選手ではパフォーマンスが落ちるという選手もいるが，月経中に自己ベストタイムを出した選手もいることから，スポーツのパフォーマンスに及ぼす影響は月経中のコンディションによるものと思われる．

6．更年期と運動

　更年期とは女性の加齢の過程で，生殖期から生殖不能期への移行期のことで，わが国では，閉経前の5年間と閉経後の5年間を併せた10年間を「更年期」という[1]．現在，わが国における閉経年齢の中央値は50.5歳であることから，およそ45〜55歳が更年期となる．

1）更年期障害とは

更年期に現れる自律神経失調症を中心とする不定愁訴症候群で，更年期症状の中で日常生活に支障をきたす病態を更年期障害と定義する[10]．

症状としては，月経不順，無月経，乳房萎縮，外陰・膣の萎縮，ほてり，のぼせ，発汗，退行性関節疾患などエストロゲン欠乏症状や自律神経失調・心身症様症状としての憂うつ，焦燥感，不安感，めまい，吐き気，不眠，しびれ，知覚過敏・鈍麻，蟻走感，頻尿，排尿痛，肩こり，腰痛，関節痛，息切れ，動悸がある．米国ではほてり，のぼせなどのいわゆる hot flash がないと更年期障害とは診断しない．

2）更年期障害の原因

更年期障害の原因には内分泌学的な変化と心理・社会的要因がある．

内分泌学的な変化とは，更年期になると，卵巣の性腺刺激ホルモン（Gn）に対する抵抗性が増大し，卵巣からのエストロゲン分泌が低下する（＝排卵停止）．すると，ホルモンのフィードバック機構により下垂体から性腺刺激ホルモンが持続的に大量に分泌される．この変化が視床下部の自律神経中枢に影響を及ぼし，さまざまな自律神経症状を引き起こす．

心理・社会的要因とは，更年期の女性は近親者の病気や死を体験したり，自身の健康，老化に対する不安，家庭内の問題や生活環境の変化など心理・社会的にもさまざまな変化を経験する．これらストレスが重なると健康障害が起こりやすい．

3）更年期障害の治療

更年期障害の治療には①薬物療法，②心理・精神療法，③運動療法がある．

薬物療法にはエストロゲン補充療法[注]や自律神経調整薬，向精神薬，漢方薬を用いた方法があり，心理・精神療法では，専門家による個人や家族での面談，カウンセリングなどが行われる．運動療法として定期的，継続的なスポーツ活動を行わせて更年期障害の重症度を示すクッパーマン指数をみた研究[7]によれば，更年期障害の症状がトレーニング後では改善はみられたものの治癒することはなかった．運動療法はそれ自体に効果があるとはいえず，仲間ができる，家を出て気分転換ができるなどスポーツ活動に附随した種々の効果が更年期の女性にプラスに働いていると考えられる．

注）エストロゲン補充療法は，乳がん，子宮内膜がん，肝不全，脳血管障害，高血圧，子宮内膜症など，エストロゲンの曝露により病態が悪化する可能性がある人には禁忌である．

［菊地　潤］

文　献

1) 日本産科婦人科学会編：産科婦人科用語集・用語解説集改訂第4版．pp59-60，2018．
2) 加賀谷淳子編：女性とスポーツ-動くからだの科学-．pp104-105，朝倉書店，1998．
3) 菊地　潤ほか：新体操選手の体格・トレーニングが月経に及ぼす影響．学校保健研究，37：105-113，1995．
4) 目崎　登：女性の性機能とスポーツ-臨床的立場から-．産婦人科の世界，42（4）：3-10，1990．
5) Wilson CA: Menstrual disorders among intercollegiate athletes and non-athletes : perceived impact on performance. Athletic Training, JNATA 26: 170-177, 1991.
6) 能瀬さやかほか：女性トップアスリートにおける無月経と疲労骨折の検討．日本臨床スポーツ医学会誌，22：122-127，2014．
7) 松本清一：ストレスと月経．東京母性衛生学会誌，9（5）：5-7，1993．
8) 菊地　潤ほか：体育大学卒業女性における月経異常出現率と妊孕性の関係-大学入学時から25年間にわたる縦断的データの解析-．体力科学，58：353-364，2009．
9) The American College of Obstetricians and Gynecologists. ACOG practice bulletin No.15. Premenstrual syndrome. Obste Gynecol, 95: 1-9, 2000.
10) 目崎　登：更年期障害．保健の科学，42：981-985，2000．

2章　健康管理
....

2章 A．がん（悪性新生物）

1950年頃までの病因別死亡率は結核や肺炎が上位であった．これらの疾病で亡くなる人は，医療の進歩や生活習慣の改善とともに減少し，1981年以降での死亡率1位は毎年がん（悪性新生物）である[1]．実数においても年々増加し，1981年には約17万人であったが，2015年以降では37万人を超えている．今や，病気で亡くなる人の2人に1人は"がん"が原因である．

1．がんの原因

がんは，身体を構成している細胞の遺伝子に傷がつき，その結果，分裂・増殖が止まらなくなった細胞が生じることが原因である．では，遺伝子や遺伝子の傷とはどのようなもので，遺伝子に傷がつくとなぜ細胞の分裂・増殖が止まらなくなるのだろうか．まず，これらの事柄について簡単に説明する．

1）核と染色体

わたしたちの身体はおよそ60兆個（近年では37兆個といわれる[2]）の細胞から構成されている．それぞれの細胞の中には核と呼ばれる小器官があり，核の中には長い糸状のものが46本存在している．これらは染色体と呼ばれるもので，染色体の主要な成分がデオキシリボ核酸（deoxyribonucleic acid：DNA）である．

46本の染色体のうち44本は性別に関係なく存在する（常染色体という）．常染色体は，同じ長さのものが2本ずつ対となって（22対）存在しており，長さの順に1〜22番染色体と表現される．残りの2本は，XおよびY染色体と表現され，性別によって異なるものである（性染色体という）．男性の細胞には22対の常染色体とXおよびY染色体が1本ずつ，女性の細胞には22対の常染色体と2本のX染色体が存在している．

染色体は，塩基（base）と呼ばれる化学物質がラセン状になって多数繋がっているものである．塩基には，アデニン（adenine：A），グアニン（guanine：G），シトシン（cytosine：C），チミン（thymine：T）の4種類があり，これら4種類の塩基の並び順には，タンパク質を作るための重要な情報が含まれている（後述）．

2）遺伝子とは

身体を構成している細胞がうまく働くためには，さまざまな道具や部品が必要である．道具や部品に相当するものがタンパク質である．細胞に存在するタンパク質は数万種類ともいわれ，細胞はこれらのタンパク質の多彩な働きですべて制御されているのである．

タンパク質は20種類のアミノ酸が繋がったものである．20種類のアミノ酸だけで，どのようにして働きの違う数万種類ものタンパク質が作られるのであろうか．実は，20種類のアミノ酸の繋ぐ順序を変えることによって，さまざまな働きをするタンパク質が作られているのである．"どのアミノ酸をどんな順序で繋ぐか"ということを印してあるのが遺伝子である．つまり，遺伝子は，細胞を制御する数万種類ものタンパク質を作るための設計図なのである．

前述のように，染色体は，アデニン，グアニン，シトシン，チミンという4種類の塩基が多数繋がったものであるが，このうちのごく一部がタンパク質を作るための設計図，つまり遺伝子に相当する．現在では，人の染色体には約2万2千個の遺伝子が存在することが確認されている．

3）遺伝子の暗号

　タンパク質は20種類のアミノ酸から作られるが，どのアミノ酸をどんな順序で繋ぐかということは，染色体に存在している遺伝子の"連続した3個の塩基の並び順"で決められる．すなわち，遺伝子には，タンパク質を作る情報，つまり，"どのアミノ酸をどんな順序で繋ぐか"ということが，"連続した3個の塩基の並び順"という暗号で印されているのである．

4）遺伝子の変異と無秩序な細胞分裂

　わたしたちの身体の細胞は，古くなったり，壊されたりして数が減ったのを補う以外は分裂・増殖をしないよう制御されている．細胞の約2万2千個の遺伝子のうち，分裂・増殖の制御に深くかかわっているのが"がん遺伝子"および"がん抑制遺伝子"と呼ばれる遺伝子から作られてくるタンパク質である．

　現在，がん遺伝子としては数百個，がん抑制遺伝子としては20個ほど知られているが，がん遺伝子から作られるタンパク質には細胞の分裂・増殖を促進するような働き，がん抑制遺伝子から作られてくるタンパク質には細胞の分裂・増殖を抑制するような働きがある．身体のそれぞれの細胞は，これらの遺伝子から作られてくるタンパク質によって，一定の個数以上に増えないように制御されているのである．

　遺伝子を構成している，アデニン，グアニン，シトシン，チミンの4種類の塩基は，何らかの原因によって1個～数個がなくなったり，余分なものが挿入されたり，本来のものとは違うものに置き換わったりすることがある．これが遺伝子の傷である．遺伝子が傷つくことを遺伝子の変異という．

　変異が前述のがん遺伝子あるいはがん抑制遺伝子の部分におきると，この細胞ではタンパク質を作る暗号（どのアミノ酸をつなぐかの暗号）が変化し，本来のものとは違うアミノ酸が繋がった異常なタンパク質（正常に働かないタンパク質）が生じることになる．その結果，これまで制御されていた細胞社会のバランスが破綻し，最悪の場合，

表2-A-1　遺伝子を変異させる主な要因

内的要因	外的要因
ストレス たばこ アルコール スポーツや 激しい運動	紫外線（日光） 放射線（レントゲンなど） 化学物質（医薬品，食品添加物など） 病原菌（ウイルスなど） 工場や車の排ガス 電磁波（電子レンジ，携帯電話など）

無秩序な分裂・増殖が繰り返されてがんが生じてくるのである．

2．遺伝子を変異させる要因

　遺伝子を変異させる主な要因を表2-A-1に示した．遺伝子を変異させる要因には内的なものと外的なものがある．内的な要因には，ストレスやたばこ，激しい運動などがあげられる．

　激しい運動で遺伝子が変異するのは，活性酸素と呼ばれる非常に反応性の高い酸素が生じるためである（3章Eを参照）．しかし，体内には活性酸素を消去する機構も備わっており，運動が必ずしもがんに結びつくということではなく，むしろ健康維持に有益なことが多い．外的な要因には，紫外線，化学物質，排ガスなどがある．

3．がんを発生させる要因の割合

　遺伝子を変異させる要因にはさまざまなものがあるが，それぞれの要因はがんの発生にどの程度関与しているのだろうか．この点に関して，ハーバード大学がん予防センターでは1996年に大規模な調査を行っている[3]．結果を図2-A-1に示した．

　がんの要因は，たばこと食事で60％を占め，それ以外の要因はそれぞれ5％以下である．アメリカでの状況とは少し違うかもしれないが，日本でも大きな違いはないであろう．これは，がんの予防には，禁煙やバランスのよい食事がいかに重要であるかということを示している．

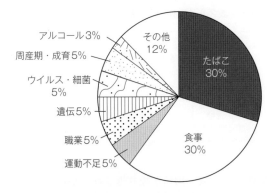

図2-A-1　がんの発生に及ぼす要因の割合（Harvard Report on Cancer Prevention，1996[3]）

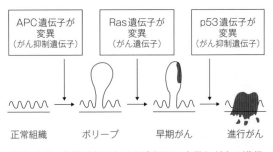

図2-A-2　大腸がんにおける遺伝子の変異とがんの進行

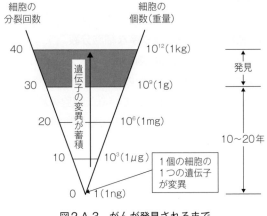

図2-A-3　がんが発見されるまで

▌4．がんは遺伝子の変異が蓄積して生じる

　遺伝子が変異してがんが生じるとしても，1個のがん遺伝子やがん抑制遺伝子が変異しただけで重篤ながんになるのだろうか．これに答えることは難しいが推測は可能である．

　大腸がんがみつかったとき，その付近の組織にはさまざまな段階のがん細胞が存在している．それぞれの段階の細胞でがん遺伝子やがん抑制遺伝子の変異を調べると，多くの場合，図2-A-2のようになっている．ポリープ（がんの初期）では，APC遺伝子（がん抑制遺伝子の一種）が変異しているだけであるが，早期がんではAPC遺伝子に加えてRas遺伝子（がん遺伝子の一種）も変異し，さらに進行がんになるとp53遺伝子（がん抑制遺伝子の一種）も変異している．つまり，1つの細胞で3個の遺伝子が変異したものが重篤な進行がんとなっているのである．この結果をもとに，がんが発見されるまでを推定すると図2-A-3のようになる．

　がんは，現在の技術でも1g以上にならないと発見が難しい．一方，人の細胞1個は約1ng（ナノグラム；1gの10億分の1）であり，この細胞が1gになるには，約30回の分裂・増殖をして10億個の個数に達しなくてはならない．つまり，1gの大きさのがんが発見されたとき，それは，最初1個の細胞の遺伝子に変異が1カ所生じ，この細胞が約30回の分裂・増殖を繰り返す間に，別の遺伝子に，2つ目，3つ目と変異が積み重なり，

そして，10億個まで増えた結果をみているのである．

　がん細胞が約30回の分裂・増殖をするのに要する時間は，種類や状況にもよるが，10～20年である．これは，がんがみつかる10～20年前には，すでに1つ目の遺伝子に変異が生じていたことを意味するものである．

▌5．がんの予防

　現在の生活環境の中で，まったくがんにならないことは難しいであろう．しかし，自覚しだいで遺伝子を傷つけるような要因から遠ざかることはできる．がんを予防するためのちょっとした心がけとして，がん研究振興財団から"がんを防ぐための新12か条"が公表されている[4]．要旨は以下のとおりである．

①たばこは吸わない
②他人のたばこの煙をできるだけ避ける
③お酒はほどほどに

④バランスのとれた食生活を

⑤塩辛い食品は控えめに

⑥野菜や果物は不足にならないように

⑦適度に運動

⑧適切な体重維持

⑨ウイルスや細菌の感染予防と治療

⑩定期的ながん検診を

⑪身体の異常に気がついたら，すぐに受診を

⑫正しいがん情報でがんを知ることから

表2-A-2　がんの部位別生存率（国立がん研究センターがん対策情報センター[7]より作表）

部位	3年生存率(%)	5年生存率(%)
胃	76(70)	72(62)
大腸	79(73)	73(64)
肝臓	55(50)	40(35)
肺	51(47)	41(36)
女性乳房	95(93)	93(88)
食道	54(50)	44(39)
膵臓	17(16)	10(9)
子宮頚部	80(78)	75(73)
子宮体部	86(84)	82(79)
前立腺	99(90)	99(83)
膀胱	73(65)	70(57)

カッコ内はがん以外での死因も含めた値

6．科学的根拠に基づくがん予防の評価

　がんの要因や予防に関して，これまでいわれていることは本当に根拠があるのだろうか．この点に関して，世界保健機関（WHO）や国際がん研究機構（IARC）などでは，世界各国のがん専門家で構成された委員会による科学的根拠に基づく評価を行っている．同様の評価は，世界がん研究基金（WCRF），米国がん研究協会（AICR）でも行われている．国立がんセンターでは，これらの評価をまとめたものを公表している[5]．要旨は以下のとおりである．

①たばこは吸わない：他人のたばこの煙をできるだけ避ける．

②節度のある飲酒をする：エタノールに換算して1日23g程度まで，飲まない人・飲めない人は無理に飲まない．

③食事は偏らずにバランスよくとる：食塩の摂取は最小限に（1日あたり男性8g未満，女性7g未満），野菜・果物を1日350gとる，飲食物を熱い状態でとらない．

④日常生活を活動的に過ごす：毎日60分程度の歩行などに加えて，週に1回は60分程度の活発な運動をする．

⑤体重を適正な範囲に維持する：BMIで中高年期男姓21〜27，中高年期女性19〜25．

⑥肝炎ウイルス感染の有無を知り，感染している場合は治療する

7．がんの発生しやすい臓器

　がんの発生しやすい臓器や年齢は男女間で少し差がみられる[6]．たとえば2014年における男性の罹患者数（新たにがんと診断された人）は約50万人であるが，40歳以上では消化器系（胃，大腸，肝臓）でがんの罹患数が多いのに対し，70歳以上ではその割合は減少して，前立腺がんと肺がんの割合が増加している．一方，女性の罹患者数は約37万人で，40歳代では乳がん，子宮がん，卵巣がんの罹患数が多いが，高齢になるほどその割合は減少して，消化器系（胃，大腸，肝臓）のがんや肺がんの割合が増加している．

8．がん罹患者の部位別生存率

　多くのがんでは，がんと診断されてから5年後の生存（5年生存率）が治癒の目安として用いられてきた．しかし，近年では，もっと早い段階での生存率を把握し，特に難治性のがん患者に対して有効な治療法を開発することも必要とされている．国立がんセンターでは，全国の病院等からデータを集積し，従来の5年生存率に加えて，3年生存率を公表している[7]．表2-A-2に2019年に公表された主要な11部位における生存率を示した．女性乳房や前立腺がんでの生存率は，3年でも，5年でも，90％を超えているが，膵臓がんでの生存率は著しく低値である．ただし，この生存率は，

患者の年齢，基礎疾患や健康状態，診断当時の病気の進行度などの要因によっても大きく影響されるものである．特に70歳以上では，がん以外による要因が大きいと考えられている．

▌9. 再生医療と将来のがん治療

病気やけがで失われた組織や臓器の細胞を試験管で培養し，この細胞を移植して機能を再生させる．これは，再生医療と呼ばれる治療法の1つであるが，培養する細胞を臓器からとりだす必要があったり，増殖の速度が遅かったりするため，実際には容易なことではない．近年，注目されているのが多能性幹細胞と呼ばれる細胞である．この細胞は，多分化能（どんな細胞にでもなれる能力）と自己複製能をもつ細胞で，この細胞を利用すると，どんな組織や臓器の細胞でも，究極的には，組織や臓器自体でさえも試験管の中で作れるのである．

最初の多能性幹細胞は，発生初期の受精卵を使用して作成された．受精卵から作成された多能性幹細胞は胚性幹細胞（embryonic stem cell：ES細胞）と呼ばれる．ES細胞によって再生医療は急速に発達したが，大きな問題が2つある．1つは倫理的な問題である．ES細胞は受精卵から作られるため，生命の萌芽（生命になる可能性があるもの）が犠牲になる．もう1つは拒絶の問題である．ES細胞は，自分の受精卵から作られたものではないため，この細胞を利用して作成されたものを移植すると，免疫反応によって拒絶されてしまう．これらの問題を一挙に解決したのが，山中伸弥教授によって作成された人工多能性幹細胞（induced pluripotent stem cell：iPS細胞）である．この細胞は，皮膚の細胞にOct3/4，Sox2，c-Myc，Klf4という4個の遺伝子を人工的に導入

したもので，前述のES細胞と同様の性質をもつ細胞である．iPS細胞は，患者自身の細胞からでも作成できるため，倫理的な問題や拒絶の心配がほとんどない．

現在のがん治療は，外科的手術による除去，放射線の照射，抗がん剤の投与などが主流である．近い将来，がんに侵された臓器を"自分のiPS細胞で作成した臓器と丸ごと交換する"という治療法も夢ではなくなるかもしれない．なお，iPS細胞を作成した山中伸弥教授は，ノーベル生理学・医学賞を2012年に受賞されている．また，"i"だけが小文字なのは，多くの人に親しんでもらえるように，アップル社のiPodをまねたためである．

[門福強樹]

📖 文　献

1) 厚生労働省：平成30年（2018）人口動態統計月報年計（概数）の概況．（https://www.mhlw.go.jp/toukei/saikin/hw/jinkou/geppo/nengai18/index.html，参照日：2020年1月31日）
2) Bianconi E, et al.: An estimation of the number of cells in the human body. Ann Hum Biol, 40: 463–471, 2013.
3) Harvard Report on Cancer Prevention. Volume 1: Causes of human cancer. Cancer Causes Control, Suppl 1: S3–S59, 1996.
4) がん研究振興財団：がんを防ぐための新12か条．（https://www.fpcr.or.jp/pdf/p21/12kajyou_2017.pdf，参照日：2020年1月31日）
5) 国立がんセンターがん情報サービス：科学的根拠に基づくがん予防．（https://ganjoho.jp/public/pre_scr/cause_prevention/evidence_based.html，参照日：2020年1月31日）
6) 国立がんセンターがん情報サービス：最新がん統計．（https://ganjoho.jp/reg_stat/statistics/stat/summary.html，参照日：2020年1月31日）
7) 国立がんセンターがん情報サービス：がん診療連携拠点病院等院内がん登録生存率集計．（https://ganjoho.jp/reg_stat/statistics/brochure/hosp_c_reg_surv.html，参照日：2020年1月31日）

2章 B．免疫とアレルギー

昔から，"伝染病（現在では感染症）から回復した人は，その病気に再びかからないし，仮にかかったとしても致命的にはならない"ことが知られていた．そのため，一度かかった伝染病には二度とかからない，すなわち"疫"（伝染病）の苦痛から"免"れるしくみを免疫と呼び，これを健康に役立てようとしたのが免疫学のはじまりといわれている．

免疫についての研究も進み，それと同時に解釈もしだいに変わってきた．現在では，"自己（自分）と非自己（自分以外）を認識し，非自己を排除するしくみ"が免疫とされている．非自己のものは"異物"と表現される．異物には，外部から入ってきた細菌，ウイルス，花粉，毒素，薬剤などのようなものだけでなく，自分の体内に生じたがん細胞や古くなった細胞も含まれる．これらのうち，非自己と認識されたものに限って排除するしくみが免疫である．もちろん昔からいわれている"一度かかった伝染病には二度とかからない現象"も免疫の重要な働きの1つである．

異物を排除する免疫機能が人にとっては不都合になることもある．体内に侵入した特定の異物を排除しようとする免疫反応が過剰になり，蕁麻疹や喘息などの症状を引き起こす現象がアレルギーである．

1．異物の侵入に対する身体の防御

身体には，異物の侵入を防ぐために3つのバリアがある．皮膚バリア，粘膜バリア，組織内バリアである．皮膚バリアでは異物を機械的に跳ね返すことで，粘膜バリアでは，胃での塩酸による殺菌，消化酵素による消化，くしゃみ，咳，鼻水，涙などで侵入を防いでいる．組織内バリアは，こ

れら2つのバリアを通過して体内に侵入してきた異物に対するもので，自然免疫と呼ばれる初期バリアと獲得免疫と呼ばれる後期バリアがある．一般に免疫と呼ばれるものは後期バリアの獲得免疫のことで，侵入してきた異物に対処するための武器（抗体など）を作って対応するものである．自衛隊にたとえるなら，自然免疫は"通常防衛部隊"，獲得免疫は"非常防衛部隊"のように考えるとよい．

免疫に関与する細胞は，よく"ミクロの戦士"にたとえて説明される．眠っていようが起きていようが，体内では常に異物（非自己）を排除する戦いがミクロの戦士によって繰り広げられている．発熱や発汗，痛みなどは体内で戦いが行われていることを示しているのである．

2．免疫に関与する細胞

免疫に関与する主要な細胞を図2-B-1に示した．いずれも白血球の一種である．白血球は，単球，顆粒球，リンパ球に大別されるが（3章Fを参照），これらもさらに働きの異なるいくつかの種類に分類される[1,2]．

マクロファージは，単球が血管から組織中に遊走したものである．肺や肝臓，リンパ節などに多く分布し，比較的大きな異物を取り込んで分解する（貪食という）細胞である．顆粒球は，好酸球，好中球，好塩基球などに分けられる．このうち好中球は白血球の50〜70％を占め，細菌のような比較的小さな異物を取り込んで分解する細胞である．好酸球と好塩基球は寄生虫感染やアレルギーに関与している．リンパ球は，ナチュラルキラー細胞（natural killer cell：NK細胞），T細胞（T-cell），B細胞（B-cell）に分けられる．NK

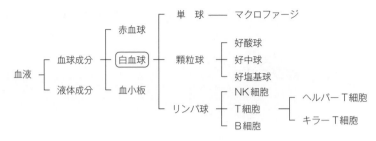

図2-B-1　免疫細胞の種類

主要な免疫細胞のみ示した．免疫細胞は白血球の一種である．白血球は全血球のおよそ3％である．NK細胞：natural killer細胞.

細胞は，身体に生じたがん細胞やウイルスに感染した細胞を攻撃する細胞である．T細胞は胸腺（thymus）で成熟する細胞で，ヘルパーT細胞（helper T-cell）やキラーT細胞（killer T-cell）などの種類がある．このうちヘルパーT細胞は"免疫の司令塔"ともいえる重要な働きをする細胞である．B細胞は骨髄（bone marrow）で成熟する細胞で，体内に異物が侵入すると増殖し，形質細胞と呼ばれるに細胞に分化して抗体を産生するようになる細胞である．

免疫には，免疫細胞以外にもサイトカインや補体と呼ばれる因子の働きが関与する．サイトカインは細胞間で情報を伝達する役割をするものであり，補体はマクロファージなどによる異物の貪食を助けたり，形質細胞が産生した抗体の作用を補助したりするものである．

3．体内に侵入した異物の排除

体内に侵入してきた異物（非自己）は，まず，初期バリア（自然免疫）で対処する．この段階で働くのが，マクロファージ，好中球，NK細胞である（図2-B-1）．マクロファージおよび好中球は，どちらも貪食（細胞内に取り込んでバラバラに消化する）という方法で異物に対処するが，マクロファージはあまり異物の種類を選ばずに貪食し，好中球は主に細菌を貪食する．傷口にみられる膿は好中球と細菌の死骸が一緒になったものである．NK細胞は，異常な細胞（ウイルスに感染した細胞や生まれたてのがん細胞など）の壁に穴を開けるという方法で対処する．体内に侵入した

異物が，この段階までで処理できれば免疫はここで終了である．処理できなければ，後期バリア（獲得免疫）で対処することになる．

前述したように，マクロファージは異物を貪食という方法で処理するが，同時に，部分的にバラバラにした異物（非自己）の断片を細胞の表面に提示（抗原提示という）し，侵入している異物の情報を免疫の司令塔であるヘルパーT細胞に知らせているのである．マクロファージから体内に侵入している異物の情報を受け取ったヘルパーT細胞は，まず，この断片が本当に異物（非自己）のものであるかどうかを確認し，その結果，本当に非自己のものである場合にはサイトカインという物質を緊急に産生して血液中へ放出し，身体の免疫細胞を総動員して（B細胞に抗体を産生させたり，他の免疫細胞をさらに活性化させたりする）異物に対処するのである．このようにして体内から異物がなくなると一連の反応は終了するが，活性化されたT細胞やB細胞の一部は体内に残される．これは，同じ異物が再度侵入したとき，抗体などを作るのに要する時間を短縮するためである．

4．自己（自分）の型

自分の皮膚を，自分の皮膚の別の場所に移植しても拒絶されずに生着する．しかし，他人の皮膚を移植するとほとんどの場合は拒絶されてしまう．これは，他人の皮膚の中に，異物と認識される成分が存在しているためである．異物と認識されるもののうち，最も強い拒絶反応を示すものが主要組織適合性複合体（major histocompatibility complex：MHC）と呼ばれるものである．人の場合，MHC に相当するものがヒト白血球抗原（human leukocyte antigen：HLA）である．白血球から発見されたためヒト白血球抗原と呼ばれているが，現在では成熟した赤血球以外のすべての細胞の膜に存在しているタンパク質であることが確認されている．HLA には多くの型があり，自己（自分）であるか，非自己（自分以外）であるかはこの型の違いによって認識される．

　HLA の型は遺伝子によって決まる（遺伝子に関しては 2 章 A を参照）．この遺伝子（HLA 遺伝子）は第 6 染色体に分散して存在しているが，これらのうち，A 座，B 座，C 座，DP 座，DQ 座，DR 座と呼ばれる 6 カ所の部分では，人によって微妙に異なるさまざまなタイプのもの（遺伝子型と呼ばれる）が存在している．HLA の型は，これら 6 カ所の座それぞれに存在している遺伝子の遺伝子型の組み合わせによって決まる．それぞれ座の遺伝子型には多くの種類があり[3)]，これらの組み合わせで表現される HLA の型には膨大な種類がある．

　HLA 遺伝子は両親から受け継いだものである．そのため，それぞれの人には，父親由来ものと母親由来のもの，つまり 2 組の HLA 遺伝子が存在していることになる．臓器や細胞の移植では，HLA の型が同じでないとよい結果が望めないが，6 カ所の座の遺伝子型が 2 組とも一致している人は非常に稀で，世界中を探してもほとんどいない．

▌5．自己と非自己の識別

　前述のように，マクロファージは身体に侵入した異物の情報をヘルパーT 細胞に知らせるが（抗原提示），ヘルパーT 細胞はどのようにしてそれが異物（非自己）だと認識しているのだろうか．実は，マクロファージは異物の断片を，自分の HLA に乗せて細胞表面に提示しているのである．ヘルパーT 細胞は，異物の断片を提示しているマクロファージが，自己（自分）と同じ HLA の型であること確認し，さらに，提示されているものが本当に異物（非自己）である場合に限って他の免

表2-B-1　免疫力を低下させる要因

●ストレス
●喫　煙
●食　事
タンパク質やビタミンの不足
脂肪，アルコール，鉄の過剰摂取
●老　化
●その他
運動不足，肥満，抗菌薬（抗生物質）や
抗がん剤の長期使用　など

疫細胞に指令を出すのである（異物だけでは異物と認識しない）．つまり，HLA は，同じ仲間であることを示す割符の役目をしているのである．これは，自己（自分）以外からの誤情報を排除するためだと考えられている．

▌6．T 細胞の教育と免疫力の低下

　T 細胞，特にヘルパーT 細胞は，自己と非自己とを識別する重要な細胞である．T 細胞は骨髄で作られ，胸腺に移動して自己と非自己とが見分けられるように教育される．胸腺で自己と非自己とを識別できる能力を獲得し，全身に送り出されるのは 5 ％程度である（大部分は壊される）．胸腺は 10 歳代で最大となり（35 g 程度），その後は急速に退縮する．そのため，免疫力は年齢とともに低下し，T 細胞が体内に侵入した病原菌を異物（非自己）と認識しなくなったり，逆に，自分（自己）の細胞や臓器を非自己のものとして攻撃したりするようになる．免疫力の低下は，胸腺の退縮以外にもさまざまな要因によっておこる．主な要因を表 2-B-1 に示した．

▌7．免疫の司令塔の破壊とエイズ

　後天性免疫不全症候群（エイズ，acquired immunodeficiency syndrome：AIDS）は，ヒト免疫不全ウイルス（human immunodeficiency virus：HIV）がマクロファージやヘルパーT 細胞に感染して壊されることによっておこる（2 章 E を参照）．特に，ヘルパーT 細胞は免疫の司令塔で（前述），体内に侵入しているものが異物（非

自己）かどうかを識別する細胞である．したがって，HIV に感染すると，HIV に対する防御だけでなく，普段なら何でもないような異物の侵入に対しても防御できなくなる．

8．アレルギー

免疫による防御機能が不利に働く症状の総称である．アレルギーは一般的に 4 種（Ⅰ〜Ⅳ型）に分類されているが，近年ではⅡ型の一部を独立させてⅤ型とする場合もある[4]．Ⅰ〜Ⅲ型とⅤ型は抗体が関与するもの，Ⅳ型は T 細胞が関与するものである．

1）Ⅰ型アレルギー（即時型）

花粉（異物）などの侵入によって，皮膚のかゆみ，くしゃみ，鼻汁，目が赤くなるなどの症状がでるタイプである．症状は短時間（15〜20 分）にでるが 1 時間程度で消えるのが特徴である．アナフィラキシー型とも呼ばれている．このアレルギーは以下のようにしておこる．

①アレルゲン（アレルギーの原因となる異物）が侵入し，ヘルパー T 細胞によって異物と認識されると B 細胞が抗体を産生する．抗体にもいろいろな種類があるが，Ⅰ型アレルギーに関与するのは免疫グロブリン E（immunoglobrin E：IgE）と呼ばれる抗体である．

②IgE 抗体はごく微量にしか産生されないが，粘膜付近に存在しているマスト細胞（アレルギー症状を誘発するヒスタミンなどの活性物質を高濃度に含んでいる細胞で肥満細胞ともいう）や好塩基球の表面に付着する性質がある．そのため，IgE 抗体は，アレルゲンが侵入するたびにこれらの細胞の表面に付着して蓄積される．

③この状態で再度アレルゲンが侵入すると，マスト細胞や好塩基球に付着している IgE 抗体へ侵入したアレルゲンが結合する．そのため細胞が刺激され，ヒスタミンなどの活性物質が急激に放出されることになる．この物質が神経の末端を刺激したり，血管を拡張するために蕁麻疹や喘息などの症状が現れる．

2）Ⅱ型アレルギー（細胞傷害型）

細胞膜の表面に対する自己抗体が作られ，これに補体が作用して細胞が壊されるタイプである．自己免疫性溶血性貧血や血小板減少性紫斑病などがある．

3）Ⅲ型アレルギー（免疫複合体型）

身体の可溶性の抗原に抗体が結合して大きな塊が作られ，血管や周囲の組織を傷害するタイプである．全身性エリテマトーデスや関節リウマチなどがある．

4）Ⅳ型アレルギー（遅延型）

化粧品や金属，化学物質などによって皮膚に炎症を生じるようなタイプである．ヘルパー T 細胞がリンホカイン（サイトカインの一種）を放出し，その作用によってマクロファージやキラー T 細胞などが組織内や血管壁に集積しておこるもので，症状がでるまでに 1〜2 日かかる．

5）Ⅴ型アレルギー（刺激型）

以前はⅡ型アレルギーに分類されていたものである[4]．自分の細胞に対する抗体が作られ，その抗体が細胞（組織）に結合することで機能を異常に亢進させたり低下させたりするタイプである．機能を異常に亢進させるものにはバセドウ病，低下させるものには重症筋無力症などがある．

［門福強樹］

📖 文　献

1）佐藤昭夫ほか編：人体の構造と機能 第 3 版．pp43 -57，医歯薬出版，2012.
2）ピーター・ウッド著，山本一夫訳：免疫学−巧妙なしくみを解き明かす−．東京化学同人，2010.
3）小川公明：HLA の基礎知識．日本組織適合性学会誌，23：115-122，2016.
4）厚生労働省：リウマチ・アレルギー相談員養成研修会テキスト．pp5-14.（https://www.mhlw.go.jp/new-info/kobetu/kenkou/ryumachi/dl/jouhou01-17.pdf，参照日：2020 年 1 月 31 日）

2章 C. ストレスとストレス関連疾患

　ストレスとは，何らかの刺激によって生体に生じる歪のことである．本来は工業用語であったが，カナダの生理学者ハンス・セリエ（1907-1982）がこの生体反応を系統的な一連の反応としてとらえたストレス学説を提唱して以来，一般でも用いられるようになった．刺激のことをストレッサー，ストレッサーによって生体に生じる歪のことをストレスというが，日常では混同されることが多い．一般的に，ストレスは健康に影響する不都合なものと思いがちであるが，ストレスがまったくなくても問題である．たとえば，まったく刺激のない部屋で過ごすと，体温調節機能が低下したり，暗示にかかりやすくなったり，幻想や妄想がおこるようになる．人は適度なストレスを浴びることによって健康が維持される．

1. ストレッサーの種類

　ストレッサーは，精神的・心理的なものと考えがちであるが，人を取り巻く多くのものがストレッサーの要因になりうる．ストレッサーの要因は以下のように分類される[1]．ただし，①〜④の要因は心理的な要因にも影響するものである．
①物理的なもの：高温，低温，放射線など
②化学的なもの：アルコール，たばこ，薬剤，悪臭など
③生物的なもの：細菌，ウイルス，カビなど
④社会的なもの：人間関係，仕事のトラブル，家庭問題など
⑤心理的なもの：不安，焦燥，いらだちなど

2. ストレス反応

　ストレッサーが身体にもたらされると，体内ではさまざまな機能（自律神経系，内分泌系，免疫系など）による防御反応がおきる．ストレッサーに対する身体の防御反応をストレス反応という．代表的なのは，瞳孔拡大，頻脈，血圧上昇，発汗，呼吸促進，筋肉緊張，悪心，食欲低下，疲労感，不眠，イライラ，憂鬱などの症状である．これらの症状によって身体では，内部環境の乱れをできるだけ小さいものにしている．しかし，ストレッサーが大きすぎたり，慢性的に長期に及んだりすると，防御反応が身体に悪い影響を及ぼすこともある．たとえば，血圧を上昇させることでストレッサーに対処しようとするが，血圧上昇が過度になったり，長期になったりすると疾患に結びつくことになる．

3. ストレス関連疾患

　ストレッサーに起因した代表的な疾患（ストレス関連疾患）を表2-C-1に示した．これらのうち，身体症状を主症状とするものは特に心身症と呼ばれる．心身症は心理的原因が，心の症状としてではなく，身体の症状として現れる疾患群である．いくつかの疾患について以下に説明する．

1）胃・十二指腸潰瘍
　精神的に極限状態になったときに生じやすい．交感神経の活動が亢進し，胃では血管が収縮して血流が悪くなる．これに加えて，迷走神経も興奮して胃液の分泌が盛んになるため潰瘍を生じる．近年では，カンピロバクター，ピロリ菌，ヘリコバクターなどの細菌も潰瘍の進行に関与しているといわれる．

表2-C-1　ストレス関連疾患

①胃潰瘍および十二指腸潰瘍	⑰頸肩腕症候群
②潰瘍性大腸炎	⑱原発性緑内障
③過敏性大腸炎	⑲メニエール症候群
④神経性嘔吐	⑳円形脱毛症
⑤本態性高血圧症	㉑インポテンツ
⑥神経性狭心症	㉒更年期障害
⑦過呼吸症候群	㉓心臓神経症
⑧気管支喘息	㉔胃腸神経症
⑨甲状腺機能亢進症	㉕ぼうこう神経症
⑩神経性食欲不振症	㉖神経症
⑪片頭痛	㉗不眠症
⑫筋緊張性頭痛	㉘自律神経失調症
⑬書痙	㉙神経症的抑うつ状態
⑭痙性斜頸	㉚反応性うつ病
⑮関節リウマチ	㉛その他（神経性○○病と
⑯腰痛症	診断されたもの）

（中央労働災害防止協会：企業におけるストレス対応－指針と解説－. p30, 1986）

2）過敏性腸症候群

イライラや精神的な緊張が続くと，胃の痛みや胃もたれなどの症状が出てくる．神経性胃炎や胃神経症などと診断されることが多い．長期間にわたって下痢と便秘を繰り返したり，腹痛や腹部の膨満感が続くことがある．

3）自律神経失調症

呼吸，循環，消化などの機能を調節している自律神経のバランスが崩れて現れるさまざまな症状のことをいう．自律神経失調症になると，それらの神経の支配下にある臓器や他の内分泌系にも障害が及ぶことになり，また精神的にも大きな影響を及ぼす．症状も，安静時の動悸，血圧や体温調節の異常，肩こり，頭痛，全身倦怠感，生理不順，胃痛，腹痛などさまざまである．うつ病や神経症の症状として現れる場合もある．めまい，立ちくらみ，のぼせなど原因のわからない全身の不定愁訴がある場合，この病気だと診断されることが多い．

4．心的外傷後ストレス障害

死に直面するような体験や目撃を起因とする症状を心的外傷後ストレス障害（posttraumatic stress disorder：PTSD，トラウマ）という．本来は，1970年代にベトナム戦争で極限を超える悲惨な体験をした兵士の精神的後遺症のことを指していたが，他でも同じような症状が現れることから命名された．思い出したくないのに何回も思い出したり，また同じ体験をしているように感じたりする症状が出る．近年では，病気の概念が曖昧なため，心の傷やストレスを何でもトラウマと呼ぶ傾向がある．

5．ストレッサーに対する対処

身体にストレッサーを受けたとき，的確な方法で対処しなければならない．ストレッサーを処理するために意識的に行う対処法をコーピングという．コーピングには次のような様式がある．

・積極行動型：積極的に解決しようとする行動をとる対処様式
・積極認知型：情報を集めたり，考え方を修正しようとする対処様式
・気晴らし型：気を紛らわせる対処様式
・回避型：ストレッサーを回避してストレス状況に陥らない対処様式

人はストレッサーに対して，これらのコーピングの1つあるいは複数の組み合わせで対処する．しかし，常に効果的な様式というものはなく，その人の個性や状況で効果的なコーピングは変化するものである．逆にいえば，状況によって臨機応変にコーピングを選択する柔軟性が要求され，適切な選択がされないとストレス状況が生まれるのである．対処法の詳細については文献[2]を参照のこと．

[門福強樹]

文献

1）厚生労働省：食生活改善指導担当者テキスト. pp32-75.（https://www.mhlw.go.jp/bunya/shakaihosho/iryouseido01/info03k.html，参照日：2020年1月31日）
2）厚生労働省，中央労働災害防止協会：こころの健康－気づきのヒント集－. pp3-10.（https://www.mhlw.go.jp/new-info/kobetu/roudou/gyousei/anzen/dl/101004-9.pdf，参照日：2020年1月31日）

2章 D． 腸内細菌の働きと食中毒

生まれてすぐの胎児の腸管内は無菌であるが，数日もすると細菌が住むようになる．腸管内を住処としている細菌を腸内細菌という．腸内細菌は，腸内フローラ（腸内細菌叢）と呼ばれる集団となって生息し，人と共生関係を保ちながら，身体のさまざまな機能に影響を与えている[1]．

腸管内には細菌以外にも無数の物質が入ってくる．食中毒は，飲食物に含まれている物質によって引き起こされる健康障害である．食中毒の発生件数は年間1,000〜2,000件，患者数は2万〜4万人で，1990年代からあまり変わっていない[2]．

1．腸内細菌

1）腸内細菌の種類

健康な人の腸内には数百種類の細菌が生息している．細菌の大きさや形はさまざまであるが，数にすると約100兆個，重量を全部あわせると約1kg（肝臓の重量とほぼ同じ）である．腸内細菌は，人にとって有用な働きをするかどうかで，有用菌（善玉菌），有害菌（悪玉菌），日和見菌に大別される．数のうえで一番多いのは日和見菌である．

日和見菌は，通常では有害でも無害でもないが，有用菌あるいは有害菌が優位になったとき，優位になった方に味方する性質がある．有用菌としては，乳酸菌，ビフィズス菌など，有害菌としては，クリストリジウム，カンピロバクターなどが代表的である．

2）腸内細菌の働き

腸内細菌は，人の腸管内でさまざまな働きをしている．図2-D-1に主な働きをまとめたが，以下に補足する．

・消化吸収機能を高める：糖質やタンパク質の消化を補助したり，人では消化できない繊維質のものを分解する．
・腸の蠕動運動を高める：腸の機能を亢進し栄養素の吸収能を高める．便秘やがんの予防にもつながる．
・酵素活性の亢進：腸管，肝臓，腎臓などの酵素活性を亢進して臓器の働きを向上させる．
・ホルモンの産生：糖質や脂質の代謝に関与するホルモンを産生し，血糖値，中性脂肪，コレステロールを適正な濃度に維持して疾病を予防する（1章C，3章Gを参照）．
・ビタミンの産生：ビタミンB群，ビタミンK，ビオチン，葉酸，ナイアシンなどを産生する．

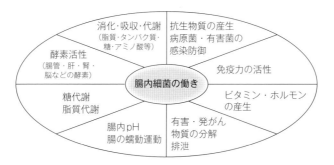

図2-D-1　腸内細菌の働き

- 老化防止：年齢とともに低下するさまざまな機能に働きかけて老化を防止する.
- 感染の防御：腸内細菌のバランスが悪いと，胃酸で死滅しなかった病原菌が腸内に定着しやすい. 身体が弱っていると食中毒になりやすいことも腸内細菌のバランスが乱れておこる症状の1つである.
- 免疫：腸管には身体の約60％にあたる免疫細胞が集結し，有害な物質や病原菌の侵入を防いでいる. 腸内細菌は，この免疫機能にも深く関与している.

3) 腸内細菌のバランスを乱す要因

腸内細菌のバランスを乱す要因には，ストレス，食生活，薬（抗生物質），疲労，睡眠不足，加齢などがある. 腸内細菌のバランスが乱れると以下のようなことがおこり，最終的には，臓器障害（高血圧，心臓病，脳卒中，がん），皮膚障害（肌荒れ，蕁麻疹，ニキビ，吹き出物），感染症（腎盂炎，大腸炎），頭痛，めまい，下痢，便秘などにつながる.

- 有用菌の減少：健康な人の糞便1gには，数千万〜数十億個の有用菌が含まれている. 腸内細菌のバランス悪く，身体の調子が悪い人の糞便では数千〜数十万個しか含まれていない.
- 物質代謝の異常：有用菌（特に乳酸菌）の減少は脂質代謝にも影響し，高血圧や脂質異常症などの生活習慣病を発症する原因になる（1章Cを参照）.
- 有害物質を産生する細菌の増加：有害菌の中には，発がん性物質を産生する細菌もある. たとえば，病原性大腸菌やシュードモナス菌は，大腸がんの原因となるニトロソアミンを産生する. また，肝性昏睡を引き起こすアンモニア，皮膚がんを起こすフェノール類，強い血圧上昇作用のあるチラミンを産生する細菌や，ビタミンB$_1$を分解して栄養障害を起こす細菌もある.
- 病原菌が定着しやすくなる：腸内細菌叢が乱れていると，さまざまな病原菌がすきまに定着して増殖する. そのため，いろいろな病気を発症しやすい.

4) 腸内細菌の活動と食生活

腸内細菌の活動を高めるには洋食よりも和食の方がよい. 一般的には次のようなものが効果的だとされている.

- 穀類，野菜類，豆類，果物類：これらの植物性食品は，腸内細菌の餌となって腸内細菌の種類と数を増加させる.
- 発酵食品：味噌，納豆，ぬか漬，キムチ，ヨーグルト，チーズなどの乳酸菌やビフィズス菌を毎日とることで，腸内の有用菌（善玉菌）の働きが補充される.
- 食物繊維・オリゴ糖：ごぼう，れんこん，大豆，玉ねぎ，にんにく，バナナ，アスパラなどには，有用菌（善玉菌）の餌となる食物繊維やオリゴ糖が多く含まれている.
- 加工食品や食品添加物は最小限：インスタント食品やハム・ウインナーなどの加工食品は腸内細菌の数を減少させることがあるため，食べ過ぎないように心がける.

5) 固有の乳酸菌と摂取した乳酸菌

ヨーグルトやチーズなどの発酵食品に含まれている乳酸菌は有用菌の代表的な例である. しかし，これらの乳酸菌は，基本的には牛や豚の乳酸菌（人のものであっても，その人のものではない）で，共生関係のある腸内細菌ではない. そのため，食品をとして乳酸菌を摂った場合，胃酸で死滅せずに腸に届いたとしても，通常では1週間程度で排出されてしまう. これに対して，生後すぐから腸内に生息している乳酸菌（その人固有の乳酸菌）は，共生関係があるため排泄されにくい. 最も望ましいのは，もともと腸内に存在している，その人固有の乳酸菌を増やすことなのである.

6) 腸内フローラの指標

一般的に，健康状態が最もよいのは，善玉菌，悪玉菌，日和見菌が2：1：7の割合で腸内細菌が存在しているときだといわれる. 腸内細菌のバランスがよいかどうかを簡単に知る方法は，排便の回数や便の状態を観察することである. 毎日1回の排便があり，黄色がかった褐色で，臭いにおい

がなく, 柔らかなバナナのような状態が理想的である. 便秘や下痢, 黒っぽくて悪臭のある便は, 腸内細菌のバランスが乱れている状態である.

腸の難病治療で近年注目されているのが便移植 (腸内フローラ移植) である. これは, 腸内細菌のバランスが乱れている人の腸管へ, 健康な人の便を注入して腸内フローラを改善するものである. 現在 (2018 年) のところ, 移植する便は配偶者と 2 親等以内のものに限られているが, 比較的容易な方法であるため, 将来的にはもっと範囲が広がるであろう.

▌2．食中毒

1) 食中毒の分類と特徴

食中毒は, 原因となる物質の違いによって, 細菌性食中毒, ウイルス性食中毒, 自然毒食中毒, 化学性食中毒, 寄生虫食中毒の 5 つに分類される. 以下にそれぞれの特徴について述べる[3,4].

(1) 細菌性食中毒

細菌性食中毒は 7〜10 月に多く発生する. これは, 高温多湿という気候が細菌の増殖に適していることや, 夏季での体力低下 (いわゆる夏ばて) と関連している. 細菌性食中毒は感染型食中毒と毒素型食中毒とに大別される.

感染型食中毒は, 飲食物とともに口から入ってきた細菌が腸管内で増殖して発症するもので, サルモネラ, 腸炎ビブリオ, カンピロバクターなどが代表的である. 2003 年以降での発生件数は, カンピロバクターによるものが最も多い. 感染型食中毒では, 細菌が腸管内で増殖する必要があるので, 潜伏期 (細菌が体内に入ってから発症するまでの時間) は 12 時間〜数日と比較的長い. 嘔吐, 下痢, 腹痛などの胃腸症状のほか, 発熱を伴う場合が多い. 糞便を介してヒトからヒトへの感染もある. 感染型食中毒は, 食品を加熱して殺菌すれば予防が可能である.

毒素型食中毒は, 細菌が産生した毒素によって発症するものである. 食品中で増殖した細菌が産生した毒素によって発症する場合 (食品内毒素型) と腸管内で細菌が増殖して産生した毒素によって

発症する場合 (生体内毒素型) がある. 食品内毒素型の代表的なものには, 黄色ブドウ球菌やボツリヌス菌などがある. 黄色ブドウ球菌が作る毒素には非常に高い耐熱性があり, 100℃ で加熱してもあまり壊れることはない. また, ボツリヌス菌は, 毒素自体は熱に弱いものであるが, 細菌自体に耐熱性がある. そのため, これらの細菌が食品中で増殖していれば, 食品を加熱して飲食しても発症するので注意が必要である. 生体内毒素型には, 腸管出血性大腸菌 O-157 やセレウス菌などがある.

(2) ウイルス性食中毒

ウイルス性食中毒は, 食中毒の原因物質として 1997 年からとりあげられるようになった. ノロウイルス, A 型および E 型肝炎ウイルス, サポウイルスなどがある. 年間の患者数は 1〜2 万人程度で, 全食中毒患者の約半数を占めている. ウイルス性食中毒は冬季に多発するのが特徴である. ウイルスは, 85℃ では 1 分の加熱で, 100℃ では瞬時に死滅し, また, 生きた細胞の中でしか増殖できないという特徴がある. したがって, ウイルス性食中毒は, ウイルスに汚染されていた食品を加熱不十分な状態で飲食し, 死滅しなかったウイルスが人の体内で増殖して発症することが多い. ウイルス性食中毒の中で最も多いのはノロウイルスによるものであり, 2001 年以降の病因物質別患者数では毎年トップである. なお, ノロウイルスを不活性化するには, 通常のアルコール消毒では効果が薄く, 塩素系の消毒薬 (次亜塩素酸ナトリウム) や漂白剤が有効である.

(3) 自然毒食中毒

自然界の動植物に含まれている有毒成分によっておこる食中毒で, 動物性のものと植物性のものがある. 動物性のものには, フグ毒 (テトロドトキシン) や貝毒などがある. フグ毒は肝臓や卵巣に多いが, フグの種類によっても異なり, また, 個体差, 季節差もある. 貝毒は, 中腸腺 (巻き貝や二枚貝の消化器官の一部で, 暗褐色〜濃緑色をした部分) に濃縮されていることが多い. なお, フグや貝の毒化については, 不明な点もあるが, ある種の細菌に由来する食物連鎖によるものと考

えられている．植物性のものには，アルカロイドや配糖などがある．アルカロイドは，感覚異常などの薬理作用をもつ複雑な化合物の総称で，トリカブトに含まれるアコニチン，ジャガイモの発芽部分や緑色の部分に含まれるソラニンやソラニジンなどがある．配糖体は，糖とアルコールなどが結合した化合物で，消化されると有毒成分が生成されるものである．未熟なウメに含まれているアミグダリンは，消化されると青酸（シアン化水素）が生成される代表的な配糖体である．有毒キノコには，上記以外にもさまざまな有毒成分が含まれている．また，ギンナンに含まれているメチルピリドキシンは，脳内でビタミン B_6 の働きを阻害して中枢神経麻痺症状を起こすとされており，食べ過ぎに注意が必要である．

（4）化学性食中毒

有害な化学物質が食品に混入しておこる食中毒である．不注意や過失によっておこる場合もある．このタイプの食中毒は大事故になることが多く，森永ヒ素ミルク事件やカネミ油症事件はその代表例である．また，有機水銀による水俣病やカドミウムによるイタイイタイ病は，社会的な問題へと発展した公害病である．

（5）寄生虫食中毒

生体の体内に侵入し，その生体から栄養をとって生活する動物を寄生虫という．寄生虫による食中毒には，アニサキス，回虫，クドア，トキソプラズマなどがある．

2）食中毒の予防

食中毒の原因となっているのは，ほとんどが細菌とウイルスである．これらによる食中毒を予防する3原則は，第1に"付けない（食品を清潔に保ち，汚染させない）"，第2に増やさない・拡散させない（温度管理，調理後は迅速に摂取，放置しない），第3に殺菌する（十分な加熱）である．この原則を徹底することによって，大部分の食中毒の発生を阻止することができる．

3）食品によるその他の障害

牛海綿状脳症（bovine spongiform encephalopathy：BSE）は，牛の脳組織がスポンジ状になり，異常姿勢，麻痺，起立不能などの症状をおこす疾病である．この原因としては，運動神経や睡眠の調節にかかわるプリオンというタンパク質が異常になったためと考えられている．日本の牛ではすべて BSE 検査が行われ，2001 年～2009 年に 36 頭がみつかっているが[5]，それ以降では確認されていない．

［門福強樹］

📖 文　献

1）光岡知足：人の健康は腸内細菌で決まる．技術評論社，2011．
2）厚生労働省：食中毒統計資料，平成 30 年食中毒発生状況．（https://www.mhlw.go.jp/content/11121000/000488494.pdf，参照日：2020 年 1 月 31 日）
3）市川富夫ほか：図解食品衛生学 第 3 版．講談社，2006．
4）和泉　喬ほか：新入門食品衛生学 改訂第 3 版．南江堂，2016．
5）厚生労働省：牛海綿状脳症（BSE）等に関する Q & A．（https://www.mhlw.go.jp/stf/seisakunitsuite/bunya/kenkou_iryou/shokuhin/bse/topics/tp010308-1.html，参照日：2020 年 1 月 31 日）

2章 E．感染症と性感染症

病気の原因となるような微生物や小動物が体内に侵入し，臓器や組織に障害をもたらすようになることを感染という．また，感染によっておこる疾病を感染症という．感染症の原因となるものには，ウイルス，クラミジア，リケッチャ，細菌，真菌（カビ），原虫，寄生虫などがある．

感染症のうち，性行為や疑似行為によって伝播するものを性感染症という．性感染症は 10 歳代においても広がりをみせているが，その背景には，海外渡航者の増加，性道徳の希薄化などの社会的要因が密接に関連している．また，感染していても無症状のことがあるため，自覚がないまま感染を拡大させていることも一因である．

本項では，感染症拡大の防止や感染者への配慮を目的に制定された「感染症法」の概要と性感染症の現状について述べる．

1．感染症法とは

感染症法は，感染症をとりまく状況の変化に対応するため，従来の伝染病予防法，性病予防法，エイズ予防法（後天的免疫不全症候群の予防に関する法律）を廃止し，1999 年に施行された法律である．正式な名称は「感染症の予防及び感染症の患者に対する医療に関する法律」という[1]．この法律は，重症急性呼吸器症候群（severe acute respiratory syndrome：SARS）に対応するため 2003 年に改正，2007 年に結核予防法の廃止に伴って統合，2008 年に高病原性鳥インフルエンザ N5N1 型の感染拡大に対して改正，さらに 2014 年にも中東呼吸器症候群（middle east respiratory syndrome：MERS）や人への感染が確認されている鳥インフルエンザ H7H9 型に対応するため改正（施行は 2016 年）されている[2]．

2．感染症の分類と届出

感染症は，感染力や症状の重篤性などによって 1 類～5 類および指定感染症に分類されている．また感染症法では，感染を診断した医師は最寄りの保健所に届出ることになっているが，患者が発生するとただちに届出なければならないものと，週または月ごとに指定した医療機関でまとめて届出ればよいものとがある．それぞれに該当するものに関しては文献[3]を参照のこと．

3．性感染症の原因病原体と症状

性感染症の原因となる微生物や小動物（原因病原体）にはウイルスから寄生虫まで多くの種類がある．表 2-E-1 に主な性感染症とその原因病原体を示した．これらのうち，梅毒，淋菌感染症（淋

表2-E-1　主な性感染症と原因病原体

病　名		原因病原体
梅　毒 淋菌感染症 軟性下疳	細菌	梅毒トレポネーマ 淋　菌 軟性下疳菌
鼠径リンパ肉芽腫 性器クラミジア症	クラミジア	トラコーマクラミジア
性器ヘルペス 尖圭コンジローマ HIV（エイズ） B 型肝炎 性器伝染性軟属腫	ウイルス	単純ヘルペスウイルス ヒトパピローマウイルス ヒト免疫不全ウイルス B 型肝炎ウイルス 伝染性軟属腫ウイルス
非淋病性尿道炎	マイコプラズマ	ウレアプラズマ
性器カンジダ症	真菌	カンジダ・アルビカンス
腟トリコモナス症 赤痢アメーバ症 ジアルジア症	原虫	腟トリコモナス アメーバ赤痢 ランブル鞭毛虫
疥　癬 ケジラミ症	外部寄生虫	ヒゼンダニ ケジラミ

病), 軟性下疳, 性病性肉芽腫 (鼡径リンパ肉芽腫) は性病として扱われてきたものである. 以下に, 患者数が比較的多い感染症とその症状について述べる. 男性では, 性器クラミジア感染症と淋菌感染症が多く, 女性では, 性器クラミジア感染症が圧倒的に多い[4].

1) 性器クラミジア感染症

発症するまでの潜伏期間は1~3週間程度で, 感染しても症状が軽い. 男性の場合, 尿道に軽い炎症をおこし, 排尿時にわずかに滲みたり, クリーム状の膿がでる程度で, 約5割が無自覚である. 放置しておくと尿道炎, さらには副睾丸炎や慢性前立腺炎などをおこす. 女性の場合はさらに症状が軽く, わずかにおりものがあったり, 不正出血や下腹部痛がでる程度で, 約7割が無自覚である. しかし, 治療しないで放置すると, 膣や子宮のみでなく, 尿道にも感染が広がって膀胱炎をおこすことがある. また, 子宮頸管を通過し, 卵管さらには骨盤にまで広がると骨盤内感染症をおこし, 卵管がつまったり, 狭まったりして不妊症になることがある. 近年では, オーラルセックスが一般化していることから, 口の中からクラミジアがみつかることもある.

2) 淋菌感染症 (淋病)

淋菌の感染によっておこる. 男性では尿道から黄色膿汁が出て, 強い排尿痛があるのが特徴である. 女性ではおりものがでる程度で, 症状があまりないことが多いが, 放置しておくと性器クラミジア感染症以上に骨盤内感染症へと発展して不妊症になる. 無症状の感染女性からの淋菌でも, 男性が感染すると激しい尿道炎をおこす.

3) 性器ヘルペス

ヘルペスウイルスの感染でおこる. 性器に小さな水疱がでて, それが破れると潰瘍が多発し, 2週間ほど続いて消える. 女性の場合, 膣前庭に潰瘍ができると排尿時に尿が滲みて苦痛に悩まされる. 薬を服用すれば, 症状は一旦改善されるが根絶されることはなく, 体調が悪くなったときには何度も再発する.

4) ヒト免疫不全ウイルス

後天性免疫不全症候群 (acquired immuno-deficiency syndrome: AIDS, エイズ) は, ヒト免疫不全ウイルス (human immunodeficiency virus: HIV) が免疫の中枢を司る細胞へ感染し, 免疫機能が正常に働かなくためにおこる疾病である (2章Bを参照). HIV感染症は, 1980年代のはじめにに男性同性愛者や麻薬常習者に認められる特異な疾患として報告された. その後, ラテンアメリカや東南アジアなどの発展途上国で異性間での性行為で爆発的に広まり, 現在ではほぼすべての国で患者が発生している. 日本では, 血友病の治療に使う輸入血液製剤にHIVが混入し, 血友病患者の多くにHIVを感染させた薬害エイズ問題がおきた. HIVは, 感染者の体液 (血液, 精液, 膣分泌液, 母乳など) に含まれるウイルスによって人から人へ伝播し, 異性・同姓間の性行為によって感染するほか, 母親から子への母子感染もある.

HIVに感染すると, 感染初期には数日~数週間にわたって一過性に悪寒, 発熱, 頭痛, 関節痛などかぜのような症状が現れることもあるが, 症状もなく経過する場合も多い. この期間は, まだHIVに対する抗体は産生されておらず, 抗体陰性期と呼ばれる. 感染後6~8週になると抗体が産生され, 血液中のHIV量が減少するので自覚症状のない無症候性キャリア (症状が出ない保菌者) 状態となり, そのまま数年~十数年が経過することになる. 感染者は, 検査しなければ感染していることがわからず, 他者にHIVを感染させる危険性が高い時期である. この間, 免疫力は徐々に低下し, まず, エイズ関連症候群 (AIDS related complex: ARC) となって, 全身のリンパ節膨張, 発熱, 下痢, 体重減少などの症状が現れ, さらに症状が進行すると, 日和見感染症 (ニューモチシス肺炎など), 悪性腫瘍 (カポジ肉腫) などの二次的疾患を合併してエイズへと進展する.

5）梅　毒

　スペロヘータという細菌の一種である梅毒トレポネーマの感染でおこる．コロンブスらがアメリカからヨーロッパへもたらしたといわれ，当時は世界的に大流行した性感染症である．この菌は，性的な接触（他人の粘膜や皮膚と直接接触すること）で感染する場合もあり，また，潜伏期間が長い（3週間～3カ月）ため，知らないうちに感染が広がる可能性がある．症状は，感染後2～3週間で局部に小さな硬結ができ，次いでそれらが崩れて潰瘍となり，2～3カ月後に全身に梅毒疹がでてくるのが特徴である．

6）尖圭コンジローム

　ヒトパピローマウイルスの一種による感染症で，性行為によって感染する．潜伏期間は比較的長い（3～8カ月）が，潜伏期間のあと，性器や肛門のまわりに米粒大～指先ほどの鶏冠状または乳頭状のイボを発症し，イボが互いに接触しあって鶏のトサカ状に赤くなる．これらのイボは軟らかく，触れると出血しやすく，また，悪臭のある汁が出やすい．このウイルスの中には悪性型もあり，陰茎がんや子宮頸がん，時には，口腔がんや咽喉がんの発生につながることもある．近年では，悪性型パピローマウイルスの感染が若い人の間で広がり，子宮頸がんの発生が若年化している．

7）B 型肝炎

　肝臓の細胞がB型肝炎ウイルスに破壊され，肝臓の働きが悪くなる疾患である．感染者数は世界中で2億人以上である．約8割がアジア・太平洋地域である．肝硬変や肝がんへと移行することもある．

▌4．性感染症の予防

　性感染症を予防するには，感染者の皮膚や粘膜と直接接触するのを極力避けることである．推奨されるのはコンドームの使用である．また，性器接触以外（オーラルセックスなど）でも感染することがあることを忘れてはならない．感染が疑われる症状に気がついたらセックスパートナーとともに受診し，感染が確認されたらすぐに治療してそれ以上の感染拡大を防ぐべきである．これは複数のセックスパートナーがいる場合には特に重要なことである．

［門福強樹］

📖　文　献

1）厚生省令：感染症の予防及び感染症の患者に対する医療に関する法律．（https://www.mhlw.go.jp/web/t_doc?dataId=79999150&dataType=0，参照日：2020年1月31日）
2）厚生労働省令：感染症の予防及び感染症の患者に対する医療に関する法律の一部を改正する法律．（https://www.niid.go.jp/niid/ja/law.html，参照日：2020年1月31日）
3）厚生労働省：感染症法に基づく医師の届出のお願い．（https://www.mhlw.go.jp/stf/seisakunitsuite/bunya/kenkou_iryou/kenkou/kekkaku-kansenshou/kekkaku-kansenshou11/01.html#list11，参照日：2020年1月31日）
4）厚生労働省資料：性感染症報告数の年次推移．（https://www.mhlw.go.jp/topics/2005/04/tp0411-1.html，参照日：2020年1月31日）

44

2章 F. 健康阻害要因による身体への影響

本項では，身近な健康阻害要因である喫煙や飲酒，薬物，環境ホルモンおよびドーピングについて記述する．これらの要因で引き起こされる健康障害は，常習性や依存性，中毒性をもたらすのみならず，社会的な問題へ発展する可能性がある．

1. 喫煙

長期にわたる喫煙は，肺がんをはじめ虚血性心疾患，脳血管疾患，歯周病などの生活習慣病を発症する健康阻害要因となっている．特に女性に関しては，妊娠中の喫煙が早産や流産の要因となることが明らかにされている[1]．2017年の国民健康・栄養調査[2]によると，日本人全体の喫煙率は，17.7％であり，ここ10年間で減少傾向にある（図2-F-1）．しかし，大井田ら[3]によると，男女とも中学1年から高校3年までの未成年者に喫煙を経験している状況がみられ，未成年者の喫煙防止の問題を扱うことが重要な課題となっている．

1）たばこの有害物質と作用

たばこの煙には，数多くの有害物質が含まれている．代表的な有害物質は，ニコチンとタール，一酸化炭素である．

ニコチンは，喫煙により体内に取り込まれ，血液により急速に全身へ広がる．依存性や中毒性が高く，中枢神経にあるニコチン性アセチルコリン受容体にニコチンが結合すると，報酬系と呼ばれる神経回路に作用して心地よさをもたらす．さらに，末梢血管の急速な収縮により，心拍数や血圧を上昇させることがわかっている．

タールは，黒色の粒子状の成分である．タールに含まれる発がん性物質の代表的なものにベンツピレンなどがある．喫煙者の肺が黒くなるのは，

タールが固体化して肺の内膜に付着するためである．

一酸化炭素は，炭素が燃焼する際，不完全燃焼を起こすと発生する気体である．一酸化炭素は，酸素と比較しヘモグロビンとの親和性が200倍以上もあり，頻繁な喫煙は，慢性的な酸素欠乏状態，赤血球数の増加，動脈硬化を促進するといわれている．

たばこの未成年者への影響は，喫煙開始年齢が低いと，喫煙年数や生涯喫煙本数が多くなり，ニコチンへの依存度が高く，禁煙しづらくなる．その結果，死亡や疾病発生リスクが増加することが，国内外の疫学研究で示されている[4]．

2）たばこの煙の種類と有害物質の含有量

たばこの煙は，喫煙により直接吸い込まれる主流煙と，火のついた部分から立ちのぼる副流煙，たばこを吸った人が吐き出す呼出煙に分けられている．この3つの分類のうち有害物質が多いのは，副流煙である．主流煙に含まれる有害物質の量を1として副流煙に含まれる量を倍率で示すと，ニコチンは2.8〜19.6倍，タールは1.2〜10.1倍，一

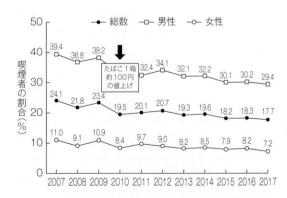

図2-F-1 現在習慣的に喫煙している者の割合の年次推移
（厚生労働省「平成29年国民健康・栄養調査報告」より改変）

酸化炭素は3.4〜21.4倍，アンモニアは294.2〜2,565.5倍であることが報告されている[1]．

3）喫煙の依存性

　禁煙ができない現状は，本人の意思に関係なく喫煙により体内に取り込まれる依存性の強い化学物質「ニコチン」が原因となっている．このニコチンは，危険薬物のヘロインやコカインよりも依存性が高いといわれ，短時間（10秒ほど）で効果が出現し，報酬系と呼ばれる神経回路に作用して心地よさをもたらすことから，ニコチン依存症になると禁煙するのが非常に難しくなる．

4）受動喫煙の影響

　喫煙者の周囲の空気中には，呼出煙と副流煙の混りあった煙（環境たばこ煙）がある．そして，喫煙をしない人が他人のたばこの煙を吸わされることを受動喫煙という[4]．この受動喫煙により非喫煙者にもさまざまな健康障害がひき起こされることが，近年の研究から明らかになっている．

▎2．飲　酒

　わが国においてお酒は，縄文時代から果物を用いて製造され，神の恵みを象徴する神聖なものとされていた．今日でも，お酒は神殿のお供え物や清めの儀式に使用されている．現代における飲酒は，適量であれば，人とのコミュニケーションを円滑にし，ストレスの緩和，末梢血管循環の改善，動脈硬化の予防，就眠補助に効果があるとされ，「酒は百薬の長」といわれている．しかし，飲み方や量を間違えると身体の機能に悪影響を与え，生命の危険にかかわることもある．本項では，飲酒が身体に及ぼす影響と中毒について述べる．

1）飲酒が身体に及ぼす影響

　飲酒が身体に及ぼす影響について学習するためには，アルコール代謝に関する基礎知識を理解する必要がある．アルコールは，胃で約20％，小腸で約80％吸収される．吸収後，門脈という太い静脈を経て肝臓に運ばれる．肝臓では，主にアルコール脱水素酵素（alcohol dehydrogenase：ADH）とミクロソームエタノール酸化酵素（microsomal ethanol oxidizing system：MEOS）により，有毒なアセトアルデヒド（acetaldehyde）に分解される．アセトアルデヒドは，主に2型アルデヒド脱水素酵素（aldehyde dehydrogenase 2：ALDH2）により酢酸（acetic acid）に分解される．酢酸は，血液によって全身をめぐり，筋肉や脂肪組織などで水と二酸化炭素に分解されて体外に排出される．

　アセトアルデヒド脱水素酵素は，アルコールの高濃度に作用する1型アルデヒド脱水素酵素（aldehyde dehydrogenase 1：ALDH1）と低濃度に働くALDH2があり，日本人の約45％は，ALDH2の活性が弱く，アルコールに弱いタイプであり，アセトアルデヒドの毒性に長時間さらされ，アルコールによる疾患に陥りやすくなる．また，約5％の人は，ALDH2の活性が完全に失活していることが知られており，アルコールをまったく受け付けないタイプである．これは先天的な体質であり，アルコールを摂取しても耐性（お酒に強くなる）が起こらないことを理解することが重要である．さらに，ALDH2の働きが弱い人は，少量の飲酒後，アセトアルデヒドの毒性により顔面紅潮・動悸・頭痛などの反応を起こす．これらの反応はフラッシング反応と呼ばれている．加えて，喉頭がんや胃がんなどに罹患するリスクが高いともいわれている．したがって，アルコールに強いタイプの者も適量の飲酒を心掛ける必要がある．

　飲酒が健康に及ぼす影響としては，依存症，脳の発達障害，短時間に多量のアルコール摂取による急性アルコール中毒，肝臓や膵臓の疾患，腫瘍，生活習慣病に陥るリスクが高まり，判断能力や運動能力の低下などがある．これらの要因のうち急性アルコール中毒や判断能力の低下によって暴言や虐待が生じ，場合によっては死に至ることもある．加えて，周りの人に迷惑を掛け，他の者を巻き込む事件に発展する恐れもあるので注意が必要である．

2）急性アルコール中毒

アルコールは，麻酔作用により脳の麻痺（酔った）状態をつくる．アルコールの中枢神経への作用は血中濃度によって決まるので，酔いの程度も血中アルコール濃度により推定する．血中濃度が0.02〜0.04％のときは爽快期，0.05〜0.10％のときはほろ酔い期，0.11〜0.15％で酩酊初期，0.16〜0.30％で酩酊極期，0.31〜0.40％で泥酔期，0.41％以上になると昏睡期に分類されている[5]．

短時間に多量のアルコールを摂取すると血中のアルコール濃度が急激に上昇し，酔いの程度が一気に「泥酔期」あるいは「昏睡期」に達し，呼吸困難を引き起こす可能性がある．この状態が急性アルコール中毒であり，最悪の場合は死亡する．無理な量を一気に飲むことや宴席等での飲酒の強要は，絶対にやめるべきである．このことは，アルコールハラスメントの防止においても重要なこととなる．

[薗部正人]

▌3. 薬　物

薬物とは，生体に何らかの身体的・精神的作用を示す化学物質の総称である．法律（麻薬及び向精神薬取締法，覚せい剤取締法）で使用を禁じている麻薬や覚せい剤だけでなく，アルコールやニコチン，病気の治療や予防を目的とした医薬品なども含まれる．有害な薬物の使用が社会的な問題となっている．

1）薬物と作用

薬物には，覚せい剤，大麻（マリファナ），麻薬（コカイン，ヘロインなど），合成麻薬（LSD，MDA，MDMA），有機溶剤（シンナー，トルエンなど），向精神薬（睡眠剤，鎮痛剤など），などがある．これらの薬物は中枢神経系の働きに対して，興奮作用をもつもの，抑制作用をもつもの，または幻覚作用をもつものなどがある（**表2-F-1**）[6]．

2）危険ドラッグ

合法ドラッグ，脱法ドラッグ，脱法ハーブなどと称する薬物が，規制薬物である覚せい剤，麻薬および向精神薬などの化学構造の一部を変え，規制を逃れ売買されてきた．2014年に，規制の有無にかかわらず，中枢神経系に作用して興奮，抑制または幻覚の作用を示すものを，危険な薬物として「危険ドラッグ」と名称変更した[7]．

3）薬物乱用・薬物依存・薬物中毒

法律で使用が禁じられている薬物を使用することは，法に反する行為であるという意味で「乱用」である．「薬物乱用」とは，薬物を本来の目的から逸脱した方法で，自己使用することと定義付けられている[6,8]．すなわちルールに反した「行い」を指し，一度使用しただけでも薬物乱用となる．また法律では麻薬や覚せい剤の所持（麻薬及び向精神薬取締法第28条，覚せい剤取締法第14条）や譲り渡し（麻薬及び向精神薬取締法第24条，覚せい剤取締法第17条3項）も処罰の対象となる．

薬物乱用を繰り返すと，「依存性」が形成される．薬物依存とは，薬物乱用を繰り返した結果，その薬物の使用に関する自己コントロールを失った状態をいう．身体が薬物に慣れ，同じ量では効かなくなる「耐性」が形成されることもある．薬物依存症になると，体内の薬物が消失したときに禁断症状が現れる．薬物依存には，手指の振戦，振戦せん妄といった禁断症状から逃れるために，薬物探索行動を起こす身体依存の病態と，精神的に薬物をまた使いたいという「渇望」から，薬物探索行動を起こす精神依存の病態がある[6,8]．薬物依存に陥ると自己コントロールを失い，薬物乱用が頻発するようになる．この結果生じるのが薬物中毒における慢性中毒である．

薬物中毒は，急性中毒と慢性中毒に分けられる．急性中毒は，薬物が大量にかつ急激に体内に摂取されることによって生じる急性症状をいう．意識を消失し，心臓や呼吸機能の低下，生命にかかわる危険もある．慢性中毒は，薬物依存状態の者が，さらに乱用を繰り返すことによって幻覚や妄想などの精神障害を発することをいう．治療によって

表2-F-1　主な薬物の作用

作用	薬物	精神依存	身体依存	耐性	幻覚	精神毒性
抑制	あへん・ヘロイン	＋＋＋	＋＋＋	＋＋＋	－	－
	バルビツール	＋＋	＋＋	＋＋	－	－
	アルコール	＋＋	＋＋	＋＋	－	＋
	ベンゾジアゼピン	＋	＋	＋	－	－
	有機溶剤	＋	±	＋	＋	＋＋
	大麻	＋	±	＋	＋＋	＋
興奮	コカイン	＋＋＋	－	－	－	＋＋
	覚せい剤	＋＋＋	－	＋	－	＋＋＋
	MDMA	＋＋＋	－	＋	＋	＋＋＋
	LSD	＋	－	＋	＋＋＋	±
	ニコチン	＋＋	±	＋＋	－	－

（和田　清：薬物乱用・依存の現状と鍵概念. こころの科学, 111：14-21, 2003より改変）

乱用を辞めても, 不眠や疲労, ストレスなどによって, 突然幻覚や妄想などの精神障害が現れる症状（フラッシュバック）がおきることもある. このように薬物乱用の害は, 一生涯続くこともある.

　薬物乱用による健康被害は, 乱用から生じる急性中毒, 乱用の繰り返しによる薬物依存, 薬物依存から派生する慢性中毒という経過を辿る. 依存症の多くは思春期に薬物と出会い, 薬物依存症に至っているとする報告もある[9]. 薬物から青少年を守ることは非常に重要なことである.

[鈴川清美]

▍4．環境ホルモン

　生体内でホルモンのようなふるまいをし, 本来のホルモンの働きを邪魔したり, 撹乱したりする化学物質を総称して環境ホルモン（正確には内分泌撹乱物質）という. 環境ホルモンについては, まだ不明な点もあるが, 生殖や発育という生体の基本的な機能への影響が懸念されている. これは, 動物の生殖系への異常が世界中で数多く観察されているからである（表2-F-2）.

1）環境ホルモン物質

　環境ホルモンとして特に疑われているのは, ダイオキシン類, プラスチックの原料や添加剤, 農薬や殺虫剤, 重金属（カドミウム, 鉛, 水銀）などである. これらの中には, 現在ではほとんどみ

表2-F-2　環境ホルモンが及ぼす影響

イギリス
下水処理場の下流で雌雄同体のローチ（コイ科の魚）が多数みつかる. 洗剤の分解物ノニルフェノールが原因物質の1つ（1980年）.

アメリカ
フロリダ州のアポプカ湖でオスのワニのほとんどのペニスが正常の半分以下. 近くの農薬工場から出たジクロロジフェニルトリクロロエタン（DDT）が原因（1980年）.

世界
イルカやアザラシの大量死. ポリ塩化ビフェニールが原因の一部と推定（1980年～）.

日本
全国32カ所で巻貝の一種であるイボニシとレイシガイを調査した結果, 雌の雄化による繁殖低下. 原因に船底の塗料に使用されるトリブチルスズやトリフェニルスズが指摘（1990年～）.

られない猛毒のポリ塩化ビフェニール（PCB）や農薬・殺虫剤として使用されていたジクロロジフェニルトリクロロエタン（DDT）などもあるが, ノニルフェノール（洗剤の成分）, ビスフェノール（ポリカーボネート樹脂やエポキシ樹脂の原料）, フタル酸エステル（塩化ビニル樹脂の可塑剤）など現在でも広く使われているものもある.

　アメリカの環境ワーキンググループ（environmental working group：EWG）は, 新生児のへその緒からも環境ホルモンが検出されたとしている[10]. これまで, 有害な物質は胎盤を通さないと考えられてきた. しかし, へその緒を切った後, その中の血液を調べてみると, 問題視

されている多くの物質が検出されたというものである．これらの中には，フライパンの表面加工やファストフードの容器などに使われているフッ素樹脂の中間材料であるパーフルオロオクタン酸（PFOA）も含まれている．PFOAは発がん性もあるのではと考えられている物質でもある．

2）環境ホルモンが人に及ぼす影響

環境ホルモンは，動物で観察されている生殖系の異常のように，人（特に胎児や幼児・小児へ）へも影響を及ぼしていることが予想される．しかし，これを確かめるためには，長期間にわたる実験や観察が必要である．現段階においては，高濃度の化学物質を使用し，しかも短期間に実施された実験で推測するしか方法がない．人が少量の環境ホルモンで慢性的に曝露を受けた場合の影響については現在も調査・研究が行われている[11]．

北米，ヨーロッパ，オーストラリア，ニュージーランド，デンマークにおいては，人の精子の個数が40年前と比べて50〜60％減少しているという報告もある[12]．しかし，この現象が環境ホルモンだけの影響とするにはまだ根拠が希薄である．実際，南米，アジア，アフリカではほとんど変化がないと報告されている．

[門福強樹]

■ 5．ドーピング

1）スポーツとドーピング

ドーピングは，不当に競技力を高めるために禁止された薬物や方法を使用するなど，スポーツの価値・精神に反する行為である．ドーピングに関する規定は世界アンチ・ドーピング機構（World Anti-Doping Agency：WADA）[13]によって定められる．また，わが国のドーピングコントロール機関である日本アンチ・ドーピング機構（Japan Anti-Doping Agency：JADA）[14]からは，誰もがドーピングについて理解しやすいよう簡単にまとめられた「PLAY TRUE Book」が発行されている．ドーピング規則違反には，禁止薬物などを所持している，居場所の情報提供を怠る，検査を拒否す

る，ドーピング違反で処分を受けている選手と関係をもつなども禁止行為に含まれている．

禁止薬物には，筋量を増量させる筋タンパク同化ホルモンやその前駆物質（プレホルモン）および成長因子，体重のコントロールを目的とした利尿剤，パフォーマンス向上を目的とした興奮剤（β2作用薬など），緊張等を抑制するβ2遮断薬など多岐にわたる．禁止方法には，自らの血液を体内に戻す血液増量ドーピング（酸素運搬能の増大を目的），薬物が検出しないように検体を操作する方法（薬物などによる），近年ではパフォーマンスを増大させるような遺伝子を体内に注入する遺伝子ドーピングなどの方法がある．

禁止薬物の中には，その作用や副作用について科学的に検証されていないものもある．特にタンパク同化作用のあるテストステロンの前駆物質（DHEAやアンドロステンジオン）などは健常なスポーツ選手に対する投与効果について十分に証明されていない[15]．また，タンパク同化ホルモンの長期間投与によって，心機能低下，精子減少・精巣萎縮，肝障害，心理的変化などの健康被害の危険性もある[15]．

近年のドーピングに対する厳しい規制にもかかわらずドーピング違反の報告は続いている．ドーピングにより競技成績を向上させる一方で，自らの健康を害する大きなリスクを伴うので一刻も早い根絶を願う．

詳細な禁止薬物や禁止方法については，世界アンチ・ドーピング規定で定義されている．主なものを表2-F-3にまとめた．

[白土男女幸]

2）スポーツ指導における注意事項

2018年10月，日本初のドーピングに関する法律である「スポーツにおけるドーピングの防止活動の推進に関する法律」の施行により，日本のアンチ・ドーピング活動は，より実効性の高いものとなって推進されている．このような背景の中，アスリートを導くコーチは，ドーピングについて高い意識をもち，選手が使う可能性のある薬物について多くの知識を習得しておく必要がある．運

表2-F-3　主な禁止薬物と禁止方法（日本アンチ・ドーピング機構，2018[14]を参考に作表）

作用別カテゴリー	薬物名	主な作用
蛋白同化物質	テストステロン ナンドロロン スタノゾロール クレンブテロールなど	蛋白同化作用・ 筋肥大・筋力増大
ペプチドホルモン，成長因子など	成長ホルモン 成長ホルモン分泌促進ホルモン インスリン様成長因子など エリスロポエチン	蛋白同化作用・ 筋肥大・筋力増大 赤血球増加
β-2作用薬	サルブタモール ホモブテロールなど	代謝促進
ホルモン調節薬，代謝調節薬	ミオスタチン阻害薬 インスリン類など	筋肥大
利尿剤および隠蔽薬	デスモプレシン アセタゾラミドなど	利尿による体重減少や薬物使用を判明できなくする
興奮薬	コカイン アンフェタミン エフェドリンなど カフェインは監視プログラムで禁止薬物ではない（2018年現在）	覚醒作用・代謝促進
麻薬	ヘロイン モルヒネなど	痛みの抑制
カンナビノイド	天然カンナビノイド（大麻，ハシシュ，マリファナ）など	緊張抑制
糖質コルチコイド	ベタメタゾン コルチゾンなど	代謝促進
β遮断薬[※1]	アセブトロールなど	興奮抑制
禁止方法	**方法**	**主な目的**
血液および血液成分の操作	自己血・他者血など，または赤血球製剤の循環血中への投与	血液量および血液成分の増量をすることで酸素運搬能力を向上させ，持久力の向上を図る
化学的および物理的操作	尿のすり替え，尿への化学物質投与（蛋白分解酵素など）	ドーピング陽性判定の妨害
遺伝子ドーピング	遺伝子編集用物質の使用，遺伝子を修飾した細胞の使用など	多岐にわたる

※1：特定競技（アーチェリー，射撃など）で禁止．

動能力を向上させる薬物だけでなく，成年には合法であるが未成年に違法であるたばこ，アルコールについても意識をすることが大切である．また，栄養補助食品（サプリメント）については，すべての成分を表示する義務がないため，JADAのホームページで発信されている情報も確認しておく必要がある．さらに，TUE（therapeutic use exemption，治療使用特例）申請についても注意が必要である[17]．禁止物質や禁止方法であって

も，TUEの承認条件にあてはまる場合には，それらの使用の承認を受けることができる特例である（表2-F-4）．

国際競技連盟（IF）から指定されたアスリートは，IFへのTUE申請，それ以外は，原則JADAのTUE委員会への申請が必要となる．しかしながら，必ずしも申請が通るわけではなく，治療薬が医師の処方箋に基づく医療用医薬品でなければならなかったり，医療用医薬品であっても漢方薬

表2-F-4　TUE（治療使用特例）の承認条件

1. 治療をするうえで，使用しないと健康に重大な影響を及ぼすことが予想される.
2. 他に代えられる合理的な治療方法がない.
3. 使用しても，健康を取り戻す以上に競技力を向上させる効果を生まない.
4. ドーピングの副作用に対する治療ではない.

は適応外であったりするため注意が必要である.

　毎年 JADA は，アンチ・ドーピング規則違反決定の内容をホームページで情報公開している．その中には，TUE 申請のミスによるものも含まれている．競技スポーツのコーチは，日本国内でもさまざまな競技でトップアスリートが，ドーピングにより競技成績の失効，資格停止の処分などを受けている現状があることを忘れてはならない．ドーピングに対して意識の高いアスリートを育成すると同時に，スポーツドクターやスポーツファーマシストと連携したり，WADA の現行の禁止表国際基準にもとづいた検索サイトである global DRO を活用したりして[18]，責任をもったサポートをする必要がある.

[松本秀彦]

📖 文　献

1）厚生労働省：喫煙と健康　喫煙の健康影響に関する検討会報告書.（http://www.mhlw.go.jp/stf/shingi2/0000135586.html，参照日：2020 年 1 月 31 日）
2）厚生労働省：平成 29 年国民健康・栄養調査報告.（https://www.mhlw.go.jp/content/000451755.pdf，参照日：2020 年 1 月 31 日）
3）大井田隆ほか：未成年者の喫煙実態状況に関する調査研究.（https://www.gakkohoken.jp/files/theme/toko/2010kitsueninshu.pdf，参照日：2020 年 1 月 31 日）
4）厚生労働省：健康増進法第 25 条.（https://www.mhlw.go.jp/web/t_doc?dataId=78aa3837&dataType=0&pageNo=1，参照日：2020 年 1 月 31 日）
5）厚生労働省：生活習慣病予防のための健康情報サイト e-ヘルスネット.（https://www.e-healthnet.mhlw.go.jp/information/alcohol，参照日：2020 年 1 月 31 日）
6）和田　清：薬物乱用・依存の現状と鍵概念. こころの科学，111：14-21，2003.
7）鈴木　勉：危険ドラッグの乱用と規制. 日本薬理学雑誌，150：124-128，2017.
8）日本学校保健会：薬物乱用防止教室マニュアル（平成 26 年度改訂）.（https://www.gakkohoken.jp/book/ebook/ebook_H260090/H260090.pdf，参照日：2020 年 1 月 31 日）
9）林　謙治：青少年の健康リスク. pp97-107，自由企画・出版，2008.
10）EWG（environmental working group）:Body Burden: The Pollution in Newborns.（https://www.ewg.org/research/body-burden-pollution-newborns/detailed-findings，参照日 2020 年 1 月 31 日）
11）環境省：化学物質の内分泌撹乱作用に関する今後の対応.（https://www.env.go.jp/chemi/end/extend2016/HP_EXTEND2016re3.pdf，参照日：2020 年 1 月 31 日）
12）Levine H, et al.: Temporal trends in sperm count: a systematic review and meta-regression analysis. Hum Reprod Update, 23: 646-659, 2017.
13）世界アンチ・ドーピング機構.（https://www.wada-ama.org/，参照日：2020 年 1 月 31 日）
14）日本アンチ・ドーピング機構.（https://www.playtruejapan.org/，参照日：2020 年 1 月 31 日）
15）G Gregory Haff ほか著，篠田邦彦総監修：ストレングストレーニング＆コンディショニング 第 4 版. pp251-278，ブックハウス・エイチディ，2018.
16）日本アンチ・ドーピング機構：世界アンチ・ドーピング規程 2018 年禁止表国際基準. pp1-40，2018.
17）日本アンチ・ドーピング機構：医師のための TUE 申請ガイドブック 2018.（https://www.realchampion.jp/assets/uploads/2018/04/tueguidebook2018.pdf，参照日：2020 年 1 月 31 日）
18）global DRO：禁止表国際基準にもとづいた検索サイト.（https://www.globaldro.com/JP/search，参照日：2020 年 1 月 31 日）

G.　睡眠と休息

人はなぜ人生の1/3もの時間を睡眠に費やすのか．実のところ，未だこの問いに明確な答えを出せずにいる．現時点での睡眠の意義は，記憶の整理や定着，脳内の老廃物の除去，自律神経系のバランス維持，内分泌系のダイナミックな分泌など健康の保持には不可欠な休養システムということだけである．しかし睡眠を疎かにすれば，記憶力や作業効率の低下，肥満や生活習慣病および死亡率の増加など多岐にわたる健康被害を及ぼす可能性がある．

それでは，どのように睡眠をとれば睡眠不足を解消し，同時に健康効果を得ることができるだろうか．この命題についてはこれまで多くの研究がなされている．本項では，健康のための睡眠と休息をどのようにとるのかについて，睡眠メカニズムや睡眠指針および睡眠負債などから解説する．

■ 1.　睡眠メカニズム

われわれは，24時間の中で日々「覚醒」と「睡眠」を繰り返している．つまり，起きているとき（覚醒）に活動をし，眠っているとき（睡眠）に休息をとっている．

睡眠には深い睡眠と浅い睡眠のサイクルが存在し，深い睡眠はノンレム睡眠，浅い睡眠はレム睡眠と呼ばれる．レム睡眠の意味は，球速眼球運動（rapid eye movement：REM）の頭文字をとったもので，レム睡眠時に眼球運動が観察されることに由来する．一晩での睡眠は，入眠直後から最も深い睡眠であるノンレム睡眠に入るが，約90分サイクルで睡眠の深度を4回ほど変えながら朝の起床を迎える（図2-G-1）．この90分サイクルは厳密なものではなく非常に個人差があるので（60〜110分），目覚まし時計を90分の倍数で

セットするようなことはあまり意味がないとされる．

入眠直後の最も深いノンレム睡眠時には，成長ホルモンが1日で最もダイナミックな分泌をみせ，自律神経系も副交感神経が優位になり休息モードへと入る．睡眠の質を確保するうえで，特に最初の90分が重要だといわれる所以がここにある．また興味深いことに，ノンレム睡眠時の大脳皮質では日中に酷使したであろう言語野や前頭前野の活動低下が著しい．さらにノンレム睡眠は記憶の固定や整理にも大きな役割を果たしていると考えられている[1]．

レム睡眠時には，末梢からの感覚系入力および運動神経を介した筋への出力もカットされるが，交感神経が優位になり呼吸数や心拍数は増加する．また大脳も覚醒時と同様の活動をみせる．夢をみるのもこのときであるが，レム睡眠時には前頭葉の活動が低下しているため，支離滅裂な夢も現実との区別がつかなくなる．

こうした睡眠の質を判定するためには，睡眠ポリグラフを使用しなければならない．この装置は，脳波，眼球運動，筋電図，心電図などの生体シグナルを同時記録し，睡眠の質を科学的に判定

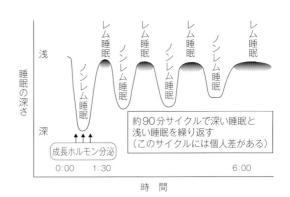

図2-G-1　睡眠サイクル（櫻井，2017[1] を参考に作図）

する．特に脳波によって睡眠深度の判定が可能とされる．覚醒時にはβ波が確認され，目を閉じるとα波が確認される．レム睡眠ではθ波が多く観察され，α波が50％以上減少した状態がノンレム睡眠の第1段階と判定される．その後，睡眠深度が深くなれば徐波のδ波が多く出現してくる．

われわれの覚醒と睡眠には，いくつかの要因が関係していることがわかっている．日光などの光は覚醒にとって重要である．朝に近づくにつれレム睡眠の時間が長くなるとともに，徐々に交感神経も優位になり目覚めの準備を始める．日光による光刺激が脳内のオキシトシンの分泌を抑止することで，さらに覚醒へのスイッチを入れる．またコーヒーも覚醒効果が高く，コーヒーのカフェインは睡眠を誘発するアデノシンを抑制する．

睡眠への導入には体温の変化が鍵となる．眠気は，深部体温と皮膚温の差が小さくなったときに感じるとされる．眠くなると手足が温かくなるが，これは末端の皮膚血管を拡張し熱放散を促進することで深部体温を下げている最中なのである．また，この体温の入眠メカニズムを利用して，入浴後の熱放散をより促進させることで快適な入眠環境を作り出すこともできる．たとえば40℃の湯温で15分入浴すると深部体温は0.5℃ほど上昇する．その後は皮膚表面の熱放散により急激に深部体温が低下していくので，深部体温と皮膚温の差が縮まり眠気を感じやすくなるというわけである．

2．休養・睡眠指針

日本人の睡眠時間は先進国の中でも短いことで知られる．厚生労働省による2017年の国民健康・栄養調査[2]によると，睡眠で休養が十分にとれていない者の割合は21.9％であり，2009年の19.4％と比較すると有意に増加している．また同調査では睡眠時間も報告されており，男性36.1％，女性42.1％もの人が6時間未満の睡眠時間であった．

睡眠時間と死亡率の関係について検討したIkeharaら[3]は，日本人約11万人を対象とし15年間の追跡調査よって睡眠時間と死亡率の関係を

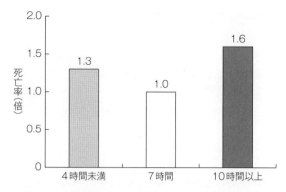

図2-G-2　睡眠時間と死亡率（Ikehara S, et al.: Association of sleep duration with mortality from cardiovascular disease and other causes for Japanese men and women: the JACC Study. Sleep, 32: 295-301, 2009）

報告している．その結果，7時間睡眠と比較すると，4時間未満では1.3倍，10時間以上では1.6倍の死亡率であった（図2-G-2）．したがって，適切な睡眠時間の目安としては7時間前後を基準とし，自らのライフスタイルや疲労感に合わせて調節するのが望ましい．

平日と週末の入眠・起床時間を同じ時間にすることで生体リズムを極端に乱さないことも重要である．表2-G-1に快適な最高の睡眠を得るための条件を示した．

近年の若者に多い習慣として，就寝前の長時間にわたる携帯電話の使用がある．携帯電話のブルーライトによる光刺激というよりは，携帯電話の操作で脳が活性化されることの方が睡眠には悪影響を及ぼす可能性がある．入眠前は部屋の明かりを抑え，脳を活性化するような携帯操作をはじめ，思考するような脳活動は控えた方がよい．何度も読んだ本や漫画など，頭で考える必要のない行動が就寝前には睡眠への特効薬になってくれそうである．

3．睡眠負債

講義をしていると居眠りをしている学生をよくみかける．しかし，慢性的な睡眠不足の学生に対しては，居眠りをするなという方が無理なのかもしれない．近年，睡眠負債という言葉をよく目に

表2-G-1　健康づくりのための睡眠指針2014〜睡眠12箇条〜

1. 良い睡眠で，からだもこころも健康に.
2. 適度な運動，しっかり朝食，ねむりとめざめのメリハリを.
3. 良い睡眠は，生活習慣病予防につながります.
4. 睡眠による休養感は，こころの健康に重要です.
5. 年齢や季節に応じて，ひるまの眠気で困らない程度の睡眠を.
6. 良い睡眠のためには，環境づくりも重要です.
7. 若年世代は夜更かし避けて，体内時計のリズムを保つ.
8. 勤労世代の疲労回復・能率アップに，毎日十分な睡眠を.
9. 熟年世代は朝晩メリハリ，ひるまに適度な運動で良い睡眠.
10. 眠くなってから寝床に入り，起きる時刻は遅らせない.
11. いつもと違う睡眠には，要注意.
12. 眠れない，その苦しみをかかえずに，専門家に相談を.

（厚生労働省：健康づくりのための睡眠指針2014. p1, 2014）

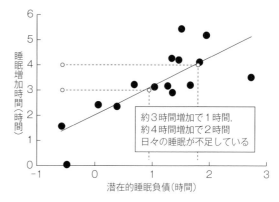

図2-G-3　睡眠増加時間と潜在的睡眠負債の関係
（Kitamura S, et al.: Estimating individual optimal sleep duration and potential sleep debt. Sci Rep, 6: 35812（Published online），2016より改変）

するようになった．これは日々の睡眠時間が必要とする睡眠時間（睡眠の質も含めて）に達していない慢性的な睡眠不足のことをいう．ただの睡眠不足と侮ってはいけない．強い眠気を感じるときは，マイクロスリープといわれる数秒間の脳内睡眠状態が生じている．授業中であれば重要ポイントを聞き逃すだけで済むが，自動車の運転や大型機器の作業中など，この数秒間のマイクロスリープによる意識の消失は重大な事故を引き起こしかねない.

　週末だけ通常の睡眠時間より2〜3時間も長く睡眠をとってしまう人は，やはり日々の睡眠負債が蓄積している可能性がある．Kitamuraら[5]は，通常の睡眠時間と際限なく睡眠をとってよい場合の睡眠時間を比較し，その睡眠増加時間と潜在的睡眠負債の関係を報告している（図2-G-3）．普段は6時間睡眠の者が際限なく睡眠をとると9時間の睡眠をした場合，3時間の睡眠増加がみられたことになる．この増加分は約1時間の潜在的睡眠負債を抱えていることになるらしい（つまり普段の睡眠時間が1時間不足している）．週末の睡眠時間が1〜2時間の増加であれば問題ないが，睡眠増加が3時間を超えてくる場合は日々の睡眠時間を見直した方がよい．こうした睡眠負債は週末の「寝だめ」くらいでは解消されず，睡眠時間を増加させてから約3〜4週間で改善されてくるようである.

4. 睡眠障害

1）不眠症

　不眠症の症状は多岐にわたる．2時間以上の入眠障害，夜中に2回以上目が醒める中間覚醒，眠った感じの得られない熟眠障害，2時間以上早く目が醒めてしまう早朝覚醒などである．定義としては，上記のような訴えが週2回以上，かつ少なくとも1カ月間持続することとしている[6].

2）睡眠時無呼吸症候群

　睡眠中に繰り返される呼吸停止を伴うため，睡眠の質が低下し，日中の強い眠気や全身倦怠感から社会生活に支障をきたす．主に睡眠時において10秒以上の呼吸停止などが1時間あたり5回以上反復し，その苦痛から頻繁に覚醒してしまう．中年の肥満男性に多く，高血圧，糖尿病，不整脈，脳卒中，虚血性心疾患などの危険性を高めるので軽視してはならない．治療は薬物や空気を送り込んで気道を確保するシーパップ（continuous positive air pressure：CPAP）という呼吸装置を用いる（図2-G-4）.

3）ナルコレプシー

　十分な睡眠をとっていても日中の緊張する場面ですら居眠りを繰り返し，それが何年間にもわたって続く（睡眠発作ともいう）．また大笑いや

54

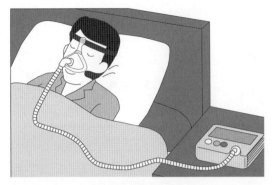

図2-G-4　シーパップの装着図（日本呼吸器学会，https://www.jrs.or.jp/modules/citizen/index.php?content_id=141）

興奮で身体の力が抜けてしまう情動脱力発作を起こす．10歳代に多く14歳ごろに発症ピークを示す．このような症状にはオレキシンという物質が関与していることを日本人の睡眠研究者であるSakuraiらが発見した[1]．このオレキシンは覚醒のスイッチを入れる作用があり，患者の多くはこの値が非常に低い．

5. 積極的休息

最後に，睡眠だけが休養ではないことを付け加えておきたい．十分な睡眠を確保するのが大前提だが，以下のような積極的な休養法を取り入れることも疲労軽減を促進してくれる可能性もある．

1）適度な運動・スポーツ

疲労しすぎない程度の軽い運動やスポーツを実践することも疲労軽減には有効である．この理由としては，運動によって循環器系が促進すること，運動は日頃の脳活動領域とは異なる領域を積極的に使用することで心理的なよい効果を生むことなどの可能性が考えられる．

2）入浴

日本には古くから「湯治（とうじ）」という習慣があり，一定期間の温泉療法は温泉成分と温熱効果が病気の治癒を促進することを知っていた．近年，その温熱効果の要因としてヒートショックプロテイン（heat shock protein：HSP）というタンパク質の関与が示唆されている．HSPは，一定条件（40℃で20分入浴）によって体温を上昇させると細胞内で発現する物質であり，損傷したタンパク質の修復を促進する可能性がある[7]．

3）昼寝

近年，昼寝に関する疫学的な研究が進み，より戦略的に健康効果を高める昼寝時間が明らかとなった．Yamadaら[8]は，昼寝の効果を検討した11論文を精査した結果，昼寝の時間が60分以上になると心疾患の死亡率が増加するとことを報告し，30分間の昼寝までは心疾患を減少させる可能性があることも示唆している．他の論文も60分以上の昼寝は逆効果とする結論が多いので，昼寝をするならば30分程度に止めておく方が健康にとってはよいであろう．

[白土男女幸]

📖 文　献

1）櫻井　武：睡眠の科学 改訂新版．pp15-47，講談社，2017．
2）厚生労働省：平成29年国民健康・栄養調査結果の概要．p25，2018．
3）Ikehara S, et al.: Association of sleep duration with mortality from cardiovascular disease and other causes for Japanese men and women: the JACC Study. Sleep, 32: 295-301, 2009.
4）厚生労働省：健康づくりのための睡眠指針2014．pp1-15，2014．
5）Kitamura S, et al.: Estimating individual optimal sleep duration and potential sleep debt. Sci Rep, 6: 35812（Published online），2016.
6）日本睡眠学会：睡眠異常．（http://www.jssr.jp/kiso/syogai/syogai01.html，参照日：2020年1月31日）
7）伊藤要子：ヒートショックプロテイン（HSP70）の魅力．日本温泉気候物理医学会雑誌，77：222-226，2014．
8）Yamada T, et al.: Daytime napping and the risk of cardiovascular disease and all-cause mortality: a prospective study and dose-response meta-analysis. Sleep, 38: 1945-1953, 2015.

H. 老化の原因と予防

2章

世界で最も長生きをした人は，122歳で亡くなったフランスの女性ジャンヌ・カルマンさん（1875-1997）とされている．日本においても平均寿命が延び（2018年現在で男性81.25歳，女性87.32歳[1]），100歳以上の人もおよそ7万人に達している[2]が，彼女の年齢まで生きるのは容易なことではないであろう．人は誰でも老化する．しかし，老化はなぜおきるのであろうか．本項では，老化の原因と予防について考える．

1. 老化とは

老化を定義することは難しいが，成長期以降，加齢に伴う生理機能の低下とされている．老化の始まる年齢は，個人差もあるが，一般的には20〜30歳である．

2. 老化の要因

老化の要因には，まだ確実に証明されているわけではないが，次のようなことが考えられている．

1）化学反応による機能の障害

わたしたちの身体は，体内でさまざまな化学反応を行うことによって維持されている．しかし，化学反応によって生じた物質が細胞自体や細胞内の成分を傷つけてしまい，その結果，細胞の機能が十分発揮できなくなることもある．

細胞内の成分を傷つける代表的なものが活性酸素である．活性酸素は，酸素を取り入れて活動している人の体内には必ず生じるもので，スーパーオキシド，過酸化水素，ヒドロキシラジカル，一重項酸素など，反応性が非常に高くなった酸素の総称である（3章Eを参照）．活性酸素が身体に

及ぼす影響は，身体の錆びにたとえて説明される．しかし，活性酸素は，体内に侵入した病原菌を処理するためになくては困るものでもある．つまり，活性酸素は，諸刃の剣として働いているのである．

細胞の機能低下を招くもう1つの大きな要因が，ブドウ糖などによる糖化である．糖化とは，タンパク質にブドウ糖などの糖が結合する（メイラード反応）現象で，体内でも普通におこるものである．この反応によって生じたものを糖化最終生成物（advanced glycation end products：AGEs）と呼び，活性酸素による錆びに対して，身体の焦げにたとえられる．身体の糖化を避けるには，AGEsの生成をできるだけ抑制することである．そのためには，血糖値を上昇させないこと，食品からの摂取をできるだけ抑えることが重要である．AGEsは，食品にタンパク質とブドウ糖などの糖が含まれていれば必ず生成されるものであるが，調理の温度が高いほど多量に生成される．一般的には，生，蒸す・煮る・炊く，焼く，炒める，揚げるの順に生成量が多くなる．

2）ホルモン分泌量の減少

一般的に，ホルモンの分泌量は年齢とともに低下する（3章Gを参照）．たとえば，成長ホルモンの分泌量は10歳代でピークに達し，20歳代では半減する．また，性ホルモンの分泌量は20〜30歳代後半から急激に減少する．

3）免疫力の低下

身体の免疫力は，生後〜20歳頃まではしだいに増加するが，その後は徐々に衰退する．これは，免疫細胞が作られて成熟する骨髄や胸腺が萎縮し，機能が低下するためだと考えられている（2章Bを参照）．

4）遺伝子の変異

　ウエルナー症候群は早期老化症の1つで，思春期を過ぎた頃より急速に老化が進む疾病である．この疾病の原因は，遺伝子の傷（変異）を修復する酵素（DNAヘリガーゼという）の働きがなくなり，遺伝子の変異が十分に修復されないためにおこるのではないかと考えられている．

5）細胞数の減少

　身体の細胞は，前述の活性酸素などによって常に傷つけられている．傷つけられた細胞は免疫細胞や自発的細胞死（アポトーシス）などによって除去されるが，当然，細胞数は減少する．身体の細胞が減少すると，通常では細胞分裂によって補われる．しかし，細胞は永遠に分裂することができるのだろうか．実は，それぞれの細胞は，永遠には分裂できないようになっており，これが老化の大きな要因となっているのである．

　細胞が分裂できる回数には限界があるということは，すでに1965年頃には知られていた（ヘイフリック限界と呼ばれる）．しかし，理由についてわかったのは最近のことである．細胞の核の中には染色体が46本ある（2章Aを参照）．染色体は，塩基と呼ばれる4種類の物質（アデニン，グアニン，シトシン，チミン）が繋がったもので，中央部分には遺伝子が存在している．染色体の両端部分はテロメアと呼ばれ，この部分は遺伝子を保護するために必要なものだと考えられている．これまでは，細胞が分裂しても，分裂した細胞は元の細胞と同じものと思われてきた．しかし，実際には，分裂した細胞のテロメア部分は少し短いものになっていたのである．その後，細胞は分裂するたびにテロメア部分が少しずつ短くなっていることが確認された．つまり，細胞は，テロメア部分を少しずつ犠牲にして分裂を行っていたのである．テロメア部分がなくなると遺伝子が保護できなくなる．そのため細胞は，遺伝子を保護するため，一定の回数以上は分裂できないようになっているのである．

　人の細胞が分裂できる回数は50回程度とされている．身体の細胞は，成長期までにかなりの回数の分裂が繰り返されたものである．そのため，成長期以降では，身体の細胞数が減少して機能が低下しても，分裂によって細胞数を十分に補うことができなくなるのである．前述の活性酸素が身体に多く存在していると，テロメア部分が早く短くなり，分裂できる回数が少なくなることも知られている．

■3．老化の予防

　老化の予防には次のようなことが効果的とされている．詳細は文献[3]を参照のこと．

①ビタミンや抗酸化物質を積極的に摂る：野菜，海草，果物など．ビタミンCやビタミンE，ポリフェノールには活性酸素を除去する働きがある．

②青魚・乳製品・海草を摂る：脳の活性化，腸内環境，免疫力の亢進．

③カロリーを摂り過ぎない：腹八分で長寿遺伝子（サーチュイン）や老化ストップホルモン（グレリン）が働きだす．

④適度な運動をする：血液循環が促進，基礎代謝上昇，脳が活性化．

⑤いろいろなことに興味・関心をもつ：新しい情報は脳の活性化に役立つ．ドキドキ感は女性ホルモンの活性化に繋がる．

⑥ストレスを溜めない：ヨガや瞑想，気楽にポジティブな思考をする．

⑦睡眠を十分に：最低7時間，質のよい睡眠を．

⑧紫外線を浴び過ぎない：皮膚の老化はほとんどが紫外線によるもの．

[門福強樹]

📖 文　献

1）厚生労働省：平成30年簡易生命表．（https://www.mhlw.go.jp/toukei/saikin/hw/life/life18/dl/life18-15.pdf，参照日：2020年1月31日）

2）総務省統計局：人口推計－平成31年1月報－．（https://www.stat.go.jp/data/jinsui/pdf/201901.pdf，参照日：2020年1月31日）

3）長寿科学健康財団：健康長寿ネット．（https://www.tyojyu.or.jp/net/kenkou-tyoju/rouka-yobou/index.html，参照日：2020年1月31日）

3章 運動の生理学・生化学的基礎

3章 A. 運動とエネルギー

われわれのエネルギー産生システムは，驚くほど巧妙に連携をとり，各臓器がホメオスタシスを維持できるようにエネルギーを枯渇させることなく動いている．特に筋活動時のエネルギー供給は，さまざまな運動条件による内的環境の変化に鋭敏に反応することで運動の遂行が可能となっている．

本項では，エネルギー再合成系を中心に理解を深めるとともに，運動条件によるエネルギー供給や代謝的疲労についても簡素に解説する．

1. エネルギー源のための栄養素

われわれは食事からさまざまな栄養素を摂取し，体内で消化・吸収している．さらにそれらの栄養素の代謝によって生理的機能を維持している．特に筋肉では運動に伴い持続的な筋収縮を行わなければならず，そのためのエネルギーを常に5大栄養素（糖質・脂質・タンパク質・ビタミン・ミネラル）を代謝することで産生しなくてはならない．

糖質は即時的なエネルギー産生に重要であり，1gの熱量は約4.1kcalである．糖質は単糖類に分解されグルコース（血糖）として血液中を循環している．またグルコースが重合するとグリコーゲンとして肝臓や筋肉に貯蔵される（表3-A-1）[1]．興味深いことに，これらグリコーゲンが長時間の運動により極度に減少すると運動を継続することはできない．

脂肪は皮下および内臓に多く貯蔵されており，1gの熱量は約9.3kcal（1gの体脂肪は水分も含まれるので約7kcalとして換算する）と3大栄養素の中で最も高い．脂肪はトリグリセリドとして脂肪細胞に貯蔵され，その構造は，グリセロール

表3-A-1 グリコーゲンおよび脂肪の体内貯蔵量

糖質貯蔵量	男 性	女 性
肝臓グリコーゲン	90g	70g
筋グリコーゲン	400g	300g
脂肪貯蔵量	男 性	女 性
筋内脂肪	500g	500g
脂肪組織	7〜10kg	12〜20kg

※男性70kg，女性60kgの一般的なアスリート
(Maughan RJ, et al.: Sports Drinks. p6, CRC press, 2001)

に3つの脂肪酸が結合した形をとっている．エネルギー産生においては，トリグリセリドの分解によってできた脂肪酸がゆっくりではあるが長時間にわたって多くのエネルギー産生に貢献する．

タンパク質は分解されて主にアミノ酸として吸収され，1gの熱量は約5.3kcalである．アミノ酸は筋肉をはじめ他の臓器や血液循環においてアミノ酸プールを作り必要に応じて利用されている．しかしアミノ酸のエネルギー産生への貢献度は多く見積もっても全体の約10％であり[2]，アミノ酸飲料などの摂取でエネルギー産生が向上するようことはないと考える．

ビタミンはエネルギー産生において潤滑油のような働きをする．特にビタミンB群やナイアシンは糖質や脂肪の分解過程で重要である．

2. エネルギー産生

筋収縮の直接的なエネルギーはアデノシン三リン酸（adenosine triphosphate：ATP）である．このATPはアデノシンに3つのリン酸が高エネルギーで結合しており，ATPの加水分解によって1つのリン酸（Pi）が切り離される際にエネルギーを生じる．またその副産物としてアデノシン二リン

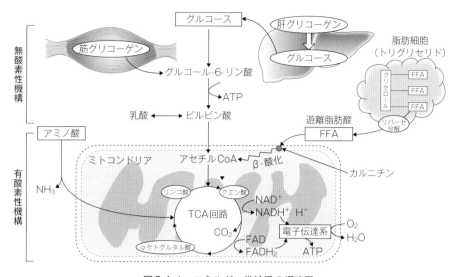

図3-A-1　エネルギー供給系の概略図

酸（adenosine diphosphate：ADP）が産生される.

$$ATP \xrightarrow{\text{ミオシンATPase}} ADP + Pi + エネルギー$$

3.ATP の再合成

　体内には約 80〜100 g の ATP が貯蔵されているが[3]，運動継続には十分な量ではないので常にATP を再合成し続けなければならない.

　1つは，ATP の加水分解でできた ADP 同士がミオキナーゼの作用で ATP に再合成されるミオキナーゼ反応である．この反応はエネルギーを必要としないリサイクル的な再合成系である．この反応でリン酸を渡した ADP はアデノシン一リン酸（adenosine monophosphate：AMP）となる.

　◎ミオキナーゼ反応

$$ADP + ADP \xrightarrow{\text{ミオキナーゼ}} ATP + AMP$$

　以下には，エネルギー再合成系の主要3供給系について説明する.

1）ATP-PCr 系

　この供給系は筋内にあるクレアチンリン酸（phosphocreatine：PCr）を利用することで，最も迅速に ATP を産生できる．しかし，その供給時間はわずか 10 秒にも満たないとされ，運動初期や爆発的な間欠運動時には主要なエネルギー供給系となる.

$$ADP + クレアチンリン酸 \xrightarrow{\text{クレアチンキナーゼ}} ATP + クレアチン$$

　スポーツサプリメントのクレアチンは，一定期間の摂取で筋内のクレアチンリン酸を増加させることができる．それによりこの供給系のエネルギー産生量を増加させ，瞬発的および間欠的な運動パフォーマンスを向上させることを目的としている.

2）解糖系（図 3-A-1）

　グルコースを分解する過程で ATP を産生する供給系である．比較的迅速な供給であり，その供給時間も 30 秒程度である．しかし，この供給系が最大限に働いた結果，ピルビン酸が過剰に蓄積すると乳酸を産生する．この解糖系で1分子のグルコースがピルビン酸にまで分解される過程では合計2分子，グリコーゲンの分解では3分子のATP が産生される.

　ATP-PCr 系および解糖系のエネルギー供給系は，いずれも筋形質で行われ，その代謝過程で酸素の介在がないので，2つをまとめて無酸素性エネルギー供給機構とも呼ばれる.

3）有酸素系（図 3-A-1）

　グルコースや脂肪およびアミノ酸を酸素の介在のもとでゆっくりとミトコンドリア内で代謝しながら ATP を産生する供給系である.

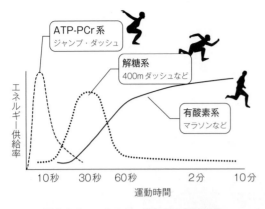

図3-A-2　エネルギー供給系の経時変化

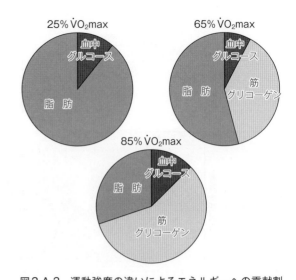

図3-A-3　運動強度の違いによるエネルギーへの貢献割合（Romijn JA, et al.: Regulation of endogenous fat and carbohydrate metabolism in relation to exercise intensity and duration. Am J Physiol, 265（3 Pt 1）: E380-E391, 1993より改変）
一晩絶食後の30分間運動時

グルコース分解もこの有酸素系と繋がっており，解糖系でのエネルギー供給がゆっくりと進んでいるときはピルビン酸も乳酸にはならずにミトコンドリア内で分解される．

脂肪はこの供給系で初めて利用される．脂肪細胞から分解された遊離脂肪酸はそのままではミトコンドリア内に入れないのでカルニチンの手助けが必要である．その後はβ酸化を受けてアセチルCoAとなり代謝されていく．

アミノ酸はアミノ基（$-NH_2$）の転移を経てミトコンドリア内で分解される．筋内でエネルギー代謝に関与しているアミノ酸は6種類のみである（ロイシン※，イソロイシン※，バリン※，アラニン，グルタミン酸，アスパラギン酸；※：分岐鎖アミノ酸，branched chain amino acid：BCAA）[4]．

これら3大栄養素はミトコンドリア内のクエン酸回路（クレブス回路やTCA回路などともいう）で代謝され，還元ニコチンアミドアデニンジヌクレオチド（NADH）および還元フラビンアデニンジヌクレオチド（$FADH_2$）を産生する．これらが電子伝達系（呼吸鎖・チトクロム系）に渡されると水素イオンの電気化学的な濃度勾配を作りだし，ADPとPiから多量のATPを再合成する．これら一連の酸素の介在のもと，エネルギーを産生する反応を酸化的リン酸回路と呼ぶ．この1分子のグルコースが解糖系と有酸素系で完全に分解されると38分子となる．脂肪の有酸素系での分解では，1分子のトリグリセリドが約300分子ものATPを産生する．

これら3つのエネルギー供給系は，運動強度や運動時間によって効率よく連動している．運動初期には，エネルギーの供給が最も迅速なATP-PCr系が主に働く．しかし，ATP-PCr系はクレアチンリン酸の筋内貯蔵が限られているため約10秒の駆動である．そのため，その後は解糖系が補うが，数分継続する運動時では有酸素系が主なエネルギー供給系となる（図3-A-2）．

4. 運動条件とエネルギー供給の栄養素

エネルギーの再合成には，主に糖質（グルコースやグリコーゲン）と脂肪（遊離脂肪酸）が重要である．これら栄養素の利用比率は，運動強度や運動時間によって変化する．運動強度が低ければ主に脂肪が，運動強度が高ければ糖質が利用される（図3-A-3）[5]．また，運動時間が長時間になればなるほど糖質の利用が減少し，脂肪の利用が増加する．脂肪が糖質の利用を上回るのは2時間半を超えてからであるが（図3-A-4）[6]，安静時や数分の運動でも脂質は利用されている．20分以下の運動では体脂肪は燃焼しないというのは間違いであり，体脂肪が分解され，筋において効率

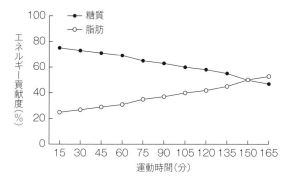

図3-A-4　運動時間と糖質および脂肪のエネルギー貢献度
（Eberle SG: Endurance Sports Nutrition. p33, Human Kinetics, 2000 より改変）

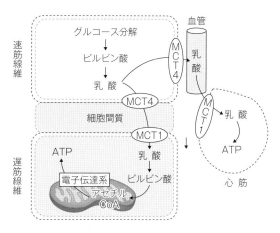

図3-A-5　乳酸代謝の概念図
速筋線維で産生された乳酸の一部は，MCT4により細胞外へ輸送され，遅筋線維や心筋のMCT1によって細胞内に取り込まれて有酸素性エネルギー供給の基質となる
MCT：モノカルボン酸輸送担体（サブタイプが存在し，MCT1は主に遅筋線維や心筋に発現，MCT4は主に速筋線維に発現）

よく脂肪が燃焼し始めるためには約20分かかるというのが正しい理解である．したがって，脂肪の利用効率を高めるためには，エネルギー供給から考えると中等度の運動強度による長時間運動が必要である．

5．乳酸代謝と疲労

近年，「乳酸は疲労物質ではない」ということが常識になっている．エネルギー需要が高くない状態であれば，乳酸は近くの遅筋線維や心筋でエネルギー基質として代謝されている（図3-A-5）．乳酸が細胞内で再利用されるためにはモノカルボン酸輸送担体（monocarboxylate transporter：MCT）が必要である．速筋線維ではMCT4，遅筋線維や心筋ではMCT1がより多く発現している[7]．速筋線維で多量に産生された乳酸はMCT4により細胞外に汲み出され，近隣の遅筋線維もしくは心筋のMCT1により細胞内へと運ばれエネルギー供給に貢献する．また，高強度運動により乳酸が多量に産生された場合であっても，乳酸が直接的に筋内を酸性化することはなく，その原因はATPの加水分解によるH^+（水素イオン）の蓄積によるものである[3]．したがって乳酸は，解糖系の亢進による代謝産物であり，かつエネルギー基質と考えた方がよい．

また近年，筋内におけるさまざまなイオンバランスの不均衡が高強度運動時による疲労の要因として示唆されている．ATPの加水分解によるH^+

の細胞内蓄積（代謝性アシドーシス），細胞外のK^+（カリウムイオン）の上昇（細胞内外のイオンバランス不均衡），ATP加水分解によるPiの蓄積，筋小胞体からのCa^{2+}放出阻害など，いずれも筋収縮を妨げる要因となる[8]．

［白土男女幸］

📖 **文　献**

1）Brooks GA: Amino acid and protein metabolism during exercise and recovery. Med Sci Sports Exerc, 19（5 Suppl）：S150-S156,1987.

2）Maughan RJ, et al.: Sports Drinks. pp1-28, CRC press, 2001.

3）G Gregory Haff ほか著，篠田邦彦総監修：ストレングストレーニング＆コンディショニング 第4版. pp47-70，ブックハウス・エイチディ，2018.

4）下村吉治：スポーツと健康の栄養学. pp113-133，NAP，2002.

5）Romijn JA, et al.: Regulation of endogenous fat and carbohydrate metabolism in relation to exercise intensity and duration. Am J Physiol, 265（3 Pt 1）：E380-E391, 1993.

6）Eberle SG: Endurance Sports Nutrition. pp27-49, Human Kinetics, 2000.

7）Bonen A: The expression of lactate transporters（MCT1 and MCT4）in heart and muscle. Eur J Appl Physiol, 86: 6-11, 2001.

8）Hostrup M, et al.: Limitations in intense exercise performance of athletes - effect of speed endurance training on ion handling and fatigue development. J Physiol, 595: 2897-2913, 2017.

3章 B. 運動制御と神経系

1. 神経系の分類

神経系は，脳と全身のほぼすべての組織との情報交換を司っている．神経系は中枢神経系と末梢神経系に分けられる（**図3-B-1**）．脳と脊髄を中枢神経という．中枢神経は状況の変化を最初に感受する感覚器からの情報を統合し，運動や生体の内部環境を制御している．脳・脊髄からでて身体各部位に至る神経を末梢神経という．末梢神経は，さまざまな臓器組織と中枢神経を繋ぐ役割をしている．

1）中枢神経系

中枢神経系は脳と脊髄からなる．脳は，大脳，間脳，脳幹，小脳からなる（**図3-B-2**）．間脳は視床，視床下部からなり，大脳半球の内部にある．脳幹は，中脳，橋，延髄で構成され，大脳半球を支えるような構造となっている[1]．小脳は脳幹背部に位置する．延髄は脊髄へと繋がっている．

大脳は左右2つの半球に分かれており，左大脳半球，右大脳半球と呼ばれている．左右2つの大脳半球は脳梁と呼ばれる神経線維の太い束で繋がっている．大脳の表面は，大脳皮質で覆われており，たくさんの溝がある．特に深い溝を中心溝，外側溝，頭頂後頭溝という．この溝を境界にして，前頭葉，頭頂葉，後頭葉，側頭葉の四つの脳葉に分けられる（**図3-B-3**）．大脳皮質は，領域ごとに異なる機能を有している．これを機能の局在といい，ブロードマンによる分類（ブロードマンの脳地図）がよく知られている[2]．

運動を制御する部位を運動中枢という．前頭葉の後半部の大脳皮質は，運動野（ブロードマンの4野），運動前野（ブロードマンの6野，8野）などの重要な運動中枢があり，この部位で運動の企

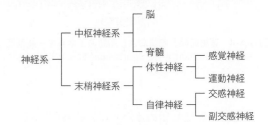

図3-B-1　神経系の分類

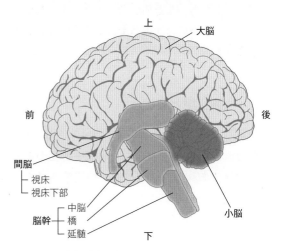

図3-B-2　中枢神経系（三井但夫ほか改訂：岡嶋解剖学．p674．杏林書院，1993より改変）

画命令を行う（**図3-B-4**）．

大脳皮質の他に大脳基底核，小脳などが運動中枢として重要な役割を担っている．大脳基底核は大脳皮質と視床，脳幹を繋ぐ神経核の集まりで，大脳の内部の深い部位に位置する．大脳基底核は運動が適切に発現するように調節している．小脳は延髄と橋の背面にある．小脳の働きは，筋力のバランスを調整して身体の平衡と姿勢を保つこと，身体が大脳の指示通りに働いているか調整を行うことである．

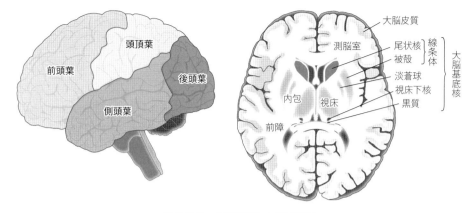

図3-B-3　大脳皮質と大脳基底核
（三井但夫ほか改訂：岡嶋解剖学. p674, p690, 杏林書院, 1993より改変）

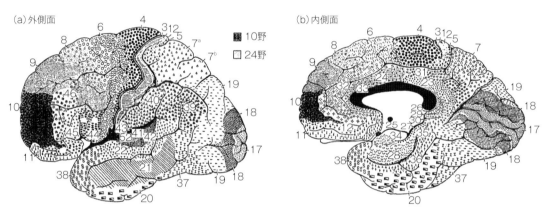

図3-B-4　細胞構築学的にみた大脳の領域分類（ブロードマンの分類）

2）末梢神経

　末梢神経は機能的に体性神経と自律神経に分けられる．体性神経は，中枢神経からの指令を骨格筋などの効果器に伝える運動神経と感覚器からの情報を中枢神経へ伝える感覚神経に分けられる．骨格筋への指令を遠心性入力といい，感覚器から中枢への入力を求心性入力という．一方，自律神経は交感神経と副交感神経に分けられ，同一の器官・組織を拮抗的に支配している．交感神経は運動時や緊急時に，副交感神経は安静時に働いている．自律神経は中枢神経の指令を受け，自動的かつ無意識的に内臓器官の働きを調節している．

2. 神経細胞と興奮

1）神経細胞（ニューロン）とシナプス

　神経組織は神経細胞と支持細胞からなる．神経

組織の基本的な役割は情報の伝達である．神経系の形態的および機能的な単位を神経細胞（ニューロン）という．神経細胞は神経細胞体と軸索（神経線維）と多数の樹状突起からなる．神経細胞にはいろいろな種類があるが，基本的な構造は同じである（図3-B-5）[3]．

　神経細胞は他のニューロンと繋がっており，ニューロン同士のつなぎ目をシナプスという．支持細胞は神経細胞と血管のまわりに存在し，神経細胞を支持し，代謝機能にかかわっている．膨大な数の神経細胞はシナプスを介して繋がり，一大ネットワークを築いている．

2）興奮の伝導

　神経細胞は，静止状態において細胞膜を境にして電位差があり，これを膜電位という．この電位差は細胞内外のイオン濃度の差（細胞の内側はマ

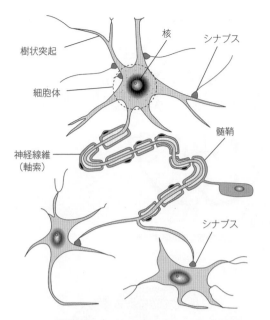

図3-B-5　神経細胞（和田正信編著：ステップアップ運動生理学．p9，杏林書院，2018より改変）

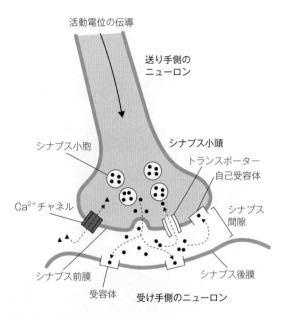

図3-B-6　興奮の伝達（和田正信編著：ステップアップ運動生理学．p11，杏林書院，2018）

イナスに，外側はプラスに荷電）により生じている．静止状態にある膜電位を静止電位という．

　細胞膜に何らかの刺激が加えられると細胞膜は興奮し，膜電位は変化する．これを活動電位と呼ぶ．神経細胞の神経細胞体で活動電位が発生すると，軸索を通じて神経細胞全体に広がり，興奮が伝導されるが，別のニューロンには伝わらない．軸索はミエリン鞘（シュワン細胞で形成されている）に覆われている有髄神経線維と覆われていない無髄神経線維がある．有髄神経線維では約2mm間隔で髄鞘がくびれて消失しており，この部分をランビエの絞輪という．有髄神経線維の電流は絞輪から絞輪へジャンプして伝わるので，無髄神経線維と比べて電気信号を速く伝えることができる．

3）シナプスと興奮の伝達

　1つのニューロンから別のニューロンへの興奮の受け渡しを興奮の伝達という．興奮の伝達はシナプスで行われる．1つのニューロンが数千から数万のシナプスを作っていることもある．シナプス前線維の膜（シナプス前膜）の中にシナプス小胞がある．シナプス小胞は化学物質を含んでおり，

この化学物質を神経伝達物質という．刺激がシナプス前膜に達すると，シナプス小胞から神経伝達物質が放出される．分泌された神経伝達物質は，シナプス前膜と対面しているシナプス後膜にある受容体と結合することによって興奮が伝わる．このように，シナプスにおける興奮の伝達は化学物質を介して行われる（図3-B-6）．

3．神経細胞と筋

1）神経筋接合部での興奮の伝達

　神経線維が骨格筋に連絡する部位を神経筋接合部という．神経筋接合部はシナプスの一種であり，情報の送り手となる神経終末と受け手となる骨格筋の間には約50nmのわずかな隙間があり，シナプス間隙という．神経筋接合部において，神経細胞で生じた興奮が神経終末に達すると，末端のシナプス小胞から神経伝達物質であるアセチルコリンが放出され，骨格筋側にあるアセチルコリン受容体と結合することで，骨格筋に興奮が伝わる．

2）運動単位

　骨格筋に収縮の指令を伝えるのは運動神経であ

る．骨格筋は筋線維の集合体であり，筋線維1本1本にこの運動神経が繋がっている．脊髄からでて骨格筋に繋がっている運動神経を α 運動ニューロンという．1本の α 運動ニューロンは筋で分岐し，多数の筋線維と繋がって，動きを制御している．1本の α 運動ニューロンが支配する筋線維群を運動単位という（図3-B-7）[4]．同一の運動単位内にある筋線維群は同時に収縮する．運動単位が小さいと力発揮は小さいが細かい動きが可能となる．逆に運動単位が大きいと力発揮は大きいが，動きも大きくなる．1本の運動ニューロンが支配する筋線維の数を神経支配比という．神経支配比は筋によって異なり，指や眼などの微細な運動をする筋ほど，1本の運動ニューロンが受けもつ筋線維の数は少ない．

4．中枢神経系と運動

1）運動経路

前頭葉後半部の大脳皮質には運動機能と深いかかわりのある運動野，運動前野がある．運動野の手の筋を支配している部位を刺激すると，手の筋が動く．このように，運動野には手足の指，唇など体中の筋と1対1に明確に対応している領域がある．頭頂部から尻，体幹，上肢，顔，唇の順に並んでいる．これを体部位の再現といい，ペン

フィールドの体部位再現地図としてよく知られている（図3-B-8）[5]．

運動野からでた運動の指令は，延髄，脊髄を介して筋の収縮を担う α 運動ニューロンに伝えられ，筋が動く．このような運動中枢から α 運動

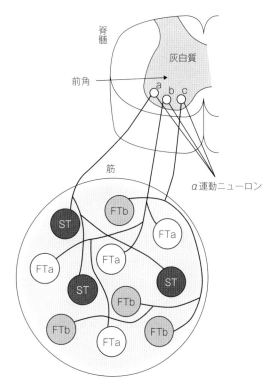

図3-B-7　運動単位（勝田茂編著：入門運動生理学 第4版. p28. 杏林書院，2015より改変）

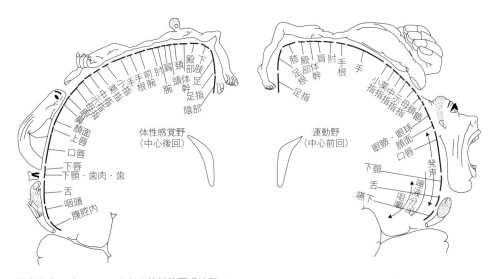

図3-B-8　ペンフィールドの体部位再現地図（Penfield W and Rasmussen T: The Cerebral Cortex of Man: A Clinical Study of Localization of Function. MacMillan, 1950）

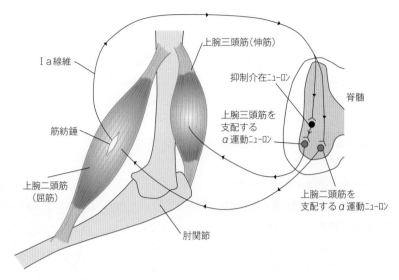

図3-B-9　伸張反射（和田正信編著：ステップアップ運動生理学．p21，杏林書院，2018）

ニューロンまでのニューロンの連鎖を運動経路という．延髄の錐体を通過する経路を錐体路という．延髄と脊髄の間で交叉するため，右側の運動野は左側半身を，左側の運動野は右側半身を制御している．錐体路は，随意運動の指令伝達系である．特に微細で速やかな運動の遂行に関係している．錐体路以外の経路を錐体外路といい，錐体を経由しない経路である．随意運動が支障なく行えるよう小脳のコントロールのもと，姿勢や歩行運動を自動的に制御している．また，反射運動に関与している．

2）反射運動

反射は外部刺激によって誘発され，意識的に制御のできない運動である．反射では脳が介入しないので，反応時間が速いという特徴がある．

（1）伸張反射

骨格筋の中には筋の長さを感知する筋紡錘という受容器がある．筋が引き伸ばされると，伸展受容器である筋紡錘が興奮する．筋紡錘が感知した情報を感覚ニューロン（Ⅰa線維）で脊髄に伝える．脊髄ではその情報を処理し，引き伸ばされた筋に収縮するよう指令を出す．これが伸張反射である．伸張反射は伸ばされた筋が元の長さに戻るように働く調節機構である．生体の関節では伸張反射だけが働くことはない．たとえば，屈筋に伸

張反射が起こって屈筋が収縮すると，拮抗筋（伸筋）には弛緩するよう抑制的に作用する（図3-B-9）．伸張反射を防止して，柔軟性を高めるためにスタティックストレッチングがよく行われている（4章Bを参照）[6]．

またスポーツ現場においては，伸張反射を利用したジャンプ動作のトレーニングも用いられている[7]．プライオメトリックトレーニングは，伸張反射によって筋が短縮することで，より大きな力発揮をすることを利用したトレーニング方法である．

（2）屈曲反射

熱いものに触れたときに素早く手を引っ込めるような運動は，屈曲（逃避）反射と呼ばれている．感覚器で得た情報は感覚ニューロンを通じて脊髄へ伝え，脊髄で処理・統合した情報は運動ニューロンを介して骨格筋へ伝達する．この反射は防御機構の一種で，生体に危害が加えられたときに，逃避するように働く．

▎5. 随意運動の制御

随意運動では刺激あるいは中枢神経系内の「運動を行う」という意志決定が運動発現のきっかけとなる．意図した運動を行うためには末梢の感覚受容器から送られてくる情報が重要な役割を

果たす．意図したとおりに運動を遂行するためにフィードバック，フィードフォワードの2つの制御システムがある．設定した目標に向かって動いている身体各部位からの感覚情報を通して，フィードバックしながら目標値に近づけていく仕組みをフィードバック制御という．設定された運動が開始したら何の修正もなく終わりまで遂行される仕組みをフィードフォワード制御という．

　フィードバック制御では，フィードバック情報を利用して動作を修正する．たとえば高く投げられたボールを捕球する場合，ボールの高さなどの視覚的情報をフィードバック制御によって比較照合し捕球が可能となる．一方，テニスのスウィングや野球のバッティングなどは，ひとたび動作が始まると，この制御を利用することはできない．このように短時間で終了するような運動では，運動発現前の運動の企画（プログラム）に基づいて運動が行われる．多くの随意運動はこのフィードバック制御とフィードフォワード制御を併用して行われる．

■ 6．上達のための神経機構

　随意運動には，意識的に行われる運動，すなわち未経験の運動やまだ上手に行うことができない運動と，無意識的に行われる運動，すなわち動作を繰り返し行うことにより無意識に行うことができるようになる運動がある．どのような運動でも最初は意識して運動の企画（プログラム）を作らなければならない．その動作を繰り返し行うと，無意識に行えるようになる．これを動作の自動化という．たとえば，卓球のフォアハンドを習得しようとする場合，ゆっくりとした動作でラケットの角度に注意して素振りを行い，模擬動作（プログラムの生成）を練習する．模擬動作が確認できたら，ボールを模擬動作どおりに打つという段

階を踏む．同じ動作を繰り返し行うことによって，神経線維の末端は伸びたり引っ込めたりしながら，接合部であるシナプスに変化が起こる[8,9]．よく「身体で覚える」というが，これは繰り返し練習することによって，身体が自然に動くようになることを意味している．逆に下手な動作を繰り返すと悪い動きが身につき，修正が困難になるのはこのメカニズムの負の影響によるものである．

　スキャモンの発育曲線（1章Dを参照）によると，動きの調整を司る神経系の発達は，12歳ころまでにはほぼ成人と同じレベルに到達するとされている．脳の発達が著しい時期に，さまざまな運動を経験しシナプスの伝達効率をよくしておくことは，その後の運動の上手下手に大きく影響すると考えられる．

［鈴川清美］

■ 文　献

1）三井但夫ほか改訂：岡嶋解剖学．杏林書院，1993．
2）中村隆一ほか：基礎運動学 第6版．医歯薬出版，2003．
3）和田正信編著：ステップアップ運動生理学．杏林書院，2018．
4）勝田茂編著：入門運動生理学第4版．杏林書院，2015．
5）Penfield W and Rasmussen T: The Cerebral Cortex of Man: A Clinical Study of Localization of Function. MacMillan, 1950.
6）弘卓三ほか編著：スポーツ・健康科学テキスト 第3版．杏林書院，2016．
7）中里浩一ほか：1から学ぶスポーツ生理学．ナップ，2012．
8）村岡功編著：新・スポーツ生理学．市村出版，2015．
9）松波謙一：運動と脳．紀伊國屋書店，1986．
10）中原凱文ら：健康科学としての運動生理学 新装版．文化書房博文社，2010．
11）宮下充正編著：スポーツとスキル．大修館書店，1986．

3章 C. 運動と骨

骨は複数の骨によって骨格が構成され，骨と骨は関節で連結され，靭帯で補強されている．関節は，骨格筋によって身体各部の運動を引き起こす．支柱となる骨格系と運動をなす関節系，および骨格筋を合わせて運動器という．

1. 骨の役割と構造

1) 骨の役割

骨の役割は，身体の支柱をなす支持を主とし筋肉によって運動する受動運動器官，臓器の保護（頭蓋骨による脳，胸郭による肺や心臓，骨盤による生殖器など），カルシウムやリンなどの電解質の貯蔵，造血作用などの働きがある．

2) 骨の構造 (図3-C-1)

骨は骨膜と骨質，骨髄からなる．長骨の幹を骨幹と呼び，両端を骨端と呼ぶ．成長期には骨端部付近に骨端軟骨が存在し長軸方向の成長を司り，成長が止まると骨端軟骨は骨化し骨端線となる．

骨の関節面以外の部分は骨膜で包まれている．骨の表層にある骨膜は血管，神経，リンパ管が分布し，シャーピー線維によって骨質に結合する．骨質は骨膜の内側にあり，皮質骨（緻密質）と海綿骨に分けられる．皮質骨はカルシウムやリンを主成分とする硬い骨質で，バウムクーヘンのように層を作っている．この層の中心には血管が縦に通るハーバース管があり，横に通るフォルクマン管でつながっている．海綿骨はその内側にある多孔質のもろい組織で，骨髄腔を成している．海綿骨は骨にかかる負荷に対応して網目状に発達しており，骨梁を形成する．特に筋，腱，靭帯が付着する部位は骨梁が発達し，緻密質も肥厚している．人の骨格は，内腔のおかげで身体の軽量化が実現している．骨内部の骨梁の間には骨髄がある．発育期にある幼少期までは，全骨髄が血球を産生する造血作用をもつ赤色骨髄である．成人の赤色骨髄は半減し，骨髄は脂肪化して造血作用をもたない黄色骨髄となる．

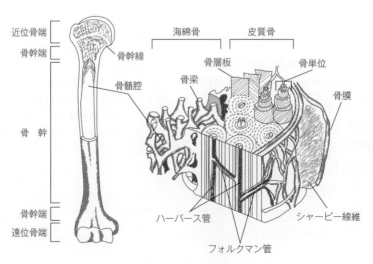

近位骨端
骨幹端
骨幹線
骨髄腔
骨幹
骨梁
海綿骨
皮質骨
骨層板
骨単位
骨膜
骨幹端
遠位骨端
ハーバース管
シャーピー線維
フォルクマン管

図3-C-1　骨の構造

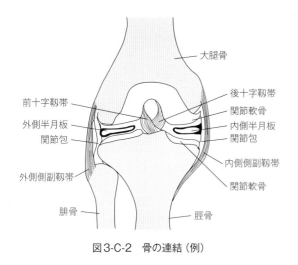

図3-C-2　骨の連結（例）

3）骨の連結

　骨は連結され骨格を形成するが，連結には動き
を伴わない不動結合と動きを伴う可動結合があ
る．不動結合は，2つの骨の連結間に空間がなく
ほとんど可動性のない連結であり，靭帯結合（骨
間膜，縫合，釘植），軟骨結合，骨結合に分類さ
れる．可動結合は骨と骨の間に滑液を満たす関節
腔のある連結で，運動性が最も大きな連結となり，
狭義での関節と呼ばれる．関節頭と関節窩の2つ
以上の骨からなる．関節面は，関節軟骨に覆われ，
骨の骨膜は互いに連続し関節包を形成する．関節
包内は滑液で関節腔を満たしている．必要に応
じて補強靭帯，関節円板，関節唇もみられる（図
3-C-2）．

■ 2．骨密度と運度・栄養

1）骨密度

　骨密度とは骨を構成するカルシウムなどのミネ
ラル成分の詰まり具合を示し，骨量（g）を単位
面積（cm^2）で除した値で算出し，$1\,cm^2$ あたりの
骨量（g/cm^2）として表され，骨粗鬆症の診断基
準として利用される．骨密度は男女とも 20〜30
歳でピーク（最大骨量）を迎え加齢によって減少
する．その減少率は女性のほうが大きく，特に閉
経を迎える 50 歳ごろから骨密度の減少は加速す
る．

2）骨密度と運動・栄養

　骨密度の増減には多くの要因が関係し，内分泌，
加齢，遺伝などの内的要因と，栄養や運動，生活
習慣などの外的要因の2つに大別される．

　通常は古い骨を分解吸収する破骨細胞とその部
分に新しい骨を作る骨芽細胞のバランスが保たれ
ているが，これが崩れて骨吸収が上回った状態が
続くと骨量が減少してしまい骨粗鬆症となる．そ
の結果骨がもろくなり，容易に骨折するような状
態になる．骨密度の低下とその力学的強度の減少
に伴い，骨に痛みや骨折を引き起こし，生活の制
限と苦痛を与える．中高年者や高齢者の骨折率，
閉経期以後の骨量の変化が若いころの食生活と関
連しているという報告[1]があり，骨粗鬆症の予防
のためには若年期におけるカルシウムを中心とし
た食生活のあり方が非常に重要であると考えられ
る．また，閉経後女性の骨量減少の要因として，
早期閉経，運動不足，カルシウム等の栄養素摂取
不足，遺伝などが指摘されている．一方，閉経後
のカルシウム摂取と運動によって骨密度の増加が
みられた報告[2-4]から，栄養と身体活動は重要な
要因となっている．骨量に影響する割合は，遺伝
因子が 46〜62％，生活様式が 38〜54％であるこ
とから，生活様式を含む環境因子の影響も重要で
あることが指摘されている[2]．

［前野浩嗣］

📖 文　献

1）Matković V, et a;.: Bone status and fracture rates in two regions of Yugoslavia. Am J Clin Nutr, 32: 540-549, 1979.
2）Krall EA, et al.: Heritable and life-style determinants of bone mineral density. J Bone Miner Res, 8: 1-9, 1993.
3）Dalsky GP, et al.: Weight-bearing exercise training and lumbar bone mineral content in postmenopausal women. Ann Intern Med, 108: 824-828, 1988.
4）Suleiman S, et al.: Effect of calcium intake and physical activity level on bone mass and turnover in healthy, white, postmenopausal women. Am J Clin Nutr, 66: 937-943, 1997.

3章　D. 運動と骨格筋

人の筋は平滑筋・心筋・骨格筋に分けられており，ここでは骨格筋について解説する．骨格筋は自分の意志で動かすことができる随意筋であり，筋の収縮により運動や姿勢の保持，体温の発生と上昇，血液やリンパ液の還流促進をする筋ポンプとしての働きがある．本項では，運動と骨格筋について解説する．

1. 骨格筋の形態と構造

身体には大小約 650 個の骨格筋があり，体重の約 40〜50％を占める．骨格筋の多くは，両端が腱となって骨に付着し筋の収縮力は骨に伝達され，運動を引き起こす．筋は中央部を筋腹，両端の腱は近位の付着部もしくは動きの少ない方を起始，遠位の付着部もしくは動きの大きい方を停止と呼ぶ．

1）骨格筋の形態

骨格筋の形態的に紡錘状筋，羽状筋，半羽状筋，多腹筋などに分類される（**図 3-D-1**）．紡錘状筋は両端が細くなって骨に付着する筋で，筋の走行と筋線維の走行が同一であることから平行筋とも呼ばれ，筋線維は長く，収縮速度が速い．羽状筋と半羽状筋は，鳥の羽根のような形状をしており中心に腱がある．筋線維がその腱の両側に付着したものが羽状筋，片側にだけ付着したものを半羽状筋という．羽状筋と半羽状筋の筋線維は角度をもって腱に付着するため筋の走行と腱の走行は一致するが，腱に付着する筋線維の走行は一致しない．羽状筋や半羽状筋は狭い部位に多くの筋線維を有することが可能であり強い張力を発揮する．筋線維は短いため収縮速度は速くない．多腹筋は筋腹に腱画を有して筋腹を複数有する筋である．

多腹筋は全体的には長い筋であるが，筋線維は腱画によって区切られ短くなることで，強い張力を発揮できる．

機能的な分類では，1つの関節をまたぐ単関節筋と複数の関節をまたぐ多関節筋とを区別する．単関節筋は深層にあり，遅筋成分が多く，抗重力筋に多くみられ，安定性保持に関与する．多関節筋は浅層にあり，速筋成分が多く，筋長が長く収縮速度が速い．

2）骨格筋の構造

骨格筋は数百から数千本の筋線維の束から構成され，その太さは直径 10〜100 µm（頭髪の直径程度）である．筋線維は1つの細胞であり，多数の核をもつ合胞体である．筋線維の長さは筋によって異なり，数 mm〜数十 cm に及ぶものもある．筋全体は筋外膜によって覆われており，複数の筋束からなり，筋周膜が覆っている．筋束は複数の筋線維からなり，個々の筋線維は筋内膜に覆われている．筋線維は筋鞘に覆われ，外側が基底膜，内側が形質膜の2重の膜構造になっており，

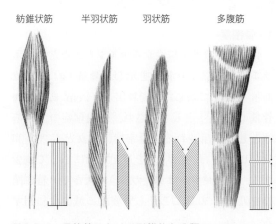

図3-D-1　骨格筋における形態的な分類（三井但夫ほか改訂：岡嶋解剖学．p169，杏林書院，1993より改変）

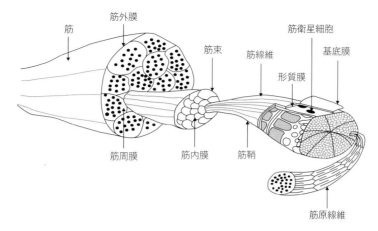

図3-D-2　骨格筋の構造

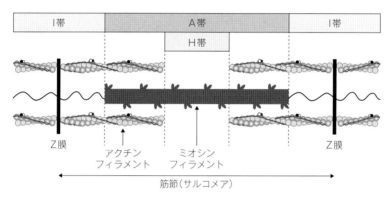

図3-D-3　筋原線維の構造

この膜の間に筋再生過程で重要な役割を担っている筋衛星細胞が存在している．筋線維は複数の筋原線維から成る（図3-D-2）．

3）筋原線維の構造

　筋原線維の太さは直径約1μmの円柱状で，ミオシンフィラメント（直径約16nm）とアクチンフィラメント（直径約6nm）の2つの筋フィラメントからなり，サルコメア（筋節）によって仕切られている．このサルコメアは，Z膜と呼ばれる隔膜によって隣接する筋節と連結されている．筋原線維は明るく密度が低い部分（I帯）と暗く密度が高い部分（A帯）が交互に観察され，A帯は筋節の中央部，Z膜はI帯のほぼ真ん中に位置する．A帯の中心領域はH帯と呼ばれ，少し明るくみえる．この明暗が横紋にみえることから骨格筋は横紋筋とも呼ばれる．筋原線維には筋を収縮

させる機構がある．アクチンフィラメントは球状のアクチン分子が二重らせん状に重合してできており，Z膜の左右に伸びている（図3-D-3）．

2．筋収縮のメカニズム

　筋収縮は，運動神経からインパルス（電気信号）が神経の末端（運動終板）に到達し，運動終板から神経伝達物質であるアセチルコリンが分泌され，筋線維にある受容体（レセプター）に入り込むことで，アクチンフィラメントがミオシンフィラメントの間に滑り込むことにより発生し，この現象は滑走説と呼ばれている．骨格筋の収縮・弛緩は次のような流れによって行われている（図3-D-4）．

72

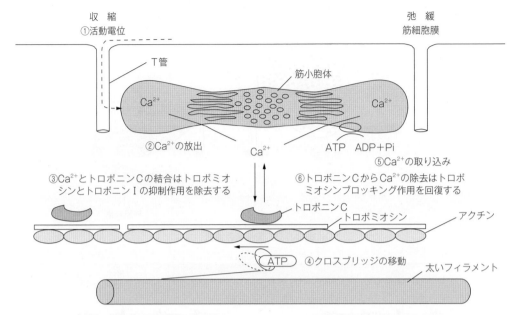

図3-D-4　筋収縮のメカニズム（Vender AJ, et al.: Human Physiology: The Mechanisms of Body Function. p316, McGrawHill, 1994より改変）

（1）活動電位（インパルス）の発生と横行小管（T管）への伝達

アセチルコリンが受容体と結合すると筋細胞膜にインパルスを発生させ，膜上をインパルスが伝搬する．T管を通じて筋線維内部に刺激を伝達する．

（2）筋小胞体からのカルシウムイオン（Ca²⁺）の放出

T管近くの筋小胞体へインパルスの衝撃が伝わり，筋小胞体はCa²⁺を備えており，インパルスにより細胞形質へCa²⁺が放出される．

（3）トロポニンCへのCa²⁺の結合とミオシンの構造変化

筋細胞内におけるCa²⁺濃度が低いときは，トロポニンⅠ（TnⅠ）とトロポミオシンの作用によりアクチンとミオシンの結合は阻害されている．しかし，筋小胞体からCa²⁺が放出されると阻害作用が解除され，アクチンとミオシンが結合し，連結橋（クロスブリッジ）が形成される．

（4）ミオシンヘッドの活動

アクチンとミオシンの結合により，ミオシンにあるATPaseが活性化され，ATPの分解が起こりエネルギーを放出する．ミオシンヘッドの形態が変化し，ミオシンがアクチンを引き込む（滑走）．その結果，サルコメアが短縮され，筋原線維が短縮し，筋収縮が引き起こる．

（5）筋の弛緩

インパルスにより運動終板から放出されたアセチルコリンは，筋細胞に存在するコリンエステラーゼによりただちに酢酸とコリンに分解される．この分解産物はアセチルコリンの再合成に用いられる．したがって，インパルスがなくなると筋小胞体の膜にあるカルシウムポンプによってCa²⁺が再び筋小胞体へ取り込まれると細胞質のCa²⁺濃度が低下し，TnⅠとトロポミオシンの抑制効果が強まり，アクチンとミオシンの結合が阻害されて，筋弛緩が起こる．

▍3．短収縮と強縮

骨格筋の運動単位（本章6.参照）の活動は，一定以下強度の刺激では反応せず，ある値以上の刺激によってその刺激の強度によらず一定の反応を示す全か無の法則に従っている．活動電位を発生させることのできる最小値を閾値という．活動電位が1回に対応して1回だけ筋線維は収縮する．

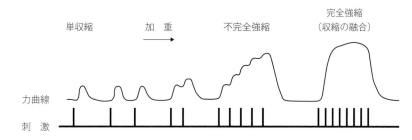

図3-D-5　収縮の加重（山田　茂ほか：骨格筋−運動による機能と形態変化−．p57，ナップ，1997）

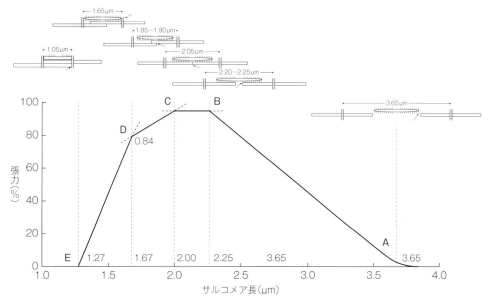

図3-D-6　骨格筋細胞の長さ−張力関係（Gordon AM, et al.: The variation in isometric tension with sarcomere length in vertebrate muscle fibres. J Physiol, 184: 170−192, 1966より改変）

これを短縮もしくは短収縮という．その刺激の間隔が広い場合は短縮になるが，刺激の間隔が狭くなり収縮が完了する前に次の収縮が始まると収縮力は加重されて1回目より収縮力は大きくなる．連続的な収縮により大きな力を発揮する収縮を強縮という．刺激の間隔をある一定以上短くしても変わらなくなり滑らかな収縮となる．これを収縮の融合という（図3-D-5）．

4．筋収縮の様式

　筋収縮の様式は，筋節長が変化しない等尺性収縮と筋節長が変化する等張性収縮に大きく分けられる．等尺性収縮は最大筋力を発揮できるが，関節角度によって変化する（本章5.1）参照）．等張

性収縮は，一定の質量の抵抗を負荷として与える場合の収縮で，筋節長が短くなる短縮性収縮と筋節長が長くなる伸張性収縮がある．また，関節の運動時の角速度が始まりから終わりまで一定となる等速性収縮がある．

5．筋収縮の特徴

1）長さ−張力関係

　等尺性収縮時には筋の発揮する張力が筋線維の長さに応じて変化する．言い換えると関節角度によって筋の最大筋力発揮は変化するということになる．その原因は，2種のフィラメントがオーバーラップ（重なり合い）して形成される結合架橋（クロスブリッジ）の数と個々のクロスブリッジの発

揮する張力の積に比例するためである．筋節の長さが 2.0〜2.2 µm ほどになったところで最大の張力が発揮され，それより長くても，短くても，それに比例して張力が小さくなる（図 3-D-6）．最大張力を発揮する筋節の長さを「至適筋節長」という．よって，筋力発揮には各関節角度が大きく影響し，姿勢によっても大きく影響されることになる．

2）力−速度関係

動的な収縮において，最大筋力に近い負荷ではゆっくりとした収縮しかできないが，負荷が軽くなるに従い速い速度での筋収縮が可能となる．これを力−速度関係という（図 3-D-7）．

▌6．筋線維タイプの分類と特徴

従来ヒトの骨格筋は筋線維の色によって赤筋と白筋に大別され，赤筋は低負荷もしくは遅い運動

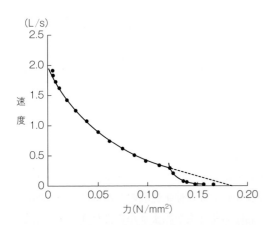

図 3-D-7　load-clamp 法で測定された力−速度関係
(Edman KA: Double-hyperbolic force-velocity relation in frog muscle fibres. J Physiol, 404: 301−321, 1988)

や持久的な緊張維持に関与し，白筋は高負荷もしくは速度の速い運動に関与するとされてきた．現在では酵素活性の差を利用した組織化学染色が筋線維タイプ分類の主流となっている．ミオシン ATPase という酵素で染色すると，筋線維が濃く染色されるタイプⅡ線維と薄くしか染色されないタイプⅠ線維に分けられる．濃く染色される筋線維の収縮は速く，薄くしか染色されない筋線維の収縮は遅いことから，前者を速筋線維（fast-twitch fiber：FT），後者を遅筋線維（slowtwitch fiber：ST）に分類される．またタイプⅡ（FT）は，ミオシン ATPase の酸に対する安定性の差から，酸に安定なタイプⅡb，酸に不安定なタイプⅡa，酸・アルカリに安定なタイプⅡc の 3 つのサブタイプに分類される．

ミオシン ATPase に加え，解糖能力の推定と酸化能力を推定するための染色や酵素によって，収縮が速く代謝的には解糖系優位の FG（fast-twitch glycolytic），収縮が速く解糖と酸化両系ともに優れている FOG（fast-twitch oxidative glycolytic），収縮が遅く酸化系優位の SO（slow-twitch oxidative）の 3 タイプに分類される（表 3-D-1）．

遅筋線維は収縮速度が遅く，発揮できる力も小さい．その一方で，酸化系酵素活性が高く，ミトコンドリアやミオグロビンが多く，毛細血管数も多いので疲労しにくいという特徴を有している．すなわち遅筋線維は有酸素的エネルギー発揮に優れ，疲労耐性も高いことから持久性運動に適している．速筋線維は収縮速度と収縮力に優れ，解糖系の酵素活性も高いが，疲労しやすいなどの特徴も有している．すなわち速筋線維は無酸素的エネルギー発揮能力に優れ，瞬発的な短時間の運動に

表 3-D-1　筋線維タイプの分類

色による分類	赤筋	白筋	
ミオシン ATPase	タイプⅠ	タイプⅡ	
収縮特性	ST（遅筋線維）	FT（速筋線維）	
ATPase＋酸安定性	タイプⅠ	タイプⅡa	タイプⅡb
ATPase＋代謝	SO	FOG	FG
運動単位による分類	S	FR	FF
代謝と収縮特性	収縮が遅く酸化系優位	収縮が速く解糖系と酸化系ともに優れている	収縮が速く代謝的には解糖系優位

表3-D-2　骨格筋線維タイプの特徴(青木高ほか監修：健康・スポーツの生理学．p12，建帛社，1996より改変)

	Type I (SO)線維	Type IIa(FOG)線維	Type IIb(FG)線維
ATP産生法	酸化的リン酸化	酸化的リン酸化	解糖
ミトコンドリア	多い	多い	少ない
毛細血管	多い	多い	少ない
ミオグロビン量	高い	高い	低い
解糖系酵素活性	低い	中間	高い
グリコーゲン量	低い	中間	高い
疲労感	遅い	中間	速い
myosin-ATPase活性	低い	高い	高い
収縮速度	遅い	速い	速い
線維直径	小さい	中間	大きい
運動単位サイズ	小さい	中間	大きい
運動神経サイズ	小さい	中間	大きい

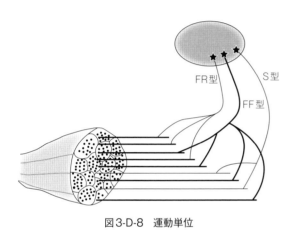

図3-D-8　運動単位

適している（**表3-D-2**）．

　筋組織は代謝的，機能的特性の異なる筋線維タイプが混在しており，どのタイプの比率が高いかで骨格筋の特性は規定される．その割合は個人差があり，遺伝が大きく影響する[6]．

7．運動単位

　最終共通経路である1つのα運動ニューロンが支配する筋線維のグループを運動単位（motor unit）と呼び，最小の機能単位を構成する．同じ運動単位の筋線維は同一の筋線維タイプからなり，支配筋線維すべてをほぼ同時期に脱分極させる．1つの運動単位に属する筋線維は，他の運動単位に属する筋線維と互いに交錯して配列している．1つの運動単位が支配する筋線維数を神経支配比といい，細かい動きをする筋では神経支配比が小さく，運動単位数は多い．大きな力を出す筋では神経支配比が大きく，運動単位数は少ない（図3-D-8）．

　運動単位は，収縮速度と疲労耐性などからS型（slow-twitch），FR型（fast-twitch fatigue resistanto），FF型（fast-twitch fatiguable）に分類され，その特性については**表3-D-1，2**に示したとおりである．

　収縮の始めの段階では興奮閾値が小さい小型のニューロン（S型）が発射し，収縮力が増強するに従い大型のニューロン（FR型やFF型）も動員される．弛緩する場合は閾値の高い大きな運動単位から順に活動を停止していく．これをサイズの原理という．したがって，低強度の運動ではすべての筋線維を動員することができないことになる．

8．スポーツ種目別にみた筋線維タイプの特徴

　遅筋線維と速筋線維はさまざまな点で異なった性質を持っているため，筋線維タイプと競技スポーツの適性に関係が深いものとなっている．一般的に，短距離選手などの瞬発的な要素の強い競技種目の選手はFT線維の占める割合が高く，マラソンの長距離走のような持久的な要素の強い運動種目の選手ではST線維の占める割合が圧倒的に高い．その他，団体系球技種目や個人で行う武

表3-D-3　筋線維タイプに対するトレーニング効果（Edman KA: Double-hyperbolic force-velocity relation in frog muscle fibres. J Physiol, 404: 301-321, 1988）

| 筋線維のタイプ | ST線維 | | FT線維 | |
トレーニングのタイプ	筋力トレ	持久力トレ	筋力トレ	持久力トレ
筋線維の割合	0	0	0	0
筋線維の太さ	+	0	++	0
グリコーゲン量	0	++	0	++
収縮特性	0	0	0	0
酸化能力	0	++	0	+
脂肪酸化	0	++	0	+
無機的能力	0	0	0	0
毛細血管密度	?	?	?	?
運動時血流量	?	?	?	?

0：変化なし，？：不明，＋：中程度の増加，＋＋：大きな増加

道, 体操などの種目においては, 技術・戦術・ゲーム展開などさまざまな要因が関係しているため, 筋線維タイプ組成に一般人との顕著な違いがみられないケースもあり, 筋線維組成が技術的な種目の競技成績に及ぼす影響は少ないものと考えられている.

9. 筋線維タイプに及ぼすトレーニングの影響

　骨格筋は筋肥大を目的としたトレーニングを行うと, 3～4カ月で10～25％程度の筋断面積の肥大が起こるが, 速筋線維と遅筋線維の横断面積比（FT/ST）が増大することから, トレーニングによって顕著に肥大するのは主に速筋線維であろうと考えられている（表3-D-3）.

　速筋線維と遅筋線維の割合は遺伝の影響を強く受けるが, 骨格筋はトレーニングなどさまざまな環境因子に対し後天的に筋線維タイプを変化させる可塑性・適応性を有している. 持久的なトレーニングを積むとタイプIIb線維の割合が減少しタイプIIa線維の割合が増加する. 瞬発的なトレーニングを積んだ場合, 筋線維タイプは持久的なトレーニングと同様, タイプIIb線維の割合が減少しタイプIIa線維の割合が増加することが知られている. 以上のことは, 骨格筋に課される動作様式にかかわらず, 骨格筋は収縮活動量が増すと筋全体の収縮特性は遅筋線維化に向かうものと示唆

される. しかしながら, 競技種目によっては遅筋化を望まない競技種目もあり, 筋疲労耐性因子の詳細を検討する必要がある.

　一方, タイプI線維が減少し, タイプIIa, IIb線維が増加するケースは, 6カ月間の宇宙滞在[8]とβ2受容体作動薬であるクレンブテロールをラットに投与したケース[9]で報告されている. これらの結果は, 筋線維を速筋化させることが必ずしも不可能ではないことを示している.

10. 筋疲労

　筋疲労とは, 筋力または筋パワーを生み出す能力が低下する状態である. 疲労の原因は神経筋接合部より上位の活動が制限される中枢性疲労, 神経筋接合部以下の活動が制限される末梢性疲労に分類されている. 末梢性疲労については, 筋力低下とともに乳酸の発生と乳酸から放出されるH^+がpHの低下（アシドーシス）をもたらすことから, 筋疲労は乳酸とアシドーシスに関連があると考えられていた. しかし, 近年K^+の添加により弱められた筋標本に乳酸を添加すると回復がみられ, pHが小さいときに細胞透過性が落ち筋細胞の容積の増大を防ぐことから, アシドーシスに筋疲労を防ぐ作用があることが示唆され[10], 乳酸とアシドーシスは筋疲労の原因ではない可能性が出てきた. 高強度運動時には, Pi濃度が高まり筋小胞体内に流入しCa^{2+}と結合してPiCaを形成

による Ca^{2+} の放出量の低下，酵素にエネルギーを供給する局所的なグリコーゲンの枯渇，活性酸素種による Ca^{2+} の感受性の低下などが疲労の原因と考えられている．

中枢性疲労では，最大努力で筋力の低下過程で電気刺激や磁気刺激すると，低下していた随意的筋力が一時的に高くなる[11]ことから中枢性疲労が関与しているとされている．

片脚ペダリングで疲労困憊に達した後に対側片脚ペダリング運動の疲労困憊が早まったり，ハンドグリップによる筋疲労後に片側足関節の最大屈曲力が低下したり，疲労をもたらす筋活動に関連しない筋群にも影響は示され，中枢性の防御メカニズムの可能性も示されている．

■11. 加齢性筋肉減弱症

加齢性筋肉減弱症はサルコペニア（sarcopenia）という．サルコペニアは「加齢に伴う筋力の低下，または老化に伴う筋肉量の減少」を指し，Rosenberg[12]により提唱され，サルコ（sarco）は肉・筋肉，ペニア（penia）は減少・消失を意味する新しい造語である．原因別では，①加齢のみが原因の場合を原発性サルコペニア，②加齢以外の原因（活動，栄養，疾患）の場合を二次性サルコペニアとしている．進行性で全身性であり筋肉量減少とともに筋力低下することで，身体機能障害，生活の質（QOL）の低下，死のリスクを伴うとされている．

サルコペニアは，加齢により筋線維自体の萎縮と数が減少する．サルコペニアでは主に速筋線維が萎縮し，廃用性萎縮では遅筋線維が萎縮する．サルコペニアは廃用性萎縮と違い，運動ニューロンと運動単位数が減少する．筋芽細胞に分化する筋衛星細胞が減少し，筋の再生量が減ることになり，高齢者の特徴としては速筋線維の選択的萎縮

や総線維数の減少である．近年，高齢者のサルコペニアに対する運動の取り組みが注目を浴びている．筋力トレーニングを一定期間行うことで，遅筋線維のみならず速筋線維についても筋肥大が示されている．

［浜野　学］

📖 文　献

1) Vender AJ, et al.: Human Physiology: The Mechanisms of Body Function. p316, McGrawHill, 1994.
2) 山田　茂ほか：骨格筋－運動による機能と形態変化－．p57，ナップ，1997．
3) Gordon AM, et al.: The variation in isometric tension with sarcomere length in vertebrate muscle fibres. J Physiol, 184: 170-192, 1966.
4) Edman KA: Double-hyperbolic force-velocity relation in frog muscle fibres. J Physiol, 404: 301-321, 1988.
5) 青木高ほか監修：健康・スポーツの生理学．建帛社，1996．
6) Komi PV, et al.: Skeletal muscle fibres and muscle enzyme activities in monozygous and dizygous twins of both sexes. Acta Physiol Scand, 100: 385-392, 1977.
7) Amsterdam EA, et al.: Exercise in Cardiovascular Health and Disease. pp70-94, Yorke Medical Books, 1977.
8) Trappe S, et al.: Exercise in space: human skeletal muscle after 6 months aboard the International Space Station. J Appl Physiol, 106: 1159-1168, 2009.
9) Bricout VA, et al.: Clenbuterol treatment affects myosin heavy chain isoforms and MyoD content similarly in intact and regenerated soleus muscles. Acta Physiol Scand, 180: 271-280, 2004.
10) Pedersen TH, et al.: Intracellular acidosis enhances the excitability of working muscle. Science, 305: 1144-1147, 2004.
11) Todd G, et al.: Measurement of voluntary activation of fresh and fatigued human muscles using transcranial magnetic stimulation. J Physiol, 551: 661-671, 2003.
12) Rosenberg IH: Sarcopenia: origins and clinical relevance. J Nutr, 127(5 Suppl): 990S-991S, 1997.

3章 E. 運動と呼吸

呼吸は意識的に止めることができるが，われわれの意識下でさまざまな調節が行われている．自律神経をはじめ，血中の酸素や二酸化炭素の濃度を感知して呼吸中枢に情報を伝達するなど，驚くほど巧妙に調節が行われている．また，外気と肺の呼吸だけではなく，末端の組織と毛細血管においても代謝状態に応じた効率のよいガス交換が行われている．さらに，安静時と運動時の呼吸ではドラスティックに変化する．ここでは，基本的な呼吸機能および運動時における呼吸応答について簡素に解説する．

1．呼吸器の構造

空気は口腔および鼻腔を通り，咽頭から喉頭，そして気管を通過すると，2つに枝分かれした気管支を抜け左右の肺へ運ばれる．さらに気管支を進むと20回以上も枝分かれをしながら半球状の肺胞が集まってできた肺胞嚢に達する．肺は非常に多くの血管網で構成されており，全体の肺胞における毛細血管との表面積は約70m^{2}といわれ，バドミントンのシングルスコートに匹敵する．また，ガス交換を行う肺胞と毛細血管の距離は約0.5μm（頭髪の直径の1/100）と非常に薄い構造になっており[1]，効率のよい迅速なガス交換が可能である．

肺での呼吸は外気とのガス交換であるので外呼吸，それに対し筋および臓器と毛細血管でのガス交換を内呼吸ともいう（図3-E-1）．

2．呼吸運動

呼吸運動は吸息（息を吸う）と呼息（息を吐く）の場面に分かれる．吸息時には肺の横隔膜が下が

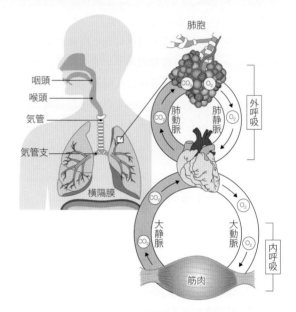

図3-E-1　呼吸器とガス交換の流れ

り，同時に外肋間筋の収縮による肋骨の挙上によって胸郭を拡大させ外気を肺へと取り込む．呼息時は，横隔膜および肋骨が元の位置に戻ることで肺内の空気を外部へ排出している．通常の呼息からさらに息を吐く努力をするときは，腹筋群などの収縮により腹圧を高め，内肋間筋の収縮により肋骨を下げることで胸郭をさらに縮小させ空気を排出することもできる．またわれわれは意識的に胸郭のみ，または横隔膜や腹横筋のみを働かせた呼吸も可能であり，前者を胸式呼吸，後者を腹式呼吸という（図3-E-2）．

3．呼吸容量と調節

呼吸は意識的にも可能であるが，安静時の成人の呼吸数は16〜20回/分である．1回の呼吸で肺に流入する空気量を1回換気量（tidal volume）

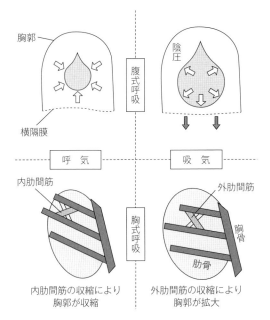

図3-E-2　呼吸運動における横隔膜と肋骨の働き（根来ら，2006[1]，p67を参考に改図）

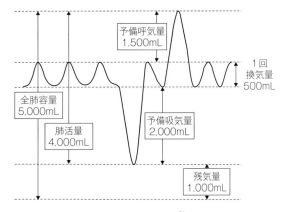

図3-E-3　肺の呼吸気量（中野，1979[2]，p100を参考に作図）

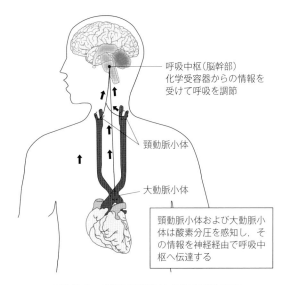

図3-E-4　化学受容器による呼吸調節経路

と呼び，約500 mLである．安静時の呼吸から最大限に努力をして吐き出した呼気量を予備呼気量（inspiratory reserve volume），同じように最大限の努力で吸い込んだ呼気量を予備吸気量（expiratory reserve volume）と呼ぶ．これら1回換気量，予備呼気量，予備吸気量を合わせたものが肺活量（vital capacity）である（図3-E-3）．

　呼吸調節を司る呼吸中枢は延髄に存在し，吸息ニューロンと呼息ニューロンがある．酸素を多く含んだ血液が通る血管部では酸素分圧をモニターする化学受容器があり，頸動脈には頸動脈小体，心臓からすぐの大動脈弓には大動脈小体がある．呼吸中枢は，これら化学受容器から送られてくる血液中の二酸化炭素分圧，酸素分圧，pHなどの情報から呼吸を調節している（図3-E-4）．また，吸気によって肺胞壁が拡大すると，壁の伸展受容器が興奮して中枢に吸息抑制信号を送り反射的に呼息が促進される．逆に呼息で肺胞壁が収縮すると，吸息抑制信号が減少し吸息が促進される．こうした一連の吸息−呼息反射をヘーリング−ブロイエル反射と呼ぶ．

4．ガス交換と運搬

　外気から肺胞に流入してくる酸素および二酸化炭素の分圧（空気中の濃度と考える）は，それぞれ100 mmHgと40 mmHgである．ガス交換を待つ静脈血の酸素および二酸化炭素の分圧は40 mmHgと46 mmHgであり，それぞれの分圧差により（濃度の高い方から低い方へ）速やかに拡散される（図3-E-5）．酸素はほとんどが赤血球のヘモグロビンと結合し運搬されるが，二酸化炭素の多くは赤血球内に入り，炭酸脱水素酵素の働きで重炭酸イオン（HCO_3^-）に変換される．その後HCO_3^-は濃度勾配により血漿へと溶解し運搬される（図3-E-6）．この重炭酸イオンは水素

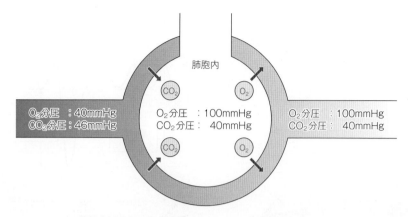

図3-E-5　肺胞でのガス交換（石川，2017[3]，p103を参考に作図）

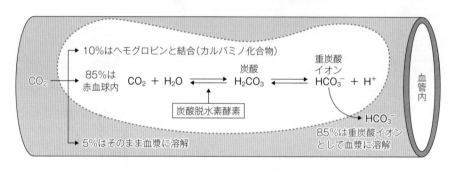

図3-E-6　血中での二酸化炭素の運搬（中野，1979[2]；石川，2017[3]を参考に作図）

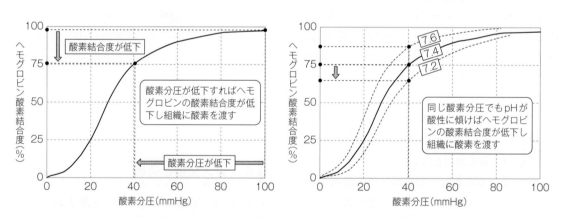

図3-E-7　ヘモグロビン酸素解離曲線（根来ら，2006[1]を参考に作図）

イオンの緩衝にも役立っており，血液の酸塩基バランスの維持にも重要である．

　赤血球中のヘモグロビンは酸素を運び必要な組織に渡すという役割があるが，組織の代謝状態によってその受け渡しの特性を変化させる．運動中の筋組織では酸素需要やエネルギー代謝が増加し，それに伴ってpHの低下（酸性化）や熱による温度上昇が起こる．図3-E-7はヘモグロビン酸素結合度に対する酸素解離曲線を示している．

ヘモグロビンは，酸素分圧の低下もしくは酸性に傾くことで酸素結合度の低下を示す．つまりヘモグロビンは，高い代謝状態の組織には酸素を渡しやすくする方向へとシフトする．

5．運動と酸素摂取

　安静時の1回換気量は約500 mL，1分間に16〜20回の呼吸を繰り返すので約8〜10 L/分の空

気が肺を出入りする計算になる．しかし，気道に残存している空気（残気量：residual volume）を考慮すると純粋に入れ替わる空気の量としては多くはない．したがって，深呼吸のような深い呼吸の方がより多くの新鮮な空気を取込むことができるので効率がよいといえる．当然のことながら，運動時には安静時と比べより多くの酸素摂取が必要となる．また運動後もすぐには安静時の呼吸には戻らない．

　運動開始から酸素摂取量（oxygen uptake）は増加していくが，低強度で運動を続けると酸素摂取量はある一定の値を維持する．これを定常状態（steady state）といい，運動時の酸素需要量と酸素摂取量が釣り合っている状態といえる．しかし高強度運動の場合，運動開始から酸素摂取量は増加し続け，最終的には酸素需要量に対して酸素供給量が追い付かずに運動継続が困難になる．特に運動初期は呼吸の適応ができていないために，実際の酸素需要に供給量が足りない状態が続く，このときの足りない酸素需要量分を酸素借（oxygen deficit）という．高強度運動になればこの酸素借量も多くなる．一方，運動後はただちに呼吸が安静時に戻るわけではない．運動開始初期に借りたとみなされる酸素借を返還しなくてはならないので，運動後も呼吸が速く高い酸素摂取が続くこととなる（**図3-E-8**）．この運動後の酸素摂取を運動後過剰酸素消費（excess post-exercise oxygen consumption：EPOC）と呼ぶ．また短時間の低強度運動では，酸素借とEPOCはある程度同じ量となるが，高強度運動や長時間運動の場合は必ずしも一致しない．EPOCの増大に影響を与える要因としては，酸素やエネルギーの補充，体温や循環の増加，脂肪酸化の増加，タンパク質の代謝回転の増加などが考えられている[5]．筋力トレーニングや高強度インターバルトレーニング（high-intensity interval training：HIIT）などはエネルギー消費や筋へのダメージが高いので，運動後も長時間にわたり安静時より高い酸素摂取が継続することが予想される．

　酸素摂取量は全身持久性能力や運動強度を判断するうえでもよい指標となる．1分間に取込

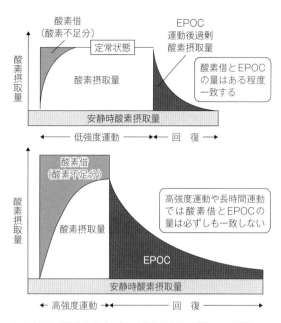

図3-E-8　運動中および運動後における酸素需要の概略図

むことのできる最大酸素量を最大酸素摂取量（maximal oxygen uptake：$\dot{V}O_2max$）といい，体重あたりの指標が全身持久性能力と高い正の相関がある．一般的な成人男性では35〜45 mL/kg/分，女性では30〜40 mL/kg/分である．山地ら[4]が報告している最も高い最大酸素摂取量は，男性ではノルウェーのクロスカントリースキー選手の値で94 mL/kg/分，女性ではロシアのクロスカントリースキー選手の値で77 mL/kg/分である．しかし，持久性種目のトップアスリートでは必ずしも最大酸素摂取量とパフォーマンスに正の相関関係を認めない．これは最大酸素摂取量がトップアスリートでは頭打ちになり，酸素を取込む能力よりも，筋内でのイオンの恒常性能力がより重要であることが要因である．つまりトップアスリートにおいては，高強度で運動を行ってもH^+を緩衝し筋内を酸性化させない能力や，細胞内外のK^+やNa^+の生理的バランスを保持する能力などが持久性パフォーマンスの鍵となる．

▎6．活性酸素について

　「運動は身体に悪いのではないか？」，その1つの要因が活性酸素にある．激しい運動をすると

酸素の取り込みが増加し，それに伴い活性酸素の生成も増大する．活性酸素は電子的に非常に不安定な状態で存在するため，核酸の損傷，生体膜などの不飽和脂肪酸の過酸化（過酸化脂質の増大）を招いてしまう．また，女性ホルモン（エストロゲン）が血管内皮の活性酸素を抑制していることが明らかにされており[6]，この恩恵を受けられなくなった閉経後の女性は動脈硬化の危険性が増大する．こうしたことが積み重なると，老化の促進や健康被害になるという論理である．

通常，活性酸素は体内に侵入した細菌・ウィルスを撃退する免疫系で重要な役割を担っており，活性酸素が必要以上に産生されればスーパーオキシドディスムターゼ（superoxide dismutase：SOD）という酵素が除去を行う．このSODは年齢とともに低下するが，運動によって増加する．また食事から摂取できるさまざまな抗酸化物質があり，ビタミンCおよびEなどは強い抗酸化作用がある．

現代人の日常の身体活動量や食生活を考えると，運動による活性酸素の健康被害よりも，むしろ運動不足や過食の方が健康被害を生む可能性はある．したがって，「過度の運動は身体に悪いが，適度な運動と抗酸化物質の摂取は健康を増進する」というのが正しい活性酸素と健康の理解であると考える．

[白土男女幸]

📖 文 献

1）全国柔道整復学校協会監修，根来英雄ほか：生理学 第3版．pp65-81，南江堂，2006．
2）中野昭一編：図説・からだの仕組みと働き．pp96-104，医歯薬出版，1979．
3）石川 隆：生理学の基本がわかる事典 第3版．pp95-106，西東社，2017．
4）山地啓司：一流スポーツ選手の最大酸素摂取量．体育学研究，30：183-193，1985．
5）篠田邦彦日本語版総監修，岡田純一監修，Haff GGほか編：ストレングストレーニング＆コンディショニング：NSCA決定版 第4版．pp62-70，ブックハウス・エイチディ，2018．
6）下村吉治：スポーツと健康の栄養学．pp135-144，ナップ，2003．

3章 F．血液循環と運動

1．血液成分と血液量

　血液（blood）は血漿（plasma）と呼ばれる液体（無形）成分と赤血球，白血球，血小板などの細胞（有形）成分からなり，それらの組成は図3-F-1に示すとおりである．血漿に含まれるタンパク質の総称は血漿タンパク質と呼ばれ，主にアルブミン，グロブリン，フィブリノゲンで，血漿から血液凝固因子のフィブリノゲンを取り除いたものが血清（serum）である．また，水溶性のフィブリノゲンが非水溶性のフィブリンに変化し，血球を包み込んで凝固したものを血餅（clot）という．血液量は体重の1/12〜1/13を占め，比重は1.060±0.005，pHは7.40±0.05であり，浸透圧は0.9％の生理食塩水とほぼ等張である．

1）血漿（液体成分）

　血漿成分は90％が水分であり，残りは老廃物（尿素，クレアチニン，尿酸），タンパク質，脂質，糖質，などの有機物と無機塩類である．それ以外には微量であるがホルモンや酵素も含まれる．

　血漿タンパク質の濃度は7〜8g/dLであり，その中で最も多く（約60％）を占めるアルブミンは，膠質浸透圧を維持し血漿の量を一定に保っている．またグロブリンは電気泳動によりさらに細かくαグロブリン，βグロブリン，γグロブリンに分画することができる．αグロブリンおよびβグロブリンは，ホルモンやビタミンと結びつき物質輸送にかかわり，γグロブリン分画には免疫抗体が含まれる．フィブリノゲンは主に肝臓でつくられ血液凝固の中心的役割を果たす．トロンビンの作用でフィブリノゲンはフィブリンとなり，網状の膜で血小板血栓を覆って血管破綻部を塞ぐよう働く．

　血漿中の脂質はトリグリセリド（triglyceride：TG，一般に中性脂肪）とコレステロールに分けられる．TGは正常値で35〜130mg/dLを示し，高糖質，高脂肪食により皮下脂肪の主成分として蓄積される．TGの高値が続くことは，心筋梗塞や脳血管障害の原因となることが知られている．

　コレステロールは真核生物の生体膜を構成する成分の1つであり，脳，内臓，筋肉など全身に幅広く分布し，リポタンパクという粒子によって循環血液の中を運ばれている．コレステロールと複

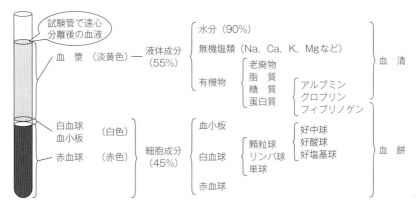

図3-F-1　血液の主要組成

表3-F-1　リポタンパクの種類と体内動態

リポタンパクの種類	体内動態	比 重	粒子サイズ
高比重リポタンパク質 (high density lipoprotein：HDL)	コレステロールを末梢組織から肝臓へ輸送	高 ↑	小 ↑
低比重リポタンパク質 (low density lipoprotein：LDL)	コレステロールを肝臓から末梢組織へ輸送		
超低比重リポタンパク質 (very low density lipoprotein：VLDL)	内因性資質（TG）を肝臓から末梢組織へ輸送		
カイロミクロン (chylomicron)	外因性資質（TG）を小腸から肝臓，心臓などに輸送	↓ 低	↓ 大

合体をつくるリポタンパクは，比重とサイズの違いによって区分され，それぞれの体内動態は異なる（表3-F-1）．これらのリポタンパクを合わせて総コレステロール（total cholesterol：TC）という．

　一般的にHDLコレステロール（HDL-C）は善玉コレステロールと呼ばれる．HDL-Cは動脈硬化プラーク（粥腫）からコレステロールを引き抜き肝臓に運搬する役割を担うことからそう呼ばれている．一方，LDLコレステロール（LDL-C）は悪玉コレステロールと呼ばれる．LDL-Cは肝臓から末梢組織へコレステロールを運搬し動脈硬化を促進する働きがあることからそう呼ばれている．運動と食事（低エネルギー，低脂肪食）のコントロールを行うことは，HDL-CとTGを改善させ，もともとLDL-Cが高い人の場合，LDL-Cを低下させることが示唆されている．

　血糖は，血液中に含まれるグルコースのことで空腹時は70〜110 mg/dLである．食後には上昇して140 mg/dL程度の値を示すが1〜2時間後に元の値に戻る．運動により筋肉を動かすとグルコースや脂肪酸をエネルギー源として筋肉に取り込むため，運動中から運動後にかけて血糖値は低下する．

2）赤血球

　赤血球（erythrocyte，red blood cell：RBC）は鉄を含む赤い色素をもつヘモグロビンを含み，血液循環を通して酸素と二酸化炭素の運搬を担う．中央が凹んだ円盤状の細胞（直径7〜8 μm，厚さ2 μm）で，血液中には約450万/mm^{3}含まれており，骨髄の造血幹細胞から骨髄系幹細胞など何段階かに分化し，赤芽球から核やミトコンドリアが脱離して産生される．貧血（赤血球が不足した）状態では赤血球の最大産生能が増加し，腎臓でエリスロポエチン（EPO）というホルモンが分泌され赤血球の総量を増加させる．EPOは造血因子として赤血球の成熟を促進する働きがあるため，かつてはドーピングにも使われていた．

　赤血球の寿命は約120日で，古くなると脾臓や肝臓においてマクロファージに捕捉され分解される．運動は赤血球を破壊し，十分な鉄分やタンパク質が補えない場合は貧血につながる．加えて，激しい運動や長期間のトレーニングでは赤血球が大幅に減少し貧血を起こすことがある．これを運動性貧血（スポーツ性貧血）という．さらに，高齢者においては赤血球数，血中ヘモグロビン濃度とも，加齢とともに低下傾向を示す．

3）白血球

　白血球は細菌やウィルスなどの病原微生物から生体を防御する免疫系細胞である．顆粒球，リンパ球，単球に分けられ，そのうち顆粒球はさらに，好中球，好酸球，好塩基球の3つに分類される．

　好中球は顆粒球の中で90〜95％を占める．侵入してきた細菌類への接触から貪食し，細胞内器官であるリソソーム中の酸素依存機序により殺菌，加水分解酵素により分解される．好酸球は細菌などの破壊作用を持ち，アレルギー性疾患（喘息，アトピー性皮膚炎）の炎症の一因になると考

えられている．好塩基球も同様にアレルギーとの関連が認められており，アレルギー反応が起こるとヒスタミンなどを放出し痒みや腫れの症状を引き起こす（詳細は2章A参照）．

　身体運動が白血球の免疫機能に影響を及ぼすことはよく知られている．高強度の運動負荷は，好中球の貪食機能やリンパ球の一種であるナチュラルキラー（NK）細胞の活性を低下させ免疫能を抑制する．マラソンなどの長時間の激しい運動後には上気道感染症のリスクが高まるとする報告もある．しかしながら，持続的な低〜中程度の運動負荷時（ウォーキングなど）には免疫能を亢進させる傾向があることがわかっている．

4）血小板

　骨髄巨核球が壊れてできた2〜3μmの小体であり，血管破綻部にコラーゲン線維が露出すると血小板が集まりその部位に粘着すると同時に種々の血小板因子を放出して血液凝固を助ける．運動との関係は一定した報告ではないが，激しい運動の直後に増加する例が報告されている．

2．循環系の構成

　循環系は，心臓と血管（動脈，毛細血管，静脈）からなる．これらは，閉塞回路で血液を循環させ，大循環（体循環）と小循環（肺循環）に分けられる．体循環は，左心室→動脈→末梢臓器の毛細血管→静脈→右心房まで，肺循環は，血流がその後右心室→肺動脈→肺の毛細血管→肺静脈→左心房までの血液が流れる経路をいう（図3-F-2）．体循環と肺循環は直列につながり，左心室からの拍出量は，右心室から送り出される血液量と同じである．

3．心臓と血管の構造

　心臓の構造は，4つの部屋からなり左右それぞれに心房，心室がある．心室の出入り口には4つの弁（三尖弁，僧帽弁，大動脈弁，肺動脈弁）が存在し，血液が逆流しないようになっている（図3-F-3）．心臓は血液を全身に循環させるポンプ

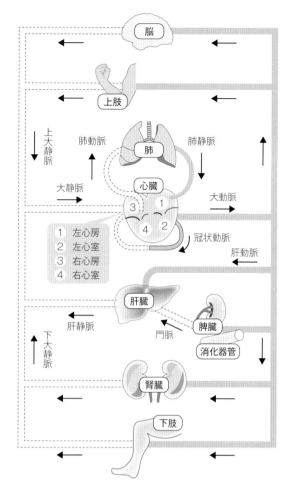

図3-F-2　循環系の構造

の働きをし，胸郭中央のやや左側に位置して心膜に覆われた心膜腔内に収まっている．重さは成人で200〜300g，握りこぶし程度の大きさである．心臓を構成する心筋は，骨格筋と同様の横紋筋からなり，その厚さは心房よりも心室の方が厚く，同じ心室でも右心室より左心室の方が約3倍厚い．激しい運動を行うアスリートは，その環境に適応するため心室拡張や心筋肥大により心拍出量（後述）が増加する（スポーツ心臓）．

　血管は動脈，細動脈，毛細血管，静脈に大別される．動脈は内膜，中膜，外膜の3層からなり，心臓から送り出された血液を各臓器へと導く．動脈は弾性に富み心室が収縮したときには動脈壁が押し広げられ，心室が拡張したときに元に戻ろうとする圧力が生じるため補助ポンプとして働く．

　細動脈は血管中膜に発達した平滑筋を有し，拡

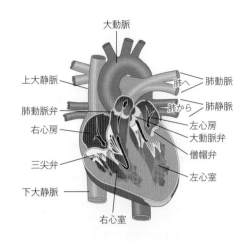

図3-F-3　心臓の構造（模式図）（和田正信編著：ステップ
アップ運動生理学．p78．杏林書院．2018より改変）

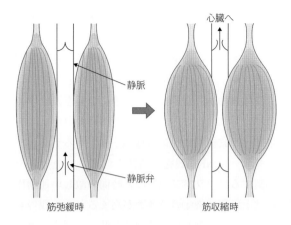

図3-F-4　筋ポンプ作用

張，収縮により血管の抵抗を調節するため，抵抗
血管とも呼ばれる．全身の血圧維持や臓器血流量
とも関係している．

　静脈も動脈と同様に3層構造をしているが，動
脈と比較して中膜は薄く弾性線維は少ない．静脈
壁は伸展性に富み，血液の逆流を防ぐ弁構造を有
するため血液貯留に適している．運動による筋肉
の収縮は，静脈に集まった血液を心臓へ押し戻す
作用がある．これは，心臓のポンプ作用と似てお
り「筋ポンプ作用」といわれている（図3-F-4）．

4．心拍数，1回拍出量，心拍出量

　心拍数（heart rate）は心臓が単位時間あたり
に血液を送り出す回数のことであり，通常1分間
値で表す．安静時心拍数は成人の男性60〜70拍
/min，女性65〜75拍/minであり，新生児では
120〜130拍/min程度を示す．成人の安静時心拍
数が100拍/min以上の場合を頻脈，60拍/min
以下の場合を徐脈という．

　1回拍出量（stroke volume：SV）は心臓が1回
収縮して左心室から拍出される血液の量のことで
あり，左心室拡張末期容量（左心室が最も血流を
満たしたときの容量）と，左心室収縮末期容量（左
心室が収縮し血液を送出した後の左心室内に残っ
た容量）との差によって求められる．安静時の値
は，成人で約70〜80 mLである．

　心拍出量（cardiac output）は，1回拍出量（mL
/拍）×心拍数（拍/min）によって表される．安
静時の心拍出量は約5 L/minで，運動時には約
5倍（20〜30 L/min）まで増加する．トレー
ニングを積んだ長距離選手の場合は，心拍出量が
35〜40 L/minに達する．これは，運動すること
で心拍数，1回拍出量とも増加をするためであ
る．運動時の最大1回拍出量は一般人が110〜
120 mL程度，トレーニングを積んだ選手が150
〜170 mL，一流長距離選手では200 mLと高値を
示す．

　運動中における心拍出量の相対的分布は，運動
の強度によって身体の器官ごとに変化する．運動
中は骨格筋への血流量が著しく増加し，最大運
動では心拍出量の約90％が骨格筋へと集中する．
脳への血流量は一定であるが，心拍出量の増加に
伴いその相対的な血流の割合は減少する．これは
骨格筋と心筋での酸素消費量が増加するため，皮
膚や内臓諸器官においても心拍出量の割合は著し
く減少する（図3-F-5）．

5．血　　圧

　血液が血管壁を押す圧力を血圧という（通常動
脈圧）．心臓が収縮して動脈内に血流を送り出し
たときの血圧が収縮期血圧（最大血圧），心臓が
拡張したときの血圧が拡張期血圧（最小血圧）で
ある．また，収縮期血圧と拡張期血圧の差を脈圧

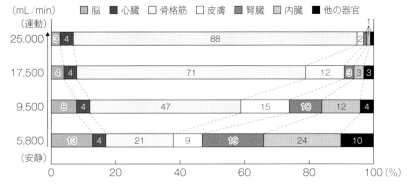

図3-F-5　運動時における心拍出量（mL／min）の相対的分布（Andersen, 1971[6]より作図）

という．血圧は心拍出量の増加および末梢血管抵抗の増加により上昇する．心拍出量の増加は腎臓による体液量の調整によって循環血液量が増加することとかかわっている．一方，末梢血管抵抗の増加は動脈硬化などにより血管の内腔が狭くなることが影響している．心拍出量および末梢血管抵抗の増加は，自律神経（交感神経）の反応が高まることに関係している．交感神経が活性化すると副腎髄質などからカテコールアミン（アドレナリン，ノルアドレナリン）というホルモンが分泌され，心臓の拍動回数増加および心拍出量の増大，血管収縮作用などによって血圧が上昇する．

血圧は運動することによる末梢血管抵抗の増大に伴い上昇する．中でも運動強度の高い無酸素性運動では血圧の上昇は著しい．一方，運動強度の低い有酸素性運動では末梢血管の拡張がみられるため拡張期血圧はわずかな上昇にとどまる．

ランダム化比較試験（randomized controlled trials：RCT）による4週間以上の継続した有酸素性運動を実施した場合，体重の変化とは関係なく安静時血圧や収縮期血圧は下降し，その降圧効果はBMIや年齢に左右されないことが報告されている[7]．

▌6．循環の調節と心電図

心筋は固有心筋と特殊心筋に大別される．固有心筋は心室筋と心房筋に分けられ血液を送り出す役割を担う．一方，特殊心筋は興奮性と伝導性をもつ心筋線維である．興奮は自動的に発生し（ペー

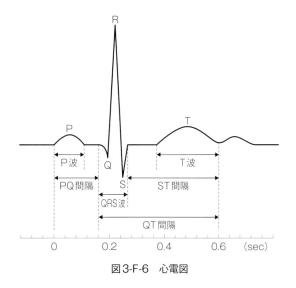

図3-F-6　心電図

スメーカー的役割），その興奮を末梢の心筋まで伝導する（刺激伝導系）．特殊心筋には洞房結節，房室結節，プルキンエ線維などがある．洞房結節や房室結節の細胞は小型であり，伝導速度が0.02 m／sec程度と遅いのに対し，プルキンエ線維は太くて長く伝導速度は2～4 m／secと速くなっている．

心臓の拍動は洞房結節が規則的に電流を発生することから始まる．その後，房室結節にきた興奮はヒス束，左右の脚，プルキンエ線維の順に伝わり，心尖部から心室へとつながっていく．心電図（electrocardiogram：ECG）は，このような心筋が収縮する際の電気的活動を体表より記録したものである（図3-F-6）．心電図の波形が示す意味は下記のとおりである．

・P波：左右の心房筋が興奮

・PQ 間隔：心房から心室への興奮伝導

・QRS 波：心室の興奮

・ST 間隔：心室全体の興奮状態

・T 波：心室の興奮が収まり回復する時

・QT 間隔：心室興奮時間

　心電図から得られる情報は，心臓の働きや不整脈，心房や心室の肥大や拡張，心筋障害などがある．狭心症の場合は常に異常な心電図を示すわけではなく，狭心症の発作が起こったときに心電図に異常が現れるため注意する必要がある．狭心症は運動によって誘発されるため，運動負荷心電図を用いるとよい．

　スポーツ選手の場合，スポーツ種目や強度によって違いがあるものの心電図異常は高頻度であり，安静時には除脈傾向を示す．中でも最も高頻度で認められる心電図所見は洞除脈（心拍数60拍/min 未満）である．また，スポーツ選手は運動中における心拍数の上昇も少なく，運動終了後には心拍数の速やかな回復がみられる．機能的冠不全や心筋の病理変化が潜んでいる可能性も考えられるため注意が必要である．

[松本秀彦]

文　献

1）弘　卓三ほか：運動生理学と運動処方．青山社，1995．
2）Levick JR 著，岡田隆夫監訳：心臓・循環の生理学．メディカル・サイエンス・インターナショナル，2014．
3）和田正信編著：ステップアップ運動生理学．杏林書院，2018．
4）坂井健雄ほか編：人体の正常構造と機能．日本医事新報社，2017．
5）Pocock G ほか著，岡野栄之ほか監訳：オックスフォード生理学 原著第 4 版．丸善出版，2016．
6）Andersen KL：Fundamentals of Exercise Testing. World Health Organization, 1971．
7）アメリカスポーツ医学協会編，山崎元ほか監訳：肥満と運動／身体活動−予防と治療効果のエビデンス−．pp195−197，文光堂，2002．

3章　G. 運動とホルモン

　生理的な代謝調節で重要なシステムの1つがホルモンによる調節である．体内に数多く存在するホルモンは，特定の分泌臓器から分泌され，血液循環にのって標的となる細胞まで到達し効果を発現する．この液性の輸送システムにより神経系調節とは違い非常にゆっくりとした代謝調節を行う．また，多くのホルモンが同時に血液を循環しているにもかかわらず，標的細胞に対して的確に作用を及ぼすことができるのは，各種ホルモンにはその専用受容体が標的細胞に存在するからである．このメカニズムは鍵（ホルモン）と鍵穴（受容体）に例えることができる．

　ここでは，ホルモンの作用機序，多種あるホルモンの中でも健康やスポーツ科学を理解する上で重要なものに限定し解説する．また近年，われわれの身体に重要な働きがあるホルモン様生理活性物質についても加えて追記する．

1．ホルモンの種類

　ホルモンは，特定の器官から分泌される（図3-G-1）．ホルモンの中には他のホルモン分泌を調節するものや末梢組織に働きかけて作用を及ぼすものまで多くの種類が存在する（表3-G-1）．ホルモンは構造上次の3種類に大別される．

・アミノ酸誘導ホルモン：アミノ酸を材料とし，アミノ基をもつ（アドレナリンや甲状腺ホルモンなど）．
・ステロイドホルモン：コレステロールから合成され，ステロイド核をもつ（副腎皮質ホルモンや性ホルモン）．
・ペプチドホルモン：数個〜数百個のアミノ酸が結合．大部分のホルモン（成長ホルモンやインスリンなど）．

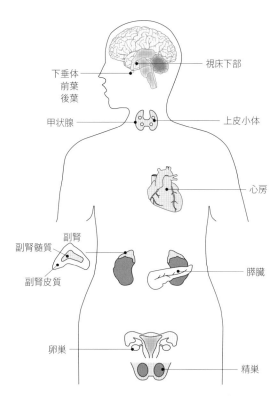

図3-G-1　主なホルモン分泌器官（石川，2017[1]）を参考に作図）

　ホルモンの血液中の輸送形態は水に溶ける水溶性か脂肪に溶ける脂溶性かで異なる．水溶性ホルモン（アドレナリンやペプチドホルモン）はそのまま血液中に溶解し運搬されるが，脂溶性ホルモン（甲状腺ホルモンやステロイドホルモン）は血液中にあるアルブミンなどのタンパク質と結合して輸送される[1]．

2．ホルモンによる情報伝達機序

　ホルモンの輸送は上記のとおりであるが，標的細胞まで到達してからの機序は水溶性か脂溶性かで異なる．水溶性ホルモンは，細胞膜上の受容体

表3-G-1　ホルモンの種類と作用（石川，2017[1]および全国柔道整復学校協会，2006[3]を参考に作表）

分泌器官	分泌ホルモン	標的器官	主な作用
視床下部	甲状腺刺激ホルモン放出ホルモン	脳下垂体前葉	甲状腺刺激ホルモンの分泌
	副腎皮質刺激ホルモン放出ホルモン		副腎皮質刺激ホルモンを分泌
	成長ホルモン放出ホルモン		成長ホルモンの分泌
	ソマトスタチン		成長ホルモンの分泌抑制
脳下垂体前葉	甲状腺刺激ホルモン	甲状腺	甲状腺ホルモンの分泌
	副腎皮質刺激ホルモン	副腎皮質	副腎皮質ホルモンの分泌
	卵胞刺激ホルモン	卵巣・精巣	卵胞ホルモンの分泌
	黄体形成刺激ホルモン	卵巣・精巣	黄体ホルモンの分泌
	成長ホルモン	骨・脂肪細胞・骨格筋	骨の成長・脂肪分解・筋修復
下垂体後葉	バソプレッシン	腎臓	腎臓での水分の再吸収・血圧上昇
甲状腺	甲状腺ホルモン（サイロキシン）	全身	基礎代謝促進・成長促進
	カルシトニン	骨・腎臓	腎臓でのカルシウム排泄
副甲状腺	副甲状腺ホルモン	骨・腎臓	腎臓でのカルシウム再吸収
心臓（心房）	心房性ナトリウム利尿ペプチド	腎臓	腎臓でのナトリウム排泄
副腎皮質	糖質コルチコイド	全身	肝臓での糖新生促進
	電解質コルチコイド	腎臓	体水分のバランス維持
副腎髄質	アドレナリン	骨格筋・心筋・脂肪細胞血管	グリコーゲン分解による血糖上昇・心拍数増加・脂肪分解促進
	ノルアドレナリン		心拍数増加・脂肪分解促進
腎臓	レニン	血漿α2グロブリン	アンジオテンシンIの生成
	エリスロポエチン	骨髄	赤血球の生成促進
膵臓	インスリン	肝臓・骨格筋・脂肪細胞	グリコーゲン合成促進・脂肪細胞の糖取り込み促進
	グルカゴン	肝臓・脂肪細胞	グリコーゲン分解促進・血糖値上昇
	ソマトスタチン	ランゲルハンス島	成長ホルモン分泌抑制 インスリンおよびグルカゴン分泌抑制
卵巣	エストロゲン（卵胞ホルモン）	生殖器など	卵胞の発育・二次性徴
	プロゲステロン（黄体ホルモン）		子宮内膜の肥厚・基礎体温の増加
精巣	テストステロン	生殖器など	精子形成・筋肥大・二次性徴
脂肪細胞	レプチン	摂食中枢	食欲抑制
胃	グレリン	食欲中枢	食欲増大

と結びつき細胞内のセカンドメッセンジャーを介して作用を発現するのに対し，脂溶性ホルモンは細胞膜を通過し細胞内の受容体と結合して作用を発現する．こうした機序の違いは細胞膜が脂質二重層という構造をしており，水溶性のものは通過できないからである．

3. ホルモンの分泌調節

ホルモンはわれわれの活動状況に応じて何十種類ものホルモンを同時に調節している．その調節は基本的に血中のホルモン濃度に依存しており，十分な分泌が行われて血中濃度が高まればフィードバック機構により分泌は抑制される．

ホルモンの中には上位からのホルモン分泌の刺激により分泌が調整されているものもあり段階的な分泌の促進と抑制が行われている．図3-G-2に副腎皮質ホルモンの分泌機序を示した．このような段階的な分泌調節は甲状腺ホルモンや成長ホルモンおよび性ホルモンで行われており，視床下部ホルモン分泌→下垂体ホルモン分泌→分泌臓器という上位から下位へ分泌を刺激するホルモンにより調整される．

4. 血糖値に関与するホルモン

血糖値を低下させるホルモンは膵臓のランゲルハンス島β細胞から分泌されるインスリンのみである．したがって，インスリンが分泌されないかその効きが悪くなる（インスリン抵抗性が高くな

る）と高血糖状態が続き糖尿病となる．インスリンが細胞膜の受容体に結合すると，グルコース輸送担体（GLUT-4 など）が細胞膜上に移動し血糖の取り込みを促進させる．長期的な運動によりインスリン抵抗性が改善するのは GLUT-4 などが筋細胞内で増加することが一因である．

　逆に，血糖値を増加させるホルモンは多く存在する．脳のエネルギー源が基本的にグルコースで

あり，生命維持のためにも血糖値が低下しないよう何重もの血糖補完システムを備えている．血糖値の増加には，膵臓のランゲルハンス島 α 細胞から分泌されるグルカゴン，副腎皮質ホルモン，副腎髄質からのアドレナリン，甲状腺ホルモン（サイロキシン）や成長ホルモンが関与している．これらのホルモンは肝臓のグリコーゲン分解，糖新生の亢進，脂肪分解の促進などにより血糖値を維持する（図 3-G-3）．

5．筋肥大に関与するホルモン

　筋肥大を促進するホルモンは，代表的なものとして男性ホルモン（テストステロン），インスリン，成長ホルモン，インスリン様成長因子-1（insulin-like growth factor-1：IGF-1）などである（図 3-G-4）．これらのホルモンは筋でのタンパク質合成を促進させることで筋肥大にプラスの効果を与えるとされる．まさにドーピングなどはこうした効果を悪用したものであり，生理学的濃度を大きく超えるテストステロンの投与は筋力トレーニングと併せることで大きな筋肥大効果を生じさせる可能性がある．

　筋肥大にとってタンパク同化ホルモンの作用は必須条件ではないが，性差が生じるのは男性ホルモン濃度やその受容体数の違いによるところが大

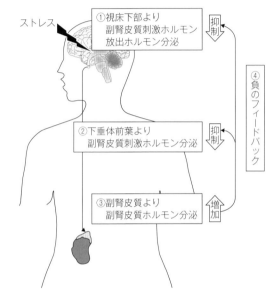

図3-G-2　ホルモン分泌におけるフィードバック調節（石川，2017[1]）を参考に作図）（例：副腎皮質ホルモン分泌とその抑制の機構）

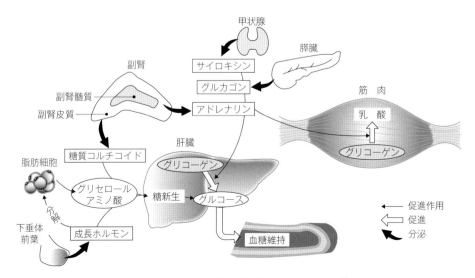

図3-G-3　血糖維持に働くホルモンの作用機序（中野，1979[2]）を参考に作図）

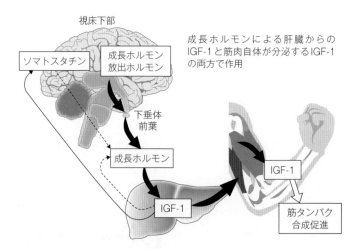

視床下部

ソマトスタチン

成長ホルモン
放出ホルモン

成長ホルモンによる肝臓からの
IGF-1と筋肉自体が分泌するIGF-1
の両方で作用

下垂体
前葉

成長ホルモン

IGF-1

IGF-1

筋タンパク
合成促進

図3-G-4　成長ホルモンとインスリン様成長因子（IGF-1）の作用機序（星ら，1996[4]）を参考に作図）
点線は抑制作用を表す．循環血中のIGF-1は下垂体からの成長ホルモンを抑制し，視床下部からのソマトスタチン分泌を促進させることでも成長ホルモン分泌を抑制する．

きい．また，大筋群を動員する筋力トレーニング（スクワットやデッドリフト）後にテストステロンや成長ホルモンの分泌増加がみられる．West ら[5]は，同一被験者に対し，大筋群のトレーニングと併せて片側の腕のトレーニングを実施し，もう片方は腕のトレーニングのみ実施して筋力や筋肥大の違いを検討している．その結果，両腕に有意なトレーニング効果の差はなく，循環するタンパク同化ホルモンの生理学的濃度ではトレーニング効果に差がでないと結論づけている．

こうしたホルモンによる筋肥大効果は生理学濃度の範囲では比較的小さい可能性がある．筋肥大のためには，トレーニングの質や量および栄養摂取に重きを置いて実施するのが一番の近道と考える．

6．体水分・ミネラルに関与するホルモン

体液保持には腎臓が主な役割を担っており，血液の糸球体によるろ過から始まり，尿細管での水分やミネラルなどの再吸収などの調節が必要である．

水分保持に関するホルモンの機構は段階的なステップを踏む．体水分量が減少し血圧などが低下する状況に見舞われると腎臓からレニンが分泌される．次にレニンが血中でアンジオテンシンIIを

産生し，これが副腎皮質に作用しアルドステロンを分泌，最終的に尿細管での水分やミネラル（ナトリウム）の再吸収を促進させることで水分保持を行う．この一連の作用機序はレニン-アンジオテンシン-アルドステロン系と呼ばれる．またアンジオテンシンは血圧上昇を引き起こすことで，血圧を正常に戻す役割もある．加えて，下垂体後葉からもバゾプレッシン（ADH）が分泌されることで水分の再吸収を促進させている（図3-G-5）．

逆に心房から分泌される心房性ナトリウム利尿ペプチド（ANP）はナトリウム排泄を促進させるホルモンである．塩分摂取過多や細胞外液の増加が生じると，腎臓の糸球体や尿細管に作用しナトリウム利尿を促進させる．結果として血液量や血圧を低下させる．

7．食欲に関与するホルモン

食欲も自らの意思だけでコントロールしているわけではなく，いくつかのホルモンが関与している．脂肪細胞から分泌されるレプチンは食欲を抑制する作用がある．逆に胃から分泌されるグレリンは食欲を増加させる作用がある．特にレプチンは肥満者における食欲の増加をうまく説明できる．脂肪細胞が通常の大きさのときはレプチンの

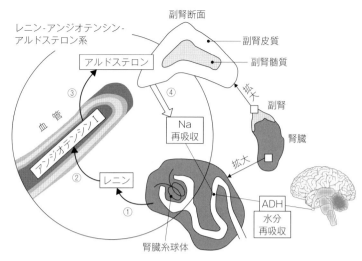

図3-G-5　体水分および電解質のホルモン調節 (中野，1979[2)] を参考に作図)

作用も正常に機能し，われわれの食欲を抑制して
くれるが，過食や運動不足などで脂肪細胞が肥大
化するとレプチンの効きが抑制され（レプチン抵
抗性），食欲に歯止めが利かなくなる．また，睡
眠不足もこれらホルモンが要因となり肥満発症の
危険性を高めることがわかっている．

8．造血に関与するホルモン

　腎臓由来のエリスロポエチンは骨髄に作用し赤
血球の産生を促進させるホルモンである．持久系
競技スポーツでは，造血作用による酸素供給量の
向上を目的にこのホルモンをドーピングとして悪
用するケースがある．

9．その他の生理活性物質 (図 3-G-6)

1) 筋由来のマイオカイン

　筋肉は運動器としての役割が主であるが，加齢
や運動不足などによる筋量の低下は生活習慣病や
サルコペニア（筋減弱症）など多岐にわたる健康
被害を及ぼす．近年注目を集めているのは「マイ
オカイン」(myocain) という運動刺激により筋
肉から分泌される生理活性物質である．マイオカ
インという名は総称であり，筋由来の物質は30
種以上もある．中でも secreted protein acidic and
rich in cysteine (SPARC) やインターロイキン-6

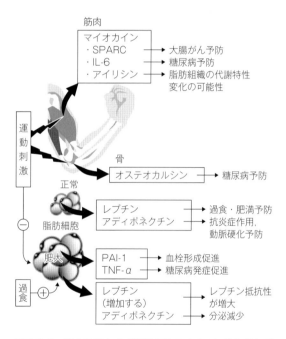

図3-G-6　筋肉や骨および脂肪細胞のホルモン様物質とそ
れら予想される作用

(IL-6)，アイリシンはその健康効果から注目さ
れている[6)]．

　SPARC は大腸がん予防の効果が示唆されてい
る．運動習慣と大腸がん予防の関係はわかってい
たが，その一端が運動することにより分泌され
る SPARC と関係している可能性がある．IL-6 は，
糖の取り込みやインスリン分泌の増加，脂肪分解
を促進し，肥満や糖尿病を予防する可能性が示唆
されている．マイオカインの一種であるアイリシ

ンは，マウスでの研究によって白色脂肪組織を褐色脂肪化（熱産生に関与する脂肪組織）することが報告され，脂肪組織のエネルギー代謝に影響することが報告されている[7]．

このように筋肉は分泌器官としても機能している人体最大の臓器であり，さまざまな生理活性物質を分泌しながら健康を保持してくれている．いずれにしても，筋収縮を伴う運動によって健康にとってよい効果をもたらす可能性が得られるということである．

2）骨由来のオステオカルシン

骨は長らく人体を支える運動器として知られてきたが，近年新たな骨由来の健康効果を示唆する物質が報告され，分泌臓器としても認識され始めている．骨は常に破骨細胞による破壊と骨芽細胞のよる再生を繰り返しながら骨をリモデリングしており，加齢や運動不足および低栄養などの要因で骨破壊・再生のアンバランスが生じると骨粗鬆症などを発症してしまう．骨強度を高めるためには，筋力トレーニングやジョギングなど骨の長軸に対して物理的なストレスを加えることが重要である．近年，骨芽細胞より「オステオカルシン」（osteocalcin）という生理活性物質が全身に分泌されていることがわかった．その効果は全身性で，脳の発育発達やインスリン分泌増加など多くの健康効果が示唆されている[8]．

1）と2）で記述したホルモン様生理活性物質の効果は，動物実験段階の知見も含まれ，未だヒトに対する健康効果を断定できる水準にないものも多々ある．しかし，運動の健康効果をさらに裏付ける興味深い研究分野であるので記述を加えた．今後，個々のメカニズムや詳細な効果についてはさらなる研究が必要であるが，この分野の研究成果に今後も注目したい．

[白土男女幸]

📖 文　献

1）石川　隆：生理学の基本がわかる事典 第3版．pp134-167，西東社，2017．
2）中野昭一編：図説・からだの仕組みと働き．pp40-45，医歯薬出版，1979．
3）全国柔道整復学校協会監修，根来英雄ほか：生理学 第3版．pp65-81，南江堂，2006．
4）Ganong WF 著，星　猛ほか訳：医科生理学展望．丸善，pp399-414，1996．
5）West DW, et al.: Elevations in ostensibly anabolic hormones with resistance exercise enhance neither training-induced muscle hypertrophy nor strength of the elbow flexors. J Appl Physiol, 108: 60-67, 2010.
6）青井　渉：新規マイオカイン SPARC の可能性−運動による大腸がん予防の解明にむけて−．体力科学，62：263-271，2013．
7）Boström P, et al.: A PGC1-α -dependent myokine that drives brown-fat-like development of white fat and thermogenesis. Nature, 481: 463-468, 2012.
8）溝上顕子ほか：オステオカルシンとインスリン分泌．日本薬理学雑誌，145：201-205，2015．

3章　H．運動と環境

　運動やスポーツ活動を安全に効果的に行うには，運動強度や運動時間，頻度を決定することが重要であるが，環境条件も考慮し実施しなければ，さまざまな事故を起こす危険性がある．運動やスポーツ活動が実施される環境は多種多様であり，身体が環境から受ける影響もさまざまである．ここでは，スポーツ活動中に遭遇することが多いと考えられる環境，暑熱，寒冷，高地に関して，生理学的反応や障害について解説する．

1．体温の調節

　ヒトの体温は，身体の機能を維持するため一定範囲に維持されている．安静時は36〜37℃の範囲にあり，暑熱環境や寒冷環境，運動中は安静時の範囲を超えるが，35〜39℃の範囲におさまる．体温は深部（鼓膜，食道，直腸）で高温を示し，皮膚表面で低温となる．生理学的に体温として示されれるのは深部体温である．

　暑熱環境や寒冷環境における運動では体温調節がうまく行われず，毎年，生命を危険にさらす事故が後をたたない．これは，各環境条件における運動時の体温調節に関する基礎知識がないために生じている．運動時の体温調節を把握することは，健康維持において重要な要素である．

1）体熱のバランス

　体温は身体の深部で熱が産生され体表面に運ばれ外界に放出される．体温を一定に保つには，熱産生と熱放散のバランスがとれていなければならない．このバランスが崩れ，熱産生が熱放散を上回った場合は，体内に熱が蓄積し体温が上昇する．一方，熱放散が熱産生を上回ると体温が低下する．

　安静時の熱は主に脳，肝臓，腎臓などの内臓で発生し，運動時は筋肉から発生する熱が圧倒的に多くなる．熱放散は輻射，伝導，対流，蒸発により行われる（図3-H-1）．輻射とは皮膚から赤外線が放射されており，これにより熱が放散される現象を示し，伝導は隣り合う組織を熱が伝わっていく現象であり，対流とは気体や液体による熱の移動である．輻射と伝導，対流は，熱放散と蓄熱の両方に関与し，蒸発は放散のみに作用する．

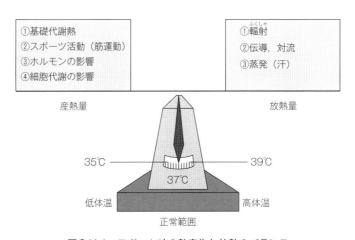

図3-H-1　スポーツ時の熱産生と放熱のバランス

2）体温調節

　体温調節は脳の視床下部にある体温調節中枢で行われる．身体には中枢と末梢にそれぞれ温度をモニターする受容器があり，中枢の受容器は視床下部にあり脳の温度をモニターしている．末梢の受容器は，熱受容器と冷受容器があり，身体をとりまく温度をモニターし，体温調節中枢に情報を送っている．体温調節中枢は体温を一定の範囲に保てるよう，各情報をもとに血管や汗腺，筋肉，内分泌に命令を出す．

　高温環境では皮膚温や血液の温度が上昇し体温が上昇する．この上昇に対し体温調節中枢は体温を一定範囲に保つため，自律神経系を介して皮膚血管の拡張や皮膚血流量を増加させ，皮膚から外界に多くの熱を放散させる．また汗腺から汗を放出する．その際，汗自体が熱を放出するのではなく，汗が蒸発するときに気化熱が奪われ皮膚が冷やされる．

　寒冷環境下では体温調節中枢が体温の低下を防ぐため，交感神経を介して副腎髄質からカテコールアミンの分泌を促し，皮膚血管を収縮させ熱放散を防ぐ．また下垂体前葉を介して副腎皮質ホルモンや甲状腺ホルモンの分泌を促し，内臓や筋肉での熱産生を増加させる．このようにヒトの体温調節は，環境の変化に応じて，脳の視床下部にある体温調節中枢がサーモスタットの役割を果たし，環境が変化しても体温を一定に保つよう作用している．

3）運動時の体温調節

　運動時はエネルギー代謝の増加により，熱産生が増加し体温が上昇する．運動時の適度な体温上昇は，身体にとって重要である．運動時は，運動による体温の上昇に伴って熱放散量が徐々に増加し，熱の産生量と放熱量が等しくなり平衡状態になる．この平衡状態における体温は運動強度が強いほど高くなる．このときの体温は，熱放散機能がうまく働いている限り生命に危険を及ぼすほど上昇しない．熱放散の割合は，安静時において輻射が60％と大きく，運動時は熱放散の大部分を蒸発に依存している．運動時の体温調節には発汗が重要な役割を持っている．

　運動時の体温調節においては血液循環の影響も重要である．運動時は熱産生に伴い熱放散を行うため，皮膚への血流を確保する必要がある．さらに，運動を継続して行うためには，筋肉への血流も十分確保しなければならない．この機能を円滑に行うためには内臓の血管を収縮させ，内臓の血流を減少させ，心臓への血流の減少を防ぎ，それぞれがうまく機能するように調節している．血液循環機能が順調に行われていれば運動を継続できる．しかし環境温度が高く運動強度が高強度の場合は，体温の上昇とともに皮膚血管が拡張し，多くの血液が皮膚にプールされ心臓へ環流される血液量が減少し，心拍出量を維持できなくなり，循環不全に陥ることもある．循環不全は体温が異常に上昇した場合に生じるが，身体は循環不全にいたるまでに水分減少の増大に伴って熱疲労や熱失神などの症状を示す．よって，運動を実施する際には環境温度を考慮し，運動強度や運動時間を設定することも重要である．

2. 暑熱環境

1）身体の反応と熱中症

　熱中症は暑熱環境が要因となり発症する暑熱障害（皮膚の障害は除外）の総称で，熱けいれん，熱失神，熱疲労（熱疲憊），熱射病に分類される．発症は過度の体温上昇と脱水が主たる原因であるが，各症状と身体の反応は以下の通りである．

　（1）熱けいれんは，汗を多量にかき，水分のみ摂取して血液の塩分濃度が低下した際，足や腕，腹部の筋肉に痛みを生じけいれんがおこる．

　（2）熱失神は，立っている姿勢において，下肢への血流の貯留と熱放散による皮膚血管の拡張により，血圧が低下し脳の血流が減少して生じる．その際，めまいや失神等がみられる．

　（3）熱疲労は，多量の汗による脱水と脱水による循環不全（血液不足）によるもので，症状として脱力感や倦怠感，頭痛，めまい，吐き気などがみられる．

　（4）熱射病は，体温上昇により中枢神経に異常

をきたし体温調節機能が失われるため，言動がおかしかったり，応答が鈍い，意識がないなどの意識障害が発生する最も危険な状態である．

　熱中症の原因と症状および予防方法[1]を表3-H-1 に示した．

2）熱中症予防の留意点

（1）暑熱順化

　暑熱順化とは暑さへ慣れることをいう．身体が暑熱順化すると汗の量や血流量が増加し，体温の上昇を抑制する．暑さに強い身体を作って行くためには，真夏に入る前のやや暑い環境の 5 月や 6 月に，主観的に「ややきつい」と感じる運動を 1 日約 30 分程度，1〜4 週間程度実施すると暑さに順応できる身体となる．体力があまりない人は，3 分間の速歩と 3 分間の通常歩行を交互に 20〜30 分間，週 4 日以上，4 週間行うことが推奨されている[2]．また体力がある人は，ジョギングやランニング等の有酸素性運動を最大酸素摂取量の 50 ％に相当する強度で行うことが推奨されている[2]．

（2）水分損失の把握と水分補給

　運動中の水分損失は運動前後の体重を測定し把握する．多量の発汗が生じる場合には，食事だけでは水分を回復できない場合があり，朝の体重を測定し脱水の有無や体調の確認を行う．

　日常生活における水分補給は，食事等に含まれる水分を除いた飲料として，1 日あたり 1.2 L を補給する目安とする．

　運動時の補給は，運動前に 250〜500 mL 飲水し，運動中は発汗の約 80 ％を補給する．多量の発汗がある場合は，5〜15 ℃に冷やしたスポーツ飲料などの塩分濃度 0.2 ％程度の水分を摂取する．また 1 時間以上の運動を行う場合は，1〜2 ％の糖を含んだ水が疲労の予防のみならず塩分吸収促進と水分吸収に効果的である[2]．

（3）環境因子

　熱中症の発生および体熱の放散は，気温，湿度，輻射熱，気流が関与し，特に湿度の増加は熱負荷として大きな因子となるため注意する．各因子を総合的に評価する指標として湿球黒球温度（wet bulb globe temperature：WBGT）が使用されている．WBGT は気温（乾球温度），湿度（湿球温度）と輻射熱（黒球温度）の 3 要素から求められるが，湿球温度と黒球温度には気流の影響も反映されるため，WBGT は 4 要素すべてを取り入れた指標である．

　WBGT は下記の式により求められる．

　屋外：WBGT＝湿球温度×0.7＋黒球温度×0.2
　　　　　　＋乾球温度×0.1

　屋内：WBGT＝湿球温度×0.7＋黒球温度×0.3

　表 3-H-2 に熱中症予防の運動指針[3]を，表3-H-3 に日常生活における熱中症予防指針[2]を示した．

（4）体温と運動強度

　運動中の体温は，気温，湿度，輻射熱以外に，運動の強さと関係しており，運動による消費エネルギーに比例して上昇する．したがって，環境因子とあわせて運動強度も考慮する必要がある．

（5）衣　服

　高温環境下では，衣服が放熱を妨げるため，軽装で吸収性や通気性に優れた素材を着用すること．防具を用いるスポーツは熱放熱が妨げられ体温が上昇するため，活動中の休憩回数を増やし，休憩中に衣服を緩め放熱をはかる．またアイスパックや氷嚢，冷やしたスポンジなどで身体を冷やし体温を下げる工夫も必要である．

▌3．寒冷障害

1）低体温と凍死

　われわれが裸体で暑くもなく，寒くもないと感じる環境温度は 28〜32 ℃である．その際の体温は，身体の熱産生はあまり変わらず，血管の収縮と拡張によって熱放散の調節を行い一定に保たれている．環境温度が 28 ℃以下になると，筋の緊張が高まり「ふるえ」が生じ熱産生量が増加しはじめ，ある限界温までは体温が 37 ℃に維持される．限界温以下の環境温度になると体温が徐々に低下しはじめる（失調期）．このときの環境温度を低温適応限界温という．この低温適応限界温には，個人差がある．体温が 35 ℃付近になると「ふ

表3-H-1　暑熱障害の原因・症状・処置（万木良平：運動時の体温障害. Jpn J Sports Sci. 2：444-451，1983）

障　害	原　因	臨床所見・症状	処　置	予防法
①熱痙攣 heat cramps	暑熱環境下の激運動 長時間の多量の発汗による塩分欠乏	腕・脚・腹筋等の疼痛、痙攣、縮緩 血漿Na、Clの低下 体温は正常または正常以下	涼所に横臥安静 重症者に対しては生理食塩水静脈注射 軽症者に対しては食塩水飲用 塩味食物摂取 24～48時間は暑熱環境回避	暑熱順化の促進 塩分摂取量の追加 運動中食塩水飲用
②熱失神 heat syncope	末梢血管の拡張、循環不全、血管運動神経発展の消失、脳のハイポキシア、過呼吸、順化不完全、感染等	顔面蒼白、意識喪失、全身脱力感、疲労 視覚異常（かすみ視）、低血圧、皮膚温・深部体温上昇、静脈コンプライアンスの増大	涼所で頭部を低くして横臥安静 意識のある場合には食塩水飲用 血圧・脈拍数を測定記録する	暑熱順化の促進 環境気温・湿度が急に上昇した場合には軽減する 運動計画を中止または軽減する 長時間の直立姿勢を避ける
③脱水による熱疲憊 heat exhaustion by water depletion	長時間の多量発汗による水分欠乏 水分摂取不十分 多尿・下痢等が発生を助長する	激しい口渇、食欲減退、憂鬱、脱力、倦怠感 発汗量の減少、体重の減少 皮膚温・深部体温の上昇（軽度） 血漿タンパク量・深部体温の上昇・Na増大・Ht値上昇（濃縮）、濃縮尿	涼所に横臥安静 冷水スポンジ等でからだを試う 飲水不能の場合は点滴静脈注射による輸液 1日6～8Lの水分補給をする 少量の半流動食を与える 体温・体重・水分塩分摂取量を測定記録する	運動の前・中・後の適切な水分補給計画 間欠的にからだの冷却と休息をとらせる
④脱塩による熱疲憊 heat exhaustion by salt depletion	長時間の多量発汗と塩分摂取不足による塩分欠乏 順化不完全 嘔吐・下痢等が発生を助長する	頭痛、めまい、疲労感、悪心、嘔吐、下痢 食欲不振、筋痙攣、意識障害 血漿量の減少、Ht値上昇、血漿タンパク量増大 高Ca血漿 尿・汗中のNa、Cl低下	涼所に横臥安静 飲水不能の場合は点滴静脈注射による輸液 少量の半流動食を与える 尿の浸透圧または比重、血清Na、Clの測定記録 体温・体重・水分塩分摂取量も測定記録する	暑熱順化の促進 適切な水分塩分の摂取（10～15g/日必要） 間欠的にからだからの冷却と休息をとらせる ［脱水による熱疲憊より2～5日遅れて発現する］
⑤熱中症 heat stroke（体温の異常上昇）	体温の異常上昇による突発的な 体温調節中枢の機能不全	情緒不安定、意識喪失、不随意性の四肢運動、全身発汗減退と皮膚乾燥、皮膚温・深部体温の上昇（40℃以上のとき悪感を発することあり） 点状チアノーゼ、斑状出血 嘔吐、下痢、血便 頻脈・頻回呼吸	冷水浸漬、冷水スプレー、冷風送風等により1時間以内に体温を39℃以下に下げる 気道確保のための吸引、必要であれば気管切開 応急処置を終えたら涼所に横臥安静、クロールプロマジン（25～30mg）等を30分毎に注射 体温・皮膚温等の測定記録	暑熱順化の促進 感染または暑熱障害の既往症のある者は要注意

表3-H-2　**熱中症予防のための運動指針**（日本スポーツ協会：スポーツ活動中の熱中症予防
ガイドブック 第5版. 日本スポーツ協会, 2019）

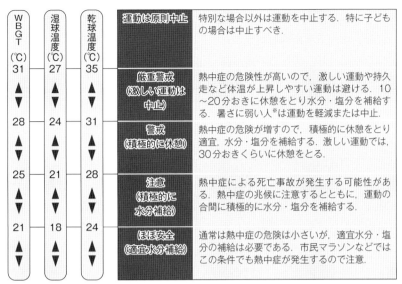

1) 環境条件の評価にはWBGT（暑さ指数ともいわれる）の使用が望ましい.
2) 乾球温度（気温）を用いる場合には，湿度に注意する. 湿度が高ければ，1ランク厳し
　い環境条件の運動指針を適用する.
3) 熱中症の発症のリスクは個人差が大きく，運動強度も大きく関係する. 運動指針は平均
　的な目安であり，スポーツ現場では個人差や競技特性に配慮する.
※暑さに弱い人：体力の低い人，肥満の人や暑さに慣れていない人など.

表3-H-3　**日常生活における熱中症予防指針**（日本生気象学会：日常生活における熱中症予防
指針 Ver.3確定版. 日本生気象学会雑誌, 50：49-59, 2013）

温度基準 WBGT	注意すべき 生活活動の目安	注意事項
危　険 31℃以上	すべての生活活動で 起こる危険性	高齢者においては安静状態でも発生する危険性が大きい. 外出はなるべく避け, 涼しい室内に移動する.
厳重警戒 28～31℃		外出時は炎天下を避け, 室内では室温の上昇に注意する.
警　戒 25～28℃	中等度以上の生活活動で 起こる危険性	運動や激しい作業をする際は定期的に十分に休息を取り入れる.
注　意 25℃未満	強い生活活動で 起こる危険性	一般に危険性は少ないが激しい運動や重労働時には発生する危険性がある.

るえ」が激しくなり，産熱量も増加するが頭打ち
となり，体温調節機能の失調が起こり体温が低下
する. 体温が34℃以下では，自律神経中枢の麻
痺が起こり，30℃以下になると意識が喪失し死
に至る. これが凍死である. 凍死するときの体温
は約25～29℃といわれる.
　凍死の発現は身体条件と環境条件により異な
る. 身体条件は年齢や栄養状態，耐寒性の有無に

より個人差がある. 裸体空腹時では気温5℃状況
で一昼夜以上たって凍死する. 水中においては，
水温5℃以下のとき数時間で凍死に至る.
　疲労や空腹などは，凍死を促進させる条件であ
る. また飲酒は末梢の血流を増加させ，体温の損
失を促し，体温調節中枢を麻痺させ凍死に対する
抵抗力を弱める.

2）凍　傷

凍傷は身体に氷点以下の寒冷が作用し，組織が凍結したときに発現し，凍結組織への酸素と栄養の補給が絶たれ，浮腫，水疱，壊死へと病変が進行する．発症部位は手や足，耳，鼻などの露出部が多い．凍傷は長時間氷点下の厳しい寒冷環境下で運動や作業を行う際，手袋や靴の防寒装備が十分でない場合や手や足がぬれている場合起こりやすい．

凍傷の症状は凍結した組織の局所に発赤や浮腫が生じ痛みがある（第1度）．凍傷が過度な場合は浮腫が水疱に変化し激痛を伴う（第2度）．さらに強い場合は皮膚が暗紫色になり知覚麻痺を来し，日が増すにつれて壊死に陥る（第3度）．凍傷が第1度の際は7〜10日間で治癒する．第2度の場合は治癒までに1〜3週間が必要となる．

3）寒冷環境と運動

冬季の屋外における運動においては，運動と寒さの影響が身体に加わる．運動開始時は末梢や露出部の皮膚温が低下するが，運動を継続すると皮膚温が上昇する．体温は運動による代謝が盛んになるため，安静時よりわずかに上昇する．心拍数も運動強度に比例して上昇する．防寒対策が十分なされていれば0℃以下の環境でも発汗が生じる．この運動中の身体の変化は生理的反応であり，何ら支障をきたすものではない．注意すべきは，運動終了時に汗をかいている場合，皮膚からの熱放散により体温低下を招くため，アンダーウエアーを取り替えるなど，汗の処理を素早く行うことが重要である．

4）寒冷障害の予防と対策
（1）体調の維持

耐寒性は日常の生活において可能なかぎり薄着をし，過剰な暖房を避けるなどの寒冷環境曝露トレーニングを行い，耐寒適応能力を高めることが重要である．登山時は環境の変化が著しいため，防寒服やレインウエアー，食料などを十分準備し，常に身体のコンディションを整えておく必要がある．

（2）栄養補給

寒冷環境下のエネルギー補給は，体内に多く貯蔵でき効率のよい燃料は脂肪である．脂肪は皮下脂肪として蓄えられると皮膚の熱貫流率を低下させ，熱放散を防ぐ役割をする．加えて，消費したエネルギーが熱エネルギーに転換され「非ふるえ熱産生」を増加させる．しかし体脂肪の過剰な増加は肥満や生活習慣病を生じさせたり，運動能力を低下させるため，正常範囲の上限を越えないよう適度な範囲を確保する必要がある．

（3）防寒衣服

寒冷環境下で体温を一定範囲に保ち凍死を予防するには，各環境条件に適した防寒衣服を着用することが重要である．衣服は繊維の間に空気が取り込まれることにより暖かくなり，保温性が保たれる．衣服の保温性はクロー（clo）という単位で表される．1cloとは，気温21℃，湿度50％，気流0.1m/secの室内で椅子に静かに座って安静にしている状態で，暑くも寒くもないと感じる快適な感じで，平均皮膚温が33℃に維持できる保温力であり，そのときの熱産生量は50kcal/m²・時である．これは成人男性がスーツを着ている状態に相当する．裸体では0clo，そのときに快適と感じる温度は30℃，1cloは，衣服を着た状態で30℃よりも9℃低い21℃で快適に感じる着衣量である．われわれが安静時，快適に過ごすためのclo値は，気温27〜30℃で0clo，21〜23℃では1clo，12〜14℃では2clo，4〜7℃では3cloとされている[4]．寒冷環境において何cloの衣服を必要とするかは，活動の状態によって異なる．

（4）低体温と凍傷の応急処置

低体温回復の原則は，速やかに体温を回復させることである．低体温が軽度の受傷者においては，37〜42℃のぬるめのお湯に入れ身体を暖め，体温が回復後，栄養補給を行う．中等度〜高度の受傷者に関しては，暖かい場所へ移動し，身体を暖めながら静かに病院へ移送する．低体温から完全に回復するまでは，激しい運動は心臓に悪影響を及ぼすため注意する．

凍傷の応急処置は，手足の凍結が生じたとき37〜42℃のぬるま湯を用意し，局所と周辺部を

ぬるま湯に浸漬し，全体を急速に解凍させる．その際，ぬるま湯の温度が低下しないよう指し湯する．受傷部を湯に漬けると激しい痛みを訴えるが，麻痺した知覚神経機能の回復であり，良好な予後が期待できるため，完全に融解するまで浸漬する．摩擦や部分的な加温は，凍結組織の一部が融解し，受傷部と周辺の血液循環が回復せず，症状を悪化させるためさける．

4．低圧環境と高山病

1）呼吸循環機能の順化

平地で生活しているヒトが高地に移動すると気圧の低下に伴い，酸素分圧の低下（低酸素）の影響が現れる．1気圧（常圧環境）あるいはそれに近い環境下で呼吸しているときの肺胞酸素分圧は約 100 mmHg であり，動脈血酸素飽和度は 97％，混合静脈血酸素分圧は約 40 mmHg，酸素飽和度が約 75％である．気圧が低下すると大気中の酸素分圧が低下し，身体の組織への酸素運搬量が減少し，作業能力や運動能力に大きな影響を与える．ヒトが低酸素環境に移動したとき，酸素分圧の低下に反応して呼吸中枢を刺激し，肺換気量が増加し組織に必要な酸素運搬を高め，組織における酸素利用を向上させる作用が働く．また長期間高地に滞留すると，造血作用が亢進し赤血球数の増加などの高地順化が起こる．高地順化による換気量の増加は，呼吸中枢の二酸化炭素に対する感受性が高まり，わずかの増加に対しても換気反応が敏感に行われるためである．

2）低圧と運動

高地における運動機能に関しては，1968 年のメキシコオリンピック（標高 2,300 m）以降，持久性競技選手の競技力強化のための高地トレーニングに関する研究が積極的に進められた．国内においては，女子マラソンの高橋尚子選手がシドニー五輪代表後，米コロラド州ボルダーを拠点に標高 3,500 m で高地トレーニングを行い金メダルを獲得した．しかし，高地および順高地でのトレーニングにおける生体への影響や有効性については一致した見解は得られていない．

持久性競技は，高地到着後，競技能力が低下し数週間において徐々に向上がみられるが，平地のレベルまでは戻らない．短時間のスピード競技は，空気抵抗が少ないため記録がよくなるとされている．また高地トレーニングを行い，平地に戻ると記録が向上したという報告もある．これは平地で得られなかった肺肝機能の増大と，血中ヘモグロビン量の増大による酸素運搬能の増加によるものと考えられている．しかし最大酸素摂取量は，高度（低酸素）の上昇に伴って減少する．この低下は 1,000 m 付近の高度で見受けられ，低圧において換気量の増大があったとしても酸素分圧の低下に伴い運動能力が低下することを示している．

低圧環境によって低下した最大酸素摂取量が高地順化により改善できるか否かは高地トレーニングを行う際には重要である．これまでの研究結果は一様でないがわずかに改善されるとする報告が多い．この高地順化による最大酸素摂取量の改善は，ヘモグロビン濃度の増加による酸素運搬能の増加が関与している．また赤血球中の解糖有機酸化合物である 2,3-diphosphoglycerete が低圧曝露により増加するためである．この物質はヘモグロビンの解離曲線を右方向に移動させる性質があり，酸素欠乏に陥った組織での酸素供給能力を高めるとされている[5]．

3）高山病

低圧環境に順化していない場合，短時間に 3,000 m 以上の登山を行うと，到着後数時間から 24 時間の間に気分が重苦しく，疲れやすく，頭痛，食欲不振，無気力，判断力の減退などの症状が現れる場合がある．このような高所到着初期に現れる症候群を急性高山病（比較的軽症の場合は山酔い）という．これは，高所の低酸素に対する順化ができず，呼吸循環機能の亢進により軽度の酸素欠乏を補おうとしているときに，運動が加わり，酸素不足に敏感な脳の機能に支障が生じるためである．軽症の場合は安静を保ち，保温し休養をとれば 2〜3 日で症状が減退する．重症の場合は下山させる．処置として酸素吸入を行うとかえって

順化の進行を遅らせるので行わない方がよい.

（1）急性高所肺水腫は生命を危険にさらす症状である．症状は咳と呼吸困難，顔面や四肢にチアノーゼが現れ，肺に水泡音が聴かれる．息切れは肺水腫が現れるまで運動時や夜間に現れる程度であるが，肺水腫が発生すると安静時も激しくなる．症状の進行は呼吸困難から咳やチアノーゼの順に発生する．この症状が3〜4日続くと心不全を合併する．また発熱などの炎症症状が重なって現れる場合もあり，放置しておくと急速に悪化し生命が危ぶまれる．応急処置は安静を保ち，持続的な酸素吸入，安全かつ敏速に下山させる．症状は適切な処置により速やかに回復する．高所に滞在し薬物等で処置しても十分な効果は期待できない．

（2）急性高所脳水腫は急性肺水腫と同様の条件下で肺水腫と合併あるいは単独で起こる．症状は頻脈，呼吸困難および障害された脳の部位によりさまざまな症状を示し，全身けいれんを起こす場合が多い．発見が遅れたり応急処置が適切でない場合は死亡率が高い．応急処置は急性肺水腫の場合と同様である．

▌5．水圧と障害

水中の気圧は水面では1気圧であるが水深が10m深くなるごとに1気圧増加する．水深10mでは2気圧，20mでは3気圧となる．潜水では気圧が高くなるにつれて肺の容積が低下し，水深10mでは水面の1/2，20mでは1/3となる．

スクーバダイビングにおいて息を止めて急激に浮上した場合，水深が浅くなると肺容積の拡張が大きくなるため，肺破裂の危険が多くなる．特に，水深10m以下の浅い部分では注意が必要である．

水深により酸素分圧と窒素分圧は大きな変化を示し，スクーバ潜水においては水深約37mで酸素分圧が760mmHg以上となるため，平地における酸素吸入と同じ条件になり，酸素中毒を起こす危険が高まる．また水深が30m以上になると窒素の有する麻酔作用がはたらき，窒素酔いの危険が高まる．窒素は肺から血液を通じて各組織へ運ばれ，分圧に比例して溶解する．浮上中は肺から排泄されるが，浮上する速度が速いと肺からの排泄が間に合わず，組織中で気泡化し減圧症を起こす．この減圧症は水深10m以上の長時間潜水により発生する．この予防は，水深20mでは約50分以内，30mでは25分以内，40mでは15分以内に浮上することで可能となる．しかし，体調不良の場合は行うべきでない．

［森田恭光］

📖 文　献

1）万木良平：運動時の体温障害. Jpn J Sports Sci, 2：444-451，1983.

2）日本生気象学会：日常生活における熱中症予防指針 Ver.3 確定版．日本生気象学会雑誌，50：49-59，2013.

3）日本スポーツ協会：スポーツ活動中の熱中症予防ガイドブック 第5版．pp10-17，日本スポーツ協会，2019.

4）Belding HS, et al.: Analysis of factors concernd in maintaining energy balance for dressed men in extreme cold; effect of activity on the protective value and comfort of an arctic uniform. Am J Physiol, 149: 223-239, 1947.

5）日本体育協会スポーツ医・科学専門委員会高地トレーニング医・科学サポート研究班：高地トレーニング−ガイドラインとスポーツ医科学的背景−．pp26-31．https://bouldertour.weebly.com/uploads/1/2/7/3/12732/high-altitude_training.pdf（参照日：2020年1月31日）

4章 健康・体力づくりのための 運動処方

· ·

A. 運動処方
B. 健康保持・増進のための
運動実践方法

4章　A.　運動処方

　この章では，「運動処方」を実施するまでの手順と適切な運動量を決定する際の基本的な考え方（トレーニングの原理・原則）について解説する．

1.　運動処方について

1）運動処方とは

　学校などの教育機関で行われる体育実技では，集団（クラス単位や男女別グループなど）で運動・スポーツを行うことが多い．しかし，個々人の身長・体重・性別・筋力・持久力の体力やスポーツ歴・身のこなし等は千差万別であるため，個々に合った運動内容を考慮して行うことが，安全で効果的なトレーニング効果を得るために重要である．運動処方は，「集団」へのものではなく，「個人」への最適なトレーニングプランの提供を示す考え方である．「運動処方」は，1969年に世界保健機関（World Health Organization：WHO）が prescribed exercise という言葉とその考え方を提唱した．日本では猪飼が「運動処方」という言葉を用いて「健康の維持・増進を目指し，個人の健康体力状態に応じた運動の強さと質と量を決めること」という考えを広めた[1]．

「運動処方」の基本的な考え方

　医師が各種疾病に応じた診断を行い疾病の回復を行うために「薬の処方箋」を出すのと同様に，運動に関しても改善・向上させたい体力要素（＝目的・目標）に合ったトレーニング内容の処方でなければその効果は得られない．

　運動は個々人にとって適切な内容であれば安全で効果的な結果を得られるが，過度な運動はオーバートレーニングとなり，けがや生命の危機を招くリスクを高めてしまう．

2）適応能力

　環境の変化によって生じるストレスに対して，身体的および精神的に順応することで心身を一定，もしくはよりよい状態にしようとする身体の働きを「環境適応力（適応能力）」という．この環境適応力を利用して体力の保持もしくは向上を図る手段として運動は有効な手段であり，長期的に運動を継続すると形態的にも機能的にも改善・向上されていく．

　「運動」は身体に対する一種のストレスであるため，そのストレスが過度な質と量であれば体力の維持・向上は望めずにけがをするリスクを高め，最悪の場合は生命の危機を招きかねない事態がおこる．一方，ストレス（負荷）が軽すぎるとトレーニング効果は低く，期待した結果を得ることができない．安全で効率的かつ効果的な運動・トレーニングを行うためには，正しい知識に基づいた適切な運動量と質の設定が必須である．

2.　運動処方の基本条件

1）運動処方の目的

　運動処方は，集団やグループではなく，個々人の健康状況や身体的特徴に合わせて体力を維持・向上させるトレーニングプログラムを決めることが目的である．安全で効果的に体力を向上させるためには，各個人の目標に沿ったトレーニングの「種目」「負荷」「継続時間」「頻度」を適切に設定することが重要である．各項目を適切に設定するためには，「トレーニングの原理・原則」を理解して，設定時に活用する必要がある．アメリカスポーツ医学会（American College of Sports Medicine：ACSM）[2] は，運動処方のガイドラインを1975年から約5年ごとに更新しており，米

表4-A-1　メディカルチェックの主な項目

診　察	視診，触診，打診，聴診などで栄養状態の把握や貧血の有無
	皮膚異常，心音や呼吸音の異常，現在治療中の病気の確認
問　診	生活習慣，運動習慣，既往歴，自覚症状，家族歴，運動歴
	喫煙，睡眠，飲酒量，食習慣など
血圧測定	収縮期189mmHgまたは拡張期110mmHg以上の場合，運動に適さず治療優先
血液検査	貧血，肝機能障害，脂質異常症，糖尿病，高尿酸血症などの有無
尿検査	糖尿病や脂質異常症，肝機能・腎機能の異常
身体計測	身長，体重，周径囲，体組成
心電図	心筋梗塞などの過去の虚血性心疾患，心筋虚血，不整脈の有無
運動負荷心電図	運動による虚血性心疾患の有無を検査
胸部X線検査/MRI	心臓や肺の陰影チェック，狭心症や心筋梗塞などの疑いを検査

国をはじめとして全世界で運動処方の指針となっている．国内においては，文部科学省や厚生労働省がACSMのガイドラインを基に発表している．

運動処方では，「トレーニングの原理・原則」をしっかりと踏まえつつ，処方の第一段階として，各個人の目標，健康状態，身体能力，性別，年齢などを考慮して適切なトレーニングプログラムをテーラーメイドで処方されるべきである．また，トレーニング効果が現れるまでには数カ月を有するため，長期間継続できるような「趣味嗜好」「楽しみ」「協調性」が加味されたトレーニング内容を考慮するべきである．

2）運動処方の手順
（1）目標設定

トレーニング開始前には，「トレーニングする目的と目標」を明確にしておかなければならない．目標設定をすることでトレーニング内容が決まるので，より具体的な目標設定を心掛けるべきである．

トレーニング目的は，筋力向上，持久力向上，ダイエット（食事療法：減量／増量），スポーツにおけるパフォーマンス向上のための基礎体力改善，リハビリテーション（機能回復）など，さまざまなものがある．目的は個人が何を改善／向上するために運動やトレーニングを行うのか，さらに最終的な目標をいつまでに（期限の設定）達成するのか決定することが重要である．

（2）メディカルチェック

運動処方を実施するにあたって厚生労働省は，身体の機能や形態面に関して，運動やトレーニングをはじめる前に医師によるメディカルチェックを受けることを推奨している．メディカルチェックは，表4-A-1に示した項目を実施し，健康状況を把握することが重要である．学校に関しては，学校保健安全法第7条により各学年で定期的に健康診断が実施されるため，代用可能である．しかし，もし循環機能の疾病を有する場合には注意が必要である．運動実施に問題があると診断されても，運動が禁止される（運動禁忌）場合と，特定の運動種目が制限される（運動制限）場合がある．こうした場合は担当医との相談が必要となる．現在，予防医学の観点から，運動が禁止されている状況においても，運動の質や強度を調整し，注意して実施することにより，疾病の状況を軽減する場合もみられている．よって事前のメディカルチェックは非常に重要である．

医師によりメディカルチェックを受け運動を行ってもよいと診断されても，運動を行うことで誘発される心臓疾患については診断の対象とされていない．また運動制限下で実施が可能と診断された場合でも，どの程度の運動強度でどのような質のものが可能かについては問題とされない．そこで実際に運動を負荷した場合，生体がどのような反応を示すか検査する必要がある．検査は，運動を負荷した際の心電図（運動負荷心電図：詳細は「3章F．血液循環と運動」を参照）を記録し，

記録をもとに運動処方に関する診断がされる．高血圧患者の場合は，運動時の血圧も同時に記録され診断の基準となる．

運動負荷検査は，トレッドミルや自転車エルゴメータを使用し，最大下運動中（3分ずつ3段階漸増的に負荷を掛ける）の心電図，心拍数，血圧，呼吸数などの生体反応を記録する方法が実施されている（図4-A-1）．この運動負荷法による検査は，運動負荷による循環機能（心筋の虚血や血圧の反応）の状況をみつけるのが目的である．

図4-A-2にはヒトの正常心電図の（V5）の各波とその名称を示した．運動時に心筋の虚血状態が発現すると，STの低下（降下）や水平，上昇，T波の変化，心室性期外収縮などの変化が生じる．このような状態に陥ると，身体は異常を来し，運動の遂行はおろか死に至ることもある．これをチェックするのが運動負荷心電図であり，潜在的な心疾患を発見する有力な手法である．

（3）体力テスト

トレーニングプログラムを作成するにあたって，個人がどのような体力要素を有しているか把握することは必要条件のため，個人の体力に関する特徴を把握するために体力テストを行う必要がある．体力テストの実施は，トレーニング効果を確認するために，トレーニング開始前と一定期間実施後継続的に行う．

国内における体力テストは，文部科学省の定めた新体力テストが実施されている（詳細は「資料 体力測定方法と評価」を参照）．テストはすべての項目を行うことが望ましいが，日常生活における健康の保持を目的とした場合は，筋力，筋持久力，全身持久力，柔軟性の項目は最低限必要である．専門的なスポーツ競技者は，実施しているスポーツの特性を含めた種目を加えることが望ましい．たとえば持久的競技種目では最大酸素摂取量の測定，瞬発的な競技種目では無酸素性パワー測定，球技系種目ではボールを使用したジグザグ走の計測など，特性を考慮した測定項目を選択する必要がある．施設や測定機器を準備することが難しいなど，個人で体力テストを行うことが難しい場合は，簡易にトレーニング効果を反映・評価できる項目を3〜4種目程度選択して行うことも大切である．たとえばトレーニング目的がスピードや俊敏性の改善であるならば，50m走・反復横跳び・立ち幅跳びや垂直跳びなどの項目を選択することも可能である．

体力テストの項目は同一の項目を継続して測定・記録し，トレーニング効果を客観的に評価す

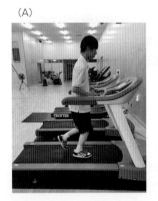 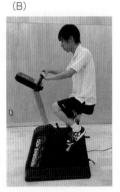

図4-A-1　トレッドミル（A）と自転車エルゴメータ（B）

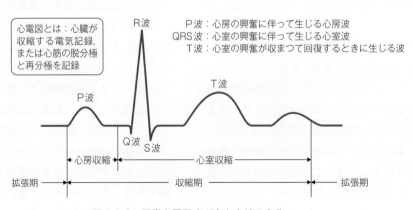

図4-A-2　正常心電図（V5）と各波の名称

るべきである．トレーニング開始から数カ月経過しても体力テストの結果に改善がみられない場合は，トレーニングプログラム内容を見直すべきである．

（4）トレーニングプログラム作成

　体力テストまでの手順が終了後，トレーニングプログラムを作成する．トレーニングプログラムの作成は，設定した目標が明確である，体力に応じた適切な設定になっている，楽しみながら継続可能なものである，か否かをチェック項目としてプログラムを組み立てる必要がある．トレーニングの効果が身体に現れるまでには，少なくとも3カ月程度掛かる．よってトレーニング内容は安全で効果的であると同時に，楽しみながらできるプログラムでなければ継続が困難となる．作成したトレーニングプログラムがどんなに目標や目的に合っていたとしても，苦痛で我慢できない内容であれば効果を得る前に挫折する．さらに，運動は薬と同様に処方の仕方次第で身体によい影響も悪い影響も与える．トレーニングプログラム作成においては，トレーニングの方法，トレーニングの質・量・強度・頻度などが「適切」になるように，後述する「トレーニングの原理・原則」をしっかり理解して作成する必要がある．

（5）運動の開始

　トレーニングプログラム作成後，いよいよトレーニング開始となる．トレーニング開始後，数カ月経っても効果が得られない場合や途中で目標が変わったときはプログラムの再考・再作成を行う必要がある．一度作成したトレーニングプログラムに固執せず，柔軟に対応策をたてることが望ましい．

3．トレーニングの基礎理論

　安全で効率的かつ効果的にトレーニング効果を得るには，正しい知識に基づいた適切な運動量の設定が必須である．そのため，多くの研究成果や実践効果を基に築かれた「トレーニングの原理・原則」をしっかり理解してトレーニングプログラムを組む必要がある．3つある「原理」とはトレー

ニングがもたらす身体への変化であり，5つある「原則」とはトレーニングプログラムを作成する際の基本ルールである．トレーニングの方法や負荷を考える際は，トレーニングの原理・原則を踏まえてトレーニングを実践しなければトレーニング効果を安全かつ効率的に得ることはできない[5-7]．

1）トレーニングの原理

（1）過負荷（オーバーロード）の原理

　運動というストレスに対して身体が徐々に慣れていく「適応能力」を用いて，筋力や心肺機能などの身体機能向上を図る際，ある一定水準以上の運動負荷が必要となる．「オーバーロード（overload）」とは「過負荷＝過ぎた負荷」という意味であり，日常レベルよりも高い運動負荷でトレーニングする事によって身体機能の向上を図ることを意味している．低ストレス（負荷）でトレーニングを行っても筋力は強化できないし，息が上がらないようなペースで運動を行っても持久力・心肺機能の向上は望めない．逆に運動負荷が大き過ぎてしまうとけがの発生リスクが格段に上がるため，運動負荷の設定には十分な注意が必要となる．
◎個人の体力レベルに最適な運動強度（負荷）の算出方法
　・筋力
　筋力の維持および向上を目指す場合，最大筋力の40％以上の負荷（日常生活における身体活動は，最大筋力の20％〜30％程度の負荷で行われているので，それ以上の負荷が必要である）でトレーニングする必要がある．最大筋力とは意識的に発揮できる筋力の最大値である．英語ではone-repetition maximum または1RM と表現され，最大努力で1回のみ挙上可能な重量を示す．そして，トレーニングに使用する重量が最大筋力の何％になるのかを％1RM と表示する．また，最大努力での挙上回数を repetition maximum（RM）で示し，ある重量を8回挙上するのが限界であった場合は8RM となる．
　トレーニング初心者や高齢者がいきなり最大筋力を知るために高重量を挙げようとすれば，けがのリスクが高まる．まずは最大努力で10回程度

表4-A-2　負荷強度と反復回数の換算表と1RMの
推定算出式

負荷強度(%1RM)	最大反復回数(RM)
100	1回
95	2回
93	3回
90	4回
87	5回
85	6回
80	8回
77	9回
75	10回
70	12回
67	15回
65	18回
60	20回
50	20回以上

● 最大筋力（1RM）の推定算出式
最大筋力＝使用重量(kg)÷%1RM(%)×100

挙上ができると思われる重量に見当をつけて試す
ことが推奨されている．その結果，たとえば挙上
回数が12回であった場合，その負荷重量は70％
RMとなる（**表4-A-2**）．またRMの換算式（**表
4-A-2**脚注）をもとに**表4-A-2**から換算した％
1RM×100を用いて自身の最大筋力を算出する
方法もある．筋力トレーニングを行う際は，こう
して算出した適度な負荷を用いてトレーニングを
行うべきである．

　［例］50kgの重量をスクワットで8回挙上する
のが精一杯だった場合，最大筋力は62.5kgにな
る（最大筋力＝50÷80×100＝62.5で算出）．換
算表や式を用いて最大筋力を推定算出すれば，ト
レーニング初心者や高齢者であっても低リスクで
最大筋力を推定できる．

・呼吸循環系

　心肺機能の維持・向上を図る場合に必要な運
動強度は，酸素摂取量や心拍数を用いて算出する
方法がある．酸素摂取量とは体内に取り込める酸
素の単位時間あたりの値であり，体内でのエネル
ギー産生量（＝ATP）を反映している．その最大
値が最大酸素摂取量（$\dot{V}O_2max$）であり，$\dot{V}O_2max$
が大きいほど多くのエネルギーを産生できるの
で，最大限下で長時間運動が実施できる．つまり
$\dot{V}O_2max$は全身持久力を評価する指標ともいえる．

　また心拍数をチェックしながら運動強度を適時
コントロールする方法は，有酸素性運動の強度処
方において非常に実践的で有効である．運動中
の心拍数は簡易に把握できるため，目標心拍数
（target hart rate：THR）を設定して適切な運動
強度でトレーニングする事ができる．

・最大酸素摂取量（$\dot{V}O_2max$）

　呼吸循環器系を維持または改善する場合，最
低でも$\dot{V}O_2max$の40％以上の運動負荷が必要で
ある．運動習慣のない者や高齢者は，$\dot{V}O_2max$の
40〜60％程度で運動することが推奨されている．
一方，運動習慣のある健康な成人が呼吸循環器系
の機能改善を図る際は，$\dot{V}O_2max$60％以上の運動
負荷が必要とされている．$\dot{V}O_2max$の測定は，専
用の採気用マスクを着用しながらトレッドミルや
自転車エルゴメータで負荷を徐々に高めて測定す
る「呼気ガス分析法」が用いられている．間接的
方法としては，1,500m走（男子）/1,000m走（女
子），20mシャトルラン，踏み台昇降運動，12
分間歩行テストなどを用いて，各テストの結果か
ら$\dot{V}O_2max$が推定できる．

・心拍数

　実際の運動場面では，心拍数で運動強度を決
定し呼吸循環機能を改善する方法が多く行われ
ている．運動時の心拍数が最大心拍数（hart rate
maximum：HRmax）の何％であるか算出する
方法や，安静時心拍数（hart rate rest：HRrest）
と最大心拍数の差である予備心拍数（heart rate
reserve：HRR）を用いてより各個人に合った運
動強度の設定する方法がある．ここでは運動時の
心拍数から運動強度（最大心拍数の何％の運動負
荷に相当するのか）を把握する方法を示す．

◎運動時の心拍数から運動強度が最大心拍数
　（HRmax）に対する割合を求める算出式：
　　％HRmax＝運動時の心拍数÷最大心拍数×100
・基本データ：
　20歳の女性
　HRmaxは200（220−20＝200で算出）
　運動時の心拍数：130
　％HRmax＝130÷200（HRmax）×100と なり，
運動強度はHRmaxの65％になる

表4-A-3　各用語の表記と説明

用語（表記）	説　明
最大筋力	意識的に発揮できる（随意）筋力の最大値
最大挙上重量 （one-repetition maximum：1RM）	最大努力で1回のみ挙上が可能な最大重量
最大酸素摂取量 （$\dot{V}O_2max$）	1分間に酸素を取り入れてエネルギーを作る最大値であり，持久的運動能力を反映する指標
安静時酸素摂取量 （$\dot{V}O_2rest$）	安静時に1分間で酸素を取り入れてエネルギーを作る呼吸循環機能の指標（min/kg/min）
予備酸素摂取量 （$\dot{V}O_2reserve$：VO_2R）	安静時酸素摂取量と最大酸素摂取量の差
最大心拍数 （heart rate maximum：HRmax）	「220−年齢」または「206.9−（0.67×年齢）」で算出する心拍数の最大値
安静時心拍数 （heart rate rest：HRrest）	安静時の心拍数
予備心拍数 （heart rate reserve：HRR）	安静時心拍数と最大心拍数の差
目標心拍数 （target heart rate：THR）	運動時に標的・目安となる心拍数であり運動強度を把握する際に役立つ

運動時の心拍数が計測できるのであれば，リアルタイムで運動強度がわかるので実際のトレーニング時には重宝する方法である．

運動強度（負荷）の算出方法で説明した用語と内容を表4-A-3にまとめた．

（2）可逆性の原理

適切なウェイトトレーニングを継続して行うと筋力は強くなるが，トレーニングによって得られた効果は永続的なものではない．すなわちトレーニング効果は不変的なものではなく，トレーニングの中止もしくは頻度の減少によって獲得した効果が失われる．これを「可逆性の原理」という．また，得られたトレーニング効果がトレーニングの中止によって徐々に減少することを「脱トレーニング現象」という．たとえトップレベルのアスリートであってもけがや病気で寝たきりの生活が長期間続いた場合，総合的な体力（体重，筋量，筋力，呼吸循環機能など）がすべて低下してしまう．脱トレーニング現象の程度は実施したトレーニング期間に比例しており，長期間トレーニングを継続して得た体力は短期間のトレーニング中止では簡単に減少しない．しかしながら，短期間で急激に得られたトレーニング効果は短期間で失われる．

（3）特異性の原理

トレーニングの種類によって得られるトレーニング効果は異なる．トレーニングがもたらす刺激に対して，生体にはそれに見合った効果が特異的に表れる．トレーニング内容が筋力アップであれば筋力が向上し，呼吸循環機能が改善するようなトレーニングであれば全身持久力が向上する．全身持久力を改善する内容のトレーニングでは，敏捷性の向上は望めない．

たとえば筋力の向上が目的にもかかわらず40％RMで反復回数が30回を越えるような低強度トレーニングを行っても筋力アップは望めない．逆も然りで，筋持久力の向上を目指す場合，80％RMのような高強度で低回数のトレーニングを行っても，目的である筋持久力は改善しない．

この原理はspecific adaptation to imposed demandsの頭文字をとって「SAIDの原理」とも呼ばれている．トレーニングによって得られる効果（身体の機能的および形態的変化）は，トレーニングの内容と方法によって変化を起こす．そのため，トレーニングを実施する際は実施者の目的・目標（筋力・敏捷性・持久力・バランス・柔軟性などの改善）と，トレーニングの種類・内容が合致しているか否か確認する必要がある．

2）トレーニングの原則

トレーニングを行う際は，年齢，性別，体力，トレーニング経験の有無，（スポーツ選手であれ

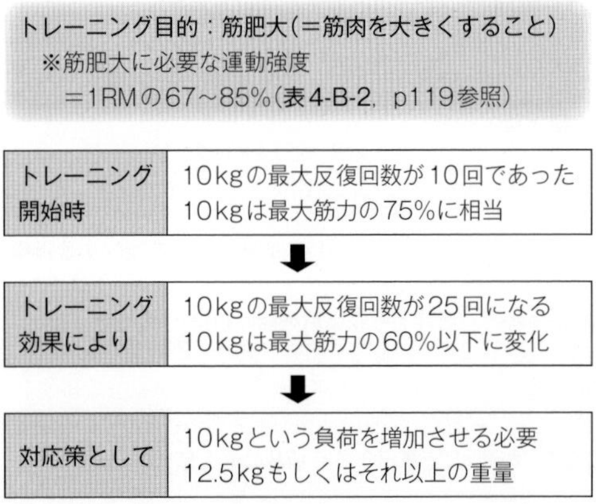

トレーニング目的：筋肥大（＝筋肉を大きくすること）
※筋肥大に必要な運動強度
＝1RMの67〜85％（**表4-B-2**，p119参照）

| トレーニング
開始時 | 10kgの最大反復回数が10回であった
10kgは最大筋力の75％に相当 |

↓

| トレーニング
効果により | 10kgの最大反復回数が25回になる
10kgは最大筋力の60％以下に変化 |

↓

| 対応策として | 10kgという負荷を増加させる必要
12.5kgもしくはそれ以上の重量 |

図4-A-3　漸増過重負荷の原則に関する実例

ば）競技水準などを考慮するべきであり，その方法と手順は以下に示す「トレーニングの原則」を踏まえてトレーニングプログラムを立案する必要がある．

（1）漸増過重負荷の原則

トレーニング効果によって体力が向上した場合，トレーニング負荷を徐々に高めていく必要がある．たとえばトレーニング開始時に10 kgを10回挙上するのがやっとだった者が25回挙上出来るようになったとする．トレーニングの目的が筋肥大だった場合，その至適運動強度は最大筋力の70〜85％（**表4-B-2**，p119参照）であることを考慮すると，25回挙上できる負荷は軽すぎる．このような場合，目的に合った至適運動強度に負荷を上げる必要がある．筋力トレーニングの目的によって至適負荷（％1RM），反復回数，セット数が異なる（詳細は「4章B．健康保持・増進のための運動実践方法」を参照）（**図4-A-3**）．

トレーニング初心者にはトレーニング開始前に設定した運動強度を変えることなくトレーニングを長期間行う者が多く，適切な運動強度でトレーニングを実施していない場合がある．またトレーニング効果を早く得たいがために運動強度を（自身の体力に合っていないにもかかわらず）急速に高めれば，効果を得られないばかりではなくけがを負うリスクが高まる．そのため，トレーニングの運動強度はトレーニング効果に伴って適時見直していく必要がある．

（2）個別性の原則

トレーニング開始時の体力水準，年齢，性別，体格，筋線維タイプの組成割合，DNAなどには個人差があるため，同一トレーニングであっても個々人が得るトレーニング効果に差異が生じる．そのため，トレーニング効果をより高めるためには各個人に合ったトレーニングを立案し実施する必要がある．体育の授業などでは集団（クラス単位や男女別など）で一斉に行う運動形態が多いが，運動処方の基本的な考え方は個々人の目的と体力に応じたトレーニング内容が最重要とされる．

年齢や性別が同じでも，各個人の「トレーニング開始時の体力水準」や「経験」に差がある場合，各人が得るトレーニング効果に大きな違いが生じる．さらに，ジュニア期のスポーツ選手は，発育発達状況に大きな個人差があるため，指導者は個別性の原則を十分考慮して指導することが求められる．

（3）反復性（継続性）の原則

この原則は，トレーニング効果を得るためには1回のトレーニングでは得られないため，繰り返し行う必要があることを示すものである．トレーニングの目標に沿った特異的なトレーニングを体力の変化に応じて漸進的に過負荷を掛け，最低でも3カ月程続けてようやくトレーニング効果を得ることができる．加えて，得られたトレーニング効果は可逆的であるため，その効果を維持・向上させるためには継続したトレーニングが必要である．しかし反復性の原則に基づいてトレーニングを継続しても，トレーニング過多による慢性疲労状態（オーバートレーニング）に陥ると体力低下のみならずさまざまな症状が現れる．オーバートレーニングになると日常生活においても易疲労性，全身倦怠感，睡眠障害，食欲低下，体重減少，集中力の低下，安静時心拍数の増加，血圧の上昇，運動後の血圧回復時間が遅延するなどの症状がみられる．さらには，気持ちの落ち込みや活気がなくなるなど，精神的な症状までみられるようになる．そのため，トレーニング内容以外の「栄養」や「休養」も十分考慮しつつ継続してトレーニングを実施する必要がある．

表4-A-4　トレーニングの原理・トレーニングの原則まとめ

トレーニングの原理	法則
過負荷の原理	適応能力を利用して体力を維持・向上するために一定水準以上の運動負荷が必要
可逆性の原理	トレーニング効果により体力は向上するが，その効果は脱トレーニングにより失われる
特異性の原理	トレーニングの種類によって効果が異なるため，得たい効果に合ったトレーニングを選ぶ
トレーニングの原則	**法則**
漸増過重負荷の原則	体力の向上に伴って運動負荷を徐々に（漸進的）増やしていく必要がある
個別性の原則	同じトレーニングを行ったとしても個々によって得られるトレーニング効果には差がでる
反復性（継続性）の原則	トレーニング効果は1回の運動では得られず，繰り返し反復（継続）することで効果が得られる
意識性/自覚性の原則	鍛えている部位を意識して自発的に取り組むことでトレーニング効果が向上する
全面性の原則	偏りのある身体はけがや技術レベル向上を阻むのでバランスよく全身を鍛える必要がある

（4）その他の原則

上記の原理・原則以外にも，意識性/自覚性の原則（トレーニングする箇所を意識して，自らの意志でトレーニングに取り組みトレーニング効果を高める）や全面性の原則（偏りなく体力の諸要素を高めて総合的にトレーニングする）などがあり，トレーニング効果を得るためにはどれも重要な原則である．

表4-A-4に3つのトレーニングの原理と5つのトレーニングの原則をまとめた．トレーニングの原理・原則に照らし合わせて，個々人に合った適切なトレーニングを行うことはきわめて重要である．具体的なトレーニング内容に関しては，「4章B. 健康保持・増進のための運動実践方法」を参照のこと．

3）トレーニングの基本条件

運動処方を行ううえで，運動の質・量・強度・頻度などの基本条件をどのように組み立てるかはとても重要である．

（1）運動の質

運動の仕方や方法を選択することは非常に大切である．たとえば体脂肪を減少させることを目的とした場合，運動は呼吸循環系の機能を向上させるような運動様式を用いた持久的運動が適している．この運動様式には速歩，ジョギング，ランニング，サイクリング，水泳などがあるが，ゆっくりと長時間行う必要がある．また瞬発的なスポーツ種目を専門とする選手が，その競技力向上のために持久力も高めようと持久的な運動を中心とし

たトレーニングを行い，瞬発的なトレーニングが行われなかった場合，持久力は向上するが筋力は低下してしまうこともある．これは筋タンパク質をエネルギー源としてしまうことや，エネルギー供給機構や筋の収縮特性の変化によるものと考えられる．このような状況を招かないためにも，運動処方のねらいを明確にし，それに適した運動の質を考えることは非常に重要である．

（2）運動の量

運動処方において「運動の量」の設定は，トレーニングを安全で効果的に行っていくためには重要な要素である．

運動の量は，強度（intensity），持続時間（duration），頻度（frequency）の3つの要因から成立している．特に強度は，個々人の体力や目的とする運動やトレーニング効果の違いによって異なる．

運動の強度は，絶対的な運動強度と相対的な運動強度の2つがあるが，通常その人の最大能力の何%を発揮したかという相対的運動強度で表されることが多い．これはトレーニング効果が得られた後にも数値化しやすいためである．運動の強度に関しては「過負荷の原理」で述べたように%1 RM，$\dot{V}O_2max$，HRを用いて運動強度を決定する．

これらは客観的数値から運動強度を導き出すものであったが，ここでは主観的に感じ取った「感覚」から運動強度を判断する主観的運動強度（rating of perceived exertion：RPE）について述べる．RPEは運動時の主観的負荷度を数字で表

表4-A-5　主観的運動強度（RPE）と年代別心拍数（体育科学センター資料およびRPEより
伊藤，1990[4]改変）

RPE	強度の割合 (% $\dot{V}O_2$max)	強度の感じ方	1分間あたりの心拍数(拍/分)				
			60歳代	50歳代	40歳代	30歳代	20歳代
19	100	非常にきつい	155	165	175	185	190
18							
17	90	かなりきつい	145	155	165	170	175
16							
15	80	きつい	135	145	150	160	165
14							
13	70	ややきつい	125	135	140	145	150
12							
11	60	楽である	120	125	130	135	135
10							
9	50	かなり楽である	110	110	115	120	125
8							
7	40	非常に楽である	100	100	105	110	110
6							
5	30		90	90	90	90	90
4							
3	20		80	80	75	75	75

したもので，Borg Scale[3]が代表的なものとして用いられている.

　RPEを使用する場合の運動は，全身運動でかつ定常状態の運動である必要がある．Borg Scaleを利用すると，高強度の運動であっても5分以上続けた運動のその時点の主観的感覚を数量化できる．しかし短時間の運動や身体の局所部位の運動の場合は信頼度が低下する．Borg Scaleの数値は，6から20まであり，この数値を10倍すると心拍数の概略値が得られるように工夫されている．表4-A-5[4]に運動している際のRPEと年代別心拍数の関係を示した．運動を実施し「ややきつい」と感じた場合のRPEは13であり，その際の20歳代の心拍数は150拍/分程度の運動強度となる（60歳代では125拍/分）．このスケールを使用するにあたっては，年齢やその他の要因などにより個人間に差異が生じるため注意が必要である．また運動に慣れていない状況で使用すると得られた心拍数が正確性を欠くため，運動に慣れた状況で用いることが推奨される．

　トレーニングが高強度ならば，エネルギーはATP-PCr系の供給が主となり運動時間は短く，低強度であれば有酸素系によるエネルギー供給によって運動時間は長時間継続可能となる（詳細は「3章A．運動とエネルギー」を参照）（図4-A-4）．トレーニングの目的によって至適運動強度は決まっており，よく注意して運動時間を決定することが大切である．

（3）運動の頻度

　運動は身体にとってストレスであり，負荷が加われば疲労するが，時間の経過に伴って回復し適応していく．さらに時間が経過するとトレーニング前よりも高いレベルまで回復することも報告されており，これは超回復と呼ばれている．超回復を得るための時間は運動様式の違いにより異なり，持久的運動で比較的短く，瞬発的運動では比較的長いとされている．この回復が短すぎると疲労困憊になり，慢性疲労を併発させ障害を起こしてしまう．筋力向上のために筋力トレーニングを行った場合，使用した筋肉はトレーニング後48時間程度休ませることが望ましいとされている．加えて，1回のトレーニングにおいて何セットその運動を行うかはトレーニングの目的によって異なる（詳細は「4章B．健康保持・増進のための運動実践方法」を参照）．

　トレーニングの3条件である運動強度・時間・頻度の3因子は，三位一体のごとく関係が深く，強度が高ければ時間や頻度は低下する．トレーニ

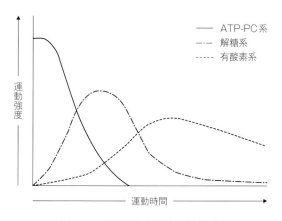

図4-A-4　運動強度と運動時間の関係

ングの目的とその効果をしっかり見極め，正しい条件が得られるように配慮するべきである．

▌4．運動の実施前後の配慮

　運動を実施する際，ウォームアップはけがや障害のリスクを軽減し，精神的・身体的に主運動の準備をしてパフォーマンスを最大に発揮できる状態をつくるために必要である．また運動後に行うクールダウンを簡単に済ませる傾向がみられるが，疲労回復・障害予防に有効であるとともに，運動によって興奮している神経・筋肉を鎮静させる働きがある．そして身体的緊張だけでなく心理的緊張を取り除き，運動後の心地よいリラックス状態へと導く作用がある．運動前後に行うウォームアップとクールダウンは，安全に運動を行うために重要である[7]．

1）ウォームアップ

　ウォームアップ（warm up）とは，体温を上げて身体を温め（warm），心拍数や血流量を増やす（up：上げる）ことを主目的として行うものである．運動前に体温を上昇させて，呼吸循環系，神経系，骨格筋，関節などを運動に適した状態にもっていくとともに，パフォーマンスを最大に発揮できる準備を行うためのものである．心拍数や血流量などの呼吸循環系に関しては，徐々に上げることで心臓や肺への急激な負担を避けることができる．

　体温の上昇は血液循環を向上させ，各組織・器官における酸素の取り込みがスムーズになり，心肺機能が主運動を行うために備える．また筋温上昇は筋肉の細胞間質や腱に含まれるタンパク質の粘性が低下して筋の弾性が高まり筋肉の柔軟性は向上するので，筋力を発揮する条件が改善されるとともにスポーツ障害の予防にもなる．

　神経系においては中枢神経の興奮が高まり，運動に対する神経系の反応が向上する．体温の上昇によって神経の伝導速度が向上し，反応速度が改善する．また交感神経の昂りからアドレナリンの分泌が促進されて，筋肉，呼吸器，循環器系が活性化（その一方で他器官系の働きは抑制される）される．これは身体活動に必要な器官へ集中的に諸エネルギーが供給され，運動への準備を整える生体反応である．

　ウォームアップの効用には心的準備も含まれ，集中力を高め練習や試合に対する気持ちの準備を整えることは，パフォーマンスを高めるために重要である．

　ウォームアップの最終段階では主運動に模した基本動作を取り入れ，反復することで脳（中枢神経）に動作を理解・定着させて動きの精協調（動作の自動化）を図る．主運動を模倣したウォームアップは心身の準備を整えてスポーツ障害を防ぐことにも役立つ（図4-A-5）．

2）クールダウン

　クールダウン（cool down）とは，運動やスポーツ，トレーニング直後の疲労低減・回復を促進させる目的に行われる積極的なリカバリー行為であり，整理運動として周知されている．心臓の働きによって血液は全身を循環しているが，立位における下半身の血流はミルキングアクション（筋ポンプ作用：筋肉が血管の周囲で収縮・弛緩を繰り返すことで血液循環を助け，心臓への還流を可能にしている）という働きによって重力に反して心臓へ戻ってくる（詳細は「3章 F．血液循環と運動」を参照）．

　高強度の激しい運動を急に停止した場合，ミルキングアクションは作用しなくなって還流血液が

● ウォームアップの開始
　[目的：心拍数・血流量の上昇]
　急歩やジョギングなどで心拍数を上昇させて筋への血流量を増やし，筋温＝体温を高める.

↓

● 準備体操
　[目的：関節およびの筋温の上昇]
　関節を中心に屈曲・伸展運動や基本的な動きによって関節可動域を高める.

↓

● ストレッチ
　[目的：関節可動域の拡大・筋の引き伸ばし]
　静的および動的なストレッチを用いて，筋や腱を伸ばしたり弛緩させ主運動に備える.

↓

● 競技種目のフォーム・主運動を模倣したウォームアップ
　[目的：主運動・動きの自動化を図る]
　基本動作や実際の動きを意識して模倣した運動を行い，パフォーマンスの精協調を図る.

図4-A-5　ウォームアップの流れ

表4-A-6　ウォームアップおよびクールダウン効果

● ウォームアップの効果
　呼吸循環系：心拍数・呼吸数・血流量の上昇
　神経系：神経受容体の感受性向上，神経伝達速度の上昇
　骨格筋：血流量増加に伴う筋温上昇，パワー出力の増大
　関　節：関節可動域（柔軟性）増大
　精神面：メンタル面での準備

● クールダウンの効果
　段階的に血流量を整えて貧血を防ぐ.
　血中乳酸を除去，全身に酸素や栄養素を運び疲労回復を促進

急激に減少し，脳貧血がおこり，めまい，立ちくらみ，意識障害，吐き気，頭痛などが生じることがある. クールダウンは突然の運動中止を避けるため，徐々に運動強度を下げながら心拍を安静状態に戻していく作業であり，段階的に血流量を整えて体内に蓄積された血中乳酸を除去するとともに，全身に酸素や栄養素を運び積極的に疲労回復を促進する役割をもつ.

クールダウンの内容は運動強度や運動種目により違いがあるため，ここでは一般的なクールダウンについて下記に示した.

（1）軽めの有酸素性運動（ジョギング・ウォーキング等で目標心拍数は100〜130程度）.

（2）スタティックストレッチング：下肢を主体に各種目20〜30秒程度行う.

（3）下肢のマッサージ.

加えて，激しい運動やトレーニング直後にシャワーを浴びるのは避けるべきである. 運動後の皮膚血管は非常に拡張しており，皮膚への血流量も多い. このときに冷水を浴びると皮膚血管が急激に収縮するため，その結果血圧が高くなり心臓への負担が増大する. 逆に熱いシャワーを浴びると皮膚血管が一層拡張し，血圧が下がって脳貧血を引き起こす. ただし，競技者が運動後に局所的に冷却するアイシングなどは別である. したがって，運動後は心拍数がほぼ安静状態に戻って発汗が停止するのを待ってからシャワーを浴びるのが理想的である. 特に高血圧症や高齢者はこの点をよく理解して，運動後にシャワーを浴びるときの温度は体温程度のぬるま湯がよい（表4-A-6）.

[奥山慎也]

📖 文　献

1）猪飼道夫：運動処方. 体育の科学，21：236-239，1971.
2）American College Of Sports Medicine: ACSM's Guidelines for Exercise Testing and Prescription, 8th edition. Lippincott Williams & Wilkins, 2009.
3）Borg G: Brog's Perceived Exertion and Pain Scales. Human Kinetics, 1998.
4）伊藤　朗：図説・運動生理学入門－生理学の基礎からスポーツトレーニング・運動処方まで-. p129，医歯薬出版，1990.
5）金久博昭日本語版総監修，岡田純一監修，Baechle TRほか：ストレングストレーニング＆コンディショニング：NSCA決定版 第3版. ブックハウス・エイチディ，2010.
6）厚生労働省：実践的指導実施者研修教材. 運動の基礎科学－運動と健康のかかわり-, pp182-197，2018.
7）出村愼一監修，佐藤　進ほか編著：健康・スポーツ科学講義 第2版. pp89-97，pp169-178，杏林書院，2011.

4章 B. 健康保持・増進のための運動実践方法

ここでは，健康保持や増進のための運動の実践方法について，例をあげながら解説する．

1．持久力（有酸素性能力）向上のためのトレーニング

持久力向上の運動は，生活習慣病やメタボリックシンドロームなどの予防や全身持久力維持・向上のために必要である．有酸素性運動を実施するにあたっては，個人の健康状態や体力水準を考慮し，運動強度・時間・頻度を決定することが重要である．有酸素性運動では歩く・走るペースを変えることにより強度が変わり，心拍数の変化が起こる．有酸素性運動を安全に効果的に実施するには，運動中の心拍数が至適運動強度の範囲内におさまるように運動強度をコントロールすることが必要である．運動強度の設定は，心拍数や主観的運動強度（rating of perceived exertion：RPE）から求められる（強度設定の詳細は「4章A．運動処方」を参照）．

運動強度の至適範囲は比較的低く，健康で運動経験のない20歳の学生が健康の保持増進を目的とする場合は，運動強度を50％〜60％HRmaxとし[1]，その際の心拍数は推定最高心拍数が「220−年齢」から200拍/分と推定されるため，至適運動強度は100〜120拍/分となる．運動強度の判断基準の1つに「トークテスト」というものがある．運動中に話ができるかどうかを基準とするものである．高強度となると「やっと話ができる」というように，きつい状態となってしまう．「話をしながらできる程度の強度のものを行う」というものも，運動強度の判断基準として有用である[2]．

運動時間は20分程度継続することが望ましい．20分継続できない場合や継続がかなりきついと感じる場合は5分から徐々に運動時間を延長し，運動に慣れてきたら20分継続できるようにすべきである．一方，体力レベルに余裕がある場合は約30分程度まで時間を延長することにより，酸素摂取能力のさらなる向上が期待できる（図4-B-1）[3]．

運動を実施する頻度は1週間の間に2回以上が望ましい．有酸素性運動は，体力レベルに余裕があり翌日に疲労が蓄積しない状況であれば毎日実施しても問題はない．1週間に2回の実施が困難な場合は頻度に捉われすぎず，体力レベル等に応じて日常生活における通勤や通学時におけるウォーキングなど，実施可能な方法を意識して行い，運動習慣を確立させるべきである．

1）ウォーキング

ウォーキングは場所や道具を必要とせずに，1人でも行うことができる持久力向上のための運動である．ウォーキングにおいては，着地時に地面から受ける足圧の衝撃が体重の約1.2〜1.3倍であ

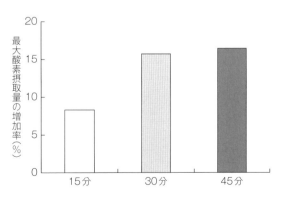

図4-B-1　運動の継続時間別のトレーニング効果（Pollock ML, et al.: Health and Fitness Through Physical Activity. p39, ERIC Institute of Education Sciences, 1978）

り，他の運動に比べると少なく誰でも安全に手軽
に実施することが可能である．

　一般的に日常生活の歩行は，歩行速度が70 m/
分，1分間あたりの歩数（ピッチ）は110歩/分程
度といわれている．ウォーキングをトレーニング
として行う場合の速度は約100 m/分程度が望ま
しい．

　正しいウォーキングの方法は，耳眼平行で前を
向いて視野を広げ，背筋を伸ばし胸をはり，歩幅
を広げて歩数を増やし，着地は踵からつま先にか
けておろし，やや速く歩くように意識して行う（図
4-A-1の（A），p106参照）．正しいウォーキン
グを実施することにより，日常生活の歩行では活
動しない部位の筋活動が行え，有酸素性効果と筋
肉刺激の相乗効果が期待できる．

　ウォーキングは他の運動と比較すると着地面か
ら受ける衝撃が小さく安全性の高い運動である
が，国内においては地面が硬い場面が多くみられ
たり，長時間にわたって実施することを含めると，
衝撃を緩和・吸収することができるシューズを使
うことを心掛ける必要がある．

2）ジョギング

　ジョギングとは，「ゆっくりとした楽な速さで
走ること」であるとされている．また「歩くこと
から発展した，軽い駆けあし」であるともいわれ，
走るペースが100〜200 m/分程度の比較的遅いス
ピードのランニングとされている．

　楽な速さで行ったとしても，ウォーキングと比
較すると速度は速く強度が高くなるため，持久力
向上や生活習慣病予防へのより大きな効果を期待
できる．その反面，着地時に受ける足圧の衝撃も
体重の2〜3倍とより大きくなるので，実施する
ときには注意が必要である．

　ジョギングのフォームは，ウォーキングと同様
に踵から着地し，余計な力を入れずに全身をリ
ラックスさせた状態で行う．ジョギング中の呼吸
のリズムは，2歩1呼吸から6歩1呼吸くらいま
でさまざまなものがあるが，4歩1呼吸（2歩吸っ
て2歩吐く，スースーハーハーのリズム）がすす
められる．

3）自転車エルゴ漕ぎ

　「自転車エルゴ漕ぎ」とは，自転車エルゴメー
タ（動かない固定自転車）を用いて行う運動であ
る．

　自転車エルゴ漕ぎ運動は固定自転車のサドルに
座って行うため，他の陸上運動に比べ下肢にかか
る負担や衝撃は小さくなる．自転車漕ぎ運動での
運動強度の調節は，ペダルにかかる抵抗の大きさ
をコントロールすることによって行われる．ペダ
ルの回転速度を変化させても，運動強度は一定の
ままで変化はない．

　サドルの高さは，サドルに座った状態でペダル
が最下点にきたときに脚が伸びきらず膝がやや曲
がる程度が望ましい（図4-A-1の（B），p106参
照）．

　自転車エルゴ漕ぎ運動での負荷設定は以下のよ
うにさまざまなものがある．

・固定（単一，一定）負荷法：トレーニング開始か
　ら終了まで同じ負荷で行う．
・漸増負荷法：一定時間ごとに負荷を段階的に上
　げていく方法．
・間欠的漸増負荷法：一定の休息時間を入れ，負
　荷を段階的に上げていく方法．
・ランプ負荷法：トレーニングの時間経過に伴っ
　て負荷を直線的に上げる方法．

4）水中活動（スイミング，水中歩行，等）

　水中運動は浮力や水圧，水の抵抗を受ける運動
であり，浮力が働くため陸上運動に比べ受ける衝
撃は少なくなり，運動中の安全性は高い．水圧の
影響により，同じ運動強度においても陸上に比べ
て心拍数が10拍/分程度低くなる．したがって
水中運動中の心拍数は，同一強度の陸上運動で求
めた値から10拍/分減じた値を目安として考え
る．また水圧により肺に大きな負荷がかかるた
め，陸上運動よりも呼吸機能の改善効果が期待で
きる．さらに水の抵抗により，この抵抗を調節す
ることによる筋力向上の効果も期待できる．

　水中運動にはクロールや平泳ぎ等のスイミング
の他に，プールサイドに手をかけたり背中や腰を
つけ身体を支えながら，または支えのない状態で

体操のように身体を動かすもの，水中歩行や水中ジョギング，音楽に合わせながら身体を動かす水中エアロビクスなどがある．

5）インターバルトレーニング

インターバルトレーニングとは，高強度の運動と低強度の運動を交互に繰り返すトレーニングである．このトレーニング方法は，著名な長距離ランナーであったエミール・ザトペックにより考案されたものである．高強度運動では心拍数を180拍／分（最大努力の80〜90％）くらいまで上昇させ，低強度の運動では120拍／分くらいまで低下するような不完全休息をとる．ランニングで行うインターバルトレーニングは，200mのダッシュと，不完全休息となる200mの歩きやジョギングの組み合わせが一例としてあげられる．

6）LSDトレーニング

LSD（long slow distance）トレーニングとは，ゆっくり長い距離を走るトレーニングである．LSDは高強度トレーニングではないので長時間可能となり，エネルギー消費量が大きくなり減量にも有効である．生活習慣病予防のための安全なトレーニングである．LSDトレーニングは最低でも30分以上続けることが必要である．

7）ヒルトレーニング

ヒルトレーニングとは坂の傾斜を利用して行うトレーニングのことである．このトレーニングは，ニュージーランドのアーサー・リディアードにより考案された．坂では重力の影響が平地に比べ大きく，運動強度が高くなるため上肢・下肢から体幹まで全身の筋活動を高める．これにより，走動作において必要な筋力を高める効果が期待できる．しかしヒルトレーニングは強度が高いため，体力レベルに合わせ無理のない実施方法で行うことが必要である．

2．筋力（無酸素性能力）向上のためのトレーニング

1）筋収縮様式

筋肉に負荷抵抗を加える運動は，筋の肥大と筋力の増強，神経筋機能（運動単位）の向上の2つの目的がある．ここでは主として筋力の増強と神経筋機能を向上するためのトレーニングについて説明する．

筋力向上のトレーニングは，筋の収縮様式（詳細は「3章D．運動と骨格筋」を参照）の違いにより，アイソメトリックトレーニング（isometric training），アイソトニック（isotonic training），アイソキネティック（isokinetic training）に分類される．

2）アイソメトリックトレーニング

アイソメトリックトレーニングは等尺性収縮で運動を行うものであり，筋の長さを変化させずに一定のまま筋力を発揮するものである．壁などの動かない物を押したり引っ張るような運動である．

このトレーニング方法は，ヘティンガーとミュラーにより確立されたものであり，特別な器具や場所を必要とせず短時間で簡単に実施できることが利点である．しかしトレーニングを行った関節角度あたり（±20度程度）のみにしかトレーニング効果は認められず，動きのトレーニングには不向きである．

アイソメトリックトレーニングの強度は最大筋力の30〜40％の強度でトレーニング効果が表れ，それ以上に強度を上げても効果は変われない．しかしトレーニング強度を上げた場合，それに伴ってトレーニング時間は短くなる（表4-B-1）．

3）アイソトニックトレーニング

アイソトニックトレーニングは等張性収縮で運動を行うものであり，筋の長さを変えながら筋力を発揮するものである．フリーウエイトを用いる運動や，トレーニングマシンを用いる運動がある．他にも，自分自身やパートナーの体重を利用する

表4-B-1　アイソメトリックトレーニングに必要な強度と
時間（Hettinger Th著，猪飼道夫ほか訳：アイソメトリッ
クトレーニング．p112，大修館書店，1970）

トレーニング強度 （最大筋力に対する割合：%）	トレーニング時間 （活動持続時間：秒）
40～50	15～20
60～70	6～10
80～90	4～ 6
100	2～ 3

運動などがある．

　アイソトニックトレーニングでは，トレーニングの目的により強度（負荷重量）と反復回数が異なってくる．

　このトレーニングは，アイソメトリックトレーニングに比べ筋力向上の効果が大きく，動きのトレーニングとして行うことができることが長所である．一方，疲労が激しく回復のために1～2日のトレーニング間隔が求められることや，トレーニング実施時の危険性に対する注意などの安全面の配慮が必要となる．

4）トレーニング強度の設定

　筋力向上のためのトレーニングに適した強度は，負荷（重量）と回数を組み合わせて考えることが必要である．この組み合わせ方はトレーニングの目的により異なる[4]．
・負荷（重量）：負荷（重量）は最大挙上重量（1 RM）を基準（100％）として，これに対する割合で表される（1 RMに対する割合と反復回数の関係は「4章A．運動処方」を参照）．
・回数：決められた負荷を繰り返し行う回数は，大きな負荷では少なく，小さな負荷では多くなるのが一般的である．しかしトレーニングの目的によっては，小さな負荷で少ない回数を行うこともある．
・頻度：頻度は1週間に2～3回が目安となる．トレーニングによる疲労と筋のダメージの状態や回復に必要とされる時間などとの関係により，トレーニングに慣れてきたとしても毎日実施せずに，1～2日の休息を挟んで行わなければならない．

（1）筋力向上のためのトレーニング

　筋力向上を目的としたトレーニングは，90％（4 RM）以上の高強度の負荷を，3回以内の反復回数で，3分以上の休息をはさんで，3セット以上行う方法が用いられる（表4-B-2）[5]．筋力向上のためのトレーニングでは休息時間を長めにとり，前のセットの疲労が十分に回復したのちに次のセットを行うことが重要である．

（2）筋肥大のためのトレーニング

　筋肥大を目的としたトレーニングは，75～85％（6～10 RM）の負荷を，6～10回の反復し，1分程度の休息をはさんで，3セット以上行う方法が用いられる（表4-B-2）．筋肥大のためのトレーニングでは休息時間はあまり長くとらずに，前のセットの疲労が完全に回復する前に次のセットを行うことが重要である．

（3）筋持久力トレーニング

　筋持久力向上を目的としたトレーニングは，30～60％程度の軽めの負荷で，繰り返す回数を多くする（20～50回）方法が用いられる（表4-B-2）．60％の負荷であれば20回繰り返すことが可能とされている．これを1～2分の休息をはさんで，2～3セット行う方法が用いられる．

（4）パワートレーニング

　パワー向上を目的としたトレーニングは，動作のスピードへの注意がたいへん重要である．このトレーニングにおいては，常に最大限に発揮できるスピードを意識して，動作の動き始めから素早い動きで行うことが必要である．負荷は30～60％程度と軽めに設定し，反復回数は10回以内として最大スピードで行うことが重要である．これを3分程度の休息をはさんで，2～3セット行う方法が用いられる（表4-B-2）．

（5）健康保持増進のためのトレーニング

　一般学生や一般成人を対象とした健康の保持増進のためのトレーニングの強度は，トレーニングを習慣的に行っている人や競技選手（アスリート）に比べ，低い強度で行う．

　筋肥大や筋力増加を目的とする場合は70～90％の負荷を5～15回，筋持久力の向上を目的とする場合は30～60％の負荷を15～60回行う

表4-B-2　トレーニングの目的別負荷設定の目安

トレーニングの目的	負荷強度	反復回数	休息時間（インターバル）	セット数	頻　　度
最大筋力の増加	90～100% 1～3RM	1～3回	3分以上（前のセットの疲労が十分に回復するまで）	3～5セット（大筋群は多め）	大筋群は少なめ：1～2回／週（大きい筋肉は回復に時間がかかるため，頻度は少なくする）
筋肥大筋力増加	75～85% 6～10RM	6～10回	1分程度（前のセットの疲労が完全に回復する前に次のセットを行う）		
筋持久力の増加	30～60% 20～50RM	20～50回	1～2分	2～3セット	小筋群は多め：2～3回／週（小さい筋肉は回復が早いため，頻度は多くする）
筋パワーの増加	30～60% 20～50RM	5～10回 （最大速度で行う）	3分程度		

表4-B-3　一般健常人を対象とした筋力トレーニングの実施方法

トレーニングの目的	負荷強度	反復回数	セット数	頻　　度
筋肥大・筋力増加	70～90%	5～15回	大筋群は多め，小筋群は少なめ．無理をせずに少なめからスタートし，慣れたら徐々に増やす．	1回／週．3カ月以上は継続できる頻度（慣れても1日おき）
筋持久力増加	30～60%	15～60回		

（表4-B-3）．繰り返し行うセット数は，大筋群は多め（3セット程度），小筋群は少なめに設定する[6]．セット数は体力レベルに合わせて設定することが大切である．トレーニング経験が少ない人では1セットから始めても問題はない．トレーニングの効果が現れ体力に余裕ができたらセット数を徐々に増やす方法が望ましいといえる．

　トレーニングを行う頻度は，比較的体力レベルの低い人やトレーニング未経験者においても1週間に1回は行うべきである．体力レベルの向上に応じて余裕が現れた場合，頻度を増やすことが必要になる．頻度を増やしたとしても2日連続では行わずに，必ず1日以上の休息を入れて行う必要がある．

　トレーニング未経験者にみられる例の1つに，高頻度で行っていたものを継続させることができずに短期間で終わってしまうことがある．トレーニングを継続させる期間は，3カ月が目安として考えられる．したがって，そのくらいの期間を継続させることが可能な頻度でトレーニングを開始すべきである．この点は，トレーニング未経験者や体力レベルの比較的低い人では，特に注意が必要である．

5）トレーニング器具の特徴

　筋力トレーニングの器具は，フリーウエイトとマシンに大別することができる．フリーウエイトとは，バーベルやダンベルを用いて行うものであり，自由な軌道でトレーニングが実施できる．これに対しマシンは，決められた動きでトレーニングを行うものである．

　フリーウエイトトレーニングで使用する器具を図4-B-2に示した．フリーウエイトで使用するバーベルは，シャフトにプレートを取り付け，カラー（留め具）を用いて固定する．ダンベルは重さがあらかじめ決まっているものが多い．必要に応じてシャフトにパットを装着して行う．またトレーニング効果をあげるために，リストストラップや腰痛等の傷害予防のためにベルトの使用がすすめられる．

　負荷の調整は，フリーウエイトでは重さそのものを変えて行う．トレーニングマシンでは，積み重ねられた板状のウエイトにピンを差し込むことにより調整する方法が一般的である．

　シャフトの握り方（グリップ）の主なものを図4-B-3に示した．シャフトの握り方もさまざまなものがあり，種目ごとの使い分けが一般的に行われている．

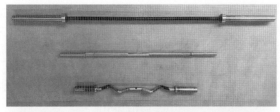

シャフト
長さ，重さはさまざまである．
種目に応じて使い分けを行う．

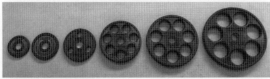

プレート
1.25〜20kgまでが一般的に広く使われている．
それ以上の重さもある．

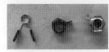

カラー（留め具）
トレーニング中のプレートの落下を防ぐ．
重さのあるもの（1.25kg，2.5kg）とないものがある．

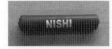

パット
トレーニンング中の身体保護のために必要に応じて使用する．
シャフトを肩に担ぐスクワット等で使われる．

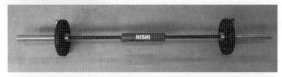

バーベル
シャフトにプレートを装着してカラーで固定，
パットをつけた状態．

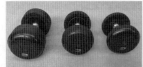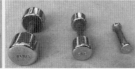

ダンベル
1〜30kg程度までさまざまなものがある．
組み合わせを変えることにより重さを調節できる
ものもある（写真のダンベルは調節不可）．

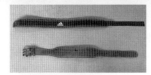

ベルト
腰部の保護・傷害予防のために使用する．

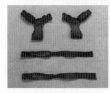

グローブ，リストストラップ
床から引き上げる種目（デッドリフト等）や引く動作の種目におい
て，または大きな負荷でのトレーニングにおいて，トレーニング効
果を上げるために使用する（写真の他にさまざまなものがある）．

図4-B-2　ウエイトトレーニングで用いる器具・用具

　フリーウエイトでのトレーニングは手軽に行う
ことができ非常に大きな効果を期待できるが，動
作の習得等において初心者には不向きな点もあ
る．一方マシンを使用するトレーニングは，フリー
ウエイトに比べ安全性が高いため使用する対象を
選ばない．しかし器具は高価なため，マシンが設
置されている施設等で行わなければならない点で
手軽さに欠ける．このほかの特徴は**表4-B-4**に
示したとおりである．

6）アイソキネティックトレーニング

　アイソキネティックトレーニングは，動作範囲
全体にわたって一定の速度で運動が行われるもの
である．コンピュータ制御や油圧・空圧式の制御
機構を備えたトレーニングマシンを利用して行
う．トレーニングを行うときは動作の速度を規定
して実施する．
　動作範囲全体にわたって大きな負荷を筋肉にか
けられることや，傷害の危険性が小さいことがこ

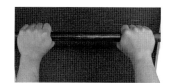
オーバーハンドグリップ
手の甲が上向きになる握り方.
多くの種目で使われるグリップである.

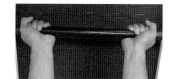
アンダーハンドグリップ
手のひらが上向きになる握り方.
アームカールなどで用いられるグリップ
である.

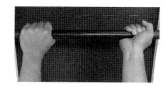
オルタネイティッドグリップ
片手がオーバーハンド,もう一方がアン
ダーハンドになる握り方.
デッドリフトにおいて用いられるグリッ
プである.

図4-B-3　握り方(グリップ)

表4-B-4　フリーウエイトとトレーニングマシンの特徴

	フリーウエイト	トレーニングマシン
安全性	注意が必要	高い
補助	多くのエクササイズで必要	ほとんど不要
動作の習得	難しい種目が多い	容易
種目数やバリエーション	非常に多い	少ない
動作の軌道	自由	ほとんどの場合一定
負荷の加わる方向	重力方向	さまざまな方向に対応
重力や慣性をコントロールする能力	養いやすい	養いにくい
コーディネーション	養いやすい	養いにくい
達成感	比較的高い	比較的低い

(日本トレーニング指導者協会編著:トレーニング指導者テキスト 実践編. p40. 大修館
書店. 2014)

のトレーニングの長所である.しかし,トレーニングマシンが高価であり,使用時の操作には専門的な知識が求められてくる.

7)体重を利用したトレーニング(図4-B-4)
(1)腹筋のトレーニング(シットアップ)

筋量を増加させて健康的な身体を維持するため,あるいは腰痛を予防するためなど,腹筋を強化するメリットは数多くあげられる.腰痛の原因の1つに,背筋に比べ腹筋が弱くなる筋力のアンバランスがある.これを解消するためには腹筋のトレーニングが必要である.

腹筋のトレーニングは必ず膝を曲げて行わなければならない.腕を胸の前でクロスさせ,手を両肩においた状態が基本的な姿勢である.腕の位置は筋力レベルに応じて変えても構わない.腕を頭寄りにすると強度は高くなり,腰寄りにすると低くなる.また足を押さえて行うと,押さえずに行う方法に比べ大腿部の筋活動が大きくなり,腹筋より大腿部のトレーニングとなってしまうこともある.その結果,腰痛を助長してしまうこともあ

るので注意が必要である.仰向けで顎を引いた姿勢から,背中を丸めながら上体を引き上げる(図4-B-4).

腹筋と同時に腹斜筋(横腹の筋)も強化するためには,腹筋にひねりを加えたツイスティングシットアップが有効である.腹筋と同様に,膝を曲げて仰向けの姿勢から,上体をひねりながら起き上がり,肘を反対側の膝に付ける(近付ける)ように行う.

(2)バックエクステンション

バックエクステンションとは「背筋」のトレーニングであり,うつ伏せの状態から上半身を起き上がらせて行う.背中を反らせずにまっすぐに保ちながら行うことが腰痛予防のために大変重要である.

(3)プッシュアップ

プッシュアップは「腕立て伏せ」として広く知られているトレーニングである.このトレーニングは胸や腕のトレーニングであるが,床につく手の幅等により効果の表れ方が異なってくるので,目的に応じた方法で行うことが必要である.実施

122

シットアップ（1人）（腹直筋）

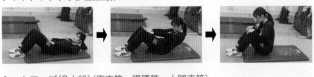

シットアップ（2人組）（腹直筋，腸腰筋，大腿直筋）

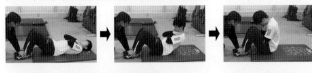

ツイスティングシットアップ（外腹斜筋）

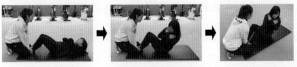

シットアップ（腹筋のトレーニング）
必ず膝を曲げた状態で行う．
足を押さえると脚部の筋の活動が大きくなる．
腕は胸の前でクロスさせて行う．
腕の位置を変えると強度が変化する．
・腕を腰寄りに位置させる
　＝低強度（例：**図4-B-6**最上段）
・腕を頭寄りに位置させる
　＝高強度（例：両腕を頭の後方で組む）
顎を引き背中を丸めながら上体を引き上げる．

バックエクステンション（脊柱起立筋群，大殿筋）

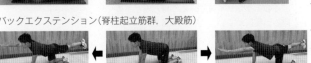

バックエクステンション（台使用：脊柱起立筋群）

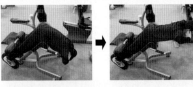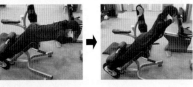

バックエクステンション（背筋のトレーニング）
背中を反らせて行うと腰痛発症の危険性が大きくなる．
股関節を屈曲させて状態からまっすぐに伸びるまで引き上げる．

プッシュアップ（大胸筋，上腕三頭筋）

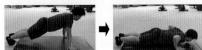

プッシュアップ（腕立て伏せ）
身体が反らないようにまっすぐに保ちながら行う．
手の幅により効果が異なる．
・幅を狭める＝腕の筋の強化，幅を広める＝胸の筋の強化

スクワット（大腿四頭筋，大殿筋，脊柱起立筋群）

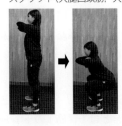

スクワット（下肢のトレーニング）
両足の幅は肩幅くらい，つま先をやや外側に向ける．
殿部を後ろに突き出すようにしゃがむ．
しゃがんだときの注意点
・背中が丸まらない，反らないようにする．
・膝がつま先より前に出過ぎないようにする（膝はつま先の真上にくるようにする）．
・膝が内側に入りすぎないようにする．

図4-B-4　自体重トレーニングの例

に際しては，身体のラインを頭からかかとまでまっすぐに保ちながら行うことが重要である．腰を反らして行うと，過度な負担がかかるため注意が必要である．

（4）スクワット

スクワットは下半身強化の代表的なトレーニングである．立った姿勢から膝を曲げてしゃがみこみ，立った姿勢に戻る動作である．両足の幅（スタンス）やしゃがみこむ深さにより，効果の表れ方は異なってくる．一般的には，スタンスは肩幅程度とし，膝関節が90度，あるいは大腿部が水平位になるくらいまで曲げて行う．注意点は，背中が丸まらないようにすることや，しゃがみこんだときに膝がつま先より前方へ出ないようにすること等がある．

チェストプレス(大胸筋, 上腕三頭筋)

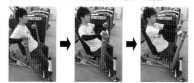

バタフライ(大胸筋)

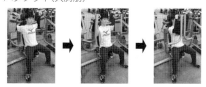

アームカール(上腕二頭筋)

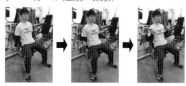

ラットプルダウン(広背筋, 大円筋)

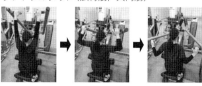

レッグプレス(大腿四頭筋, 大殿筋)

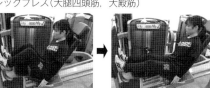

シーテッドロー(広背筋, 僧帽筋, 菱形筋)

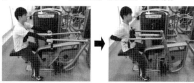

レッグエクステンション(大腿四頭筋)

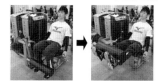

レッグカール(ハムストリングス)

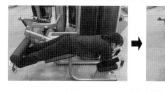
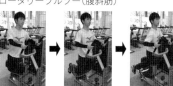
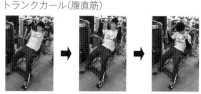

ロータリーソルソー(腹斜筋)

トランクカール(腹直筋)

バックエクステンション(脊柱起立筋群)

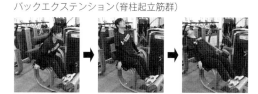

図4-B-5　マシントレーニングの例

8) 筋力トレーニングの順序

　複数の筋力トレーニングを実施する場合には，実施する順序にも配慮が必要である．まず，主要なトレーニングから優先的に行う必要がある．トレーニングを実施する人の目的となっている効果をあげたいトレーニングを先に行うことにより，十分な効果が得られやすくなるためである．また，大筋群(胸部，背部，大腿部等)のトレーニングは小筋群(腕部，下腿部等)より先に行うことも

必要がある．

　筋力トレーニングの代表例として，マシンを用いたものを図4-B-5に，フリーウエイトを用いたものを図4-B-6にそれぞれ示した．

[藤城仁音]

▍3. 柔軟性トレーニング(ストレッチング)

　柔軟性とは，「関節において達成することので

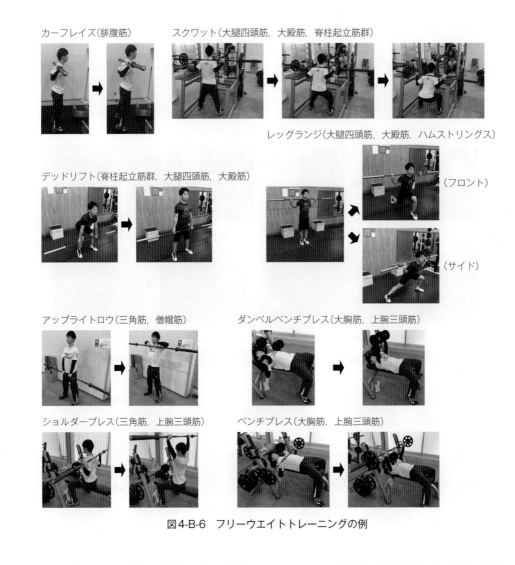

図4-B-6　フリーウエイトトレーニングの例

きる最大運動域」であり，性別，年齢，結合組織の構造，腱，靭帯など，いくつかの要素で決まる[7]．

柔軟性が最も急速に発達するのは13〜14歳までであり[8]，年齢と柔軟性の発達には関係があることから身体の発達段階を考慮し，年齢の低い段階から柔軟運動を行った方が関節可動域が大きくなる可能性がある．

関節可動域を大きくするにはストレッチングが推奨され，どの年代においても取り組みやすいものである．またストレッチングによって筋での血流が増加したり筋が弛緩するため，痛みの緩和や機能障害の予防にも効果的である．

ストレッチングは1970年代ボブ・アンダーソン[9]によって提唱され，その後日本でも広まっている．ボブ・アンダーソンは，アメリカンフット

ボールで実践筋の柔軟性向上，関節可動域の拡大，血液循環の向上などを証明している．

ストレッチングは，反動をつけずにゆっくりと静かに筋肉を伸ばすスタティックストレッチング（静的伸展）と，動きの中で関節を大きく動かしていくバリスティックストレッチング（反動・動的伸展）に大別される．後者では，強直性収縮が生じた結果伸張反射が生じ，筋肉を硬直させてけがをもたらすこともあるため，痛みを伴わない程度に行うことが大切である．

スタティックストレッチングの正しい方法は，伸展させる筋群に意識を置きつつリラックスして行うことである．1つの動作につき10〜30秒ほど保持し，2セット以上行うことで，ストレッチング本来の運動効果を引き出すことができる．ま

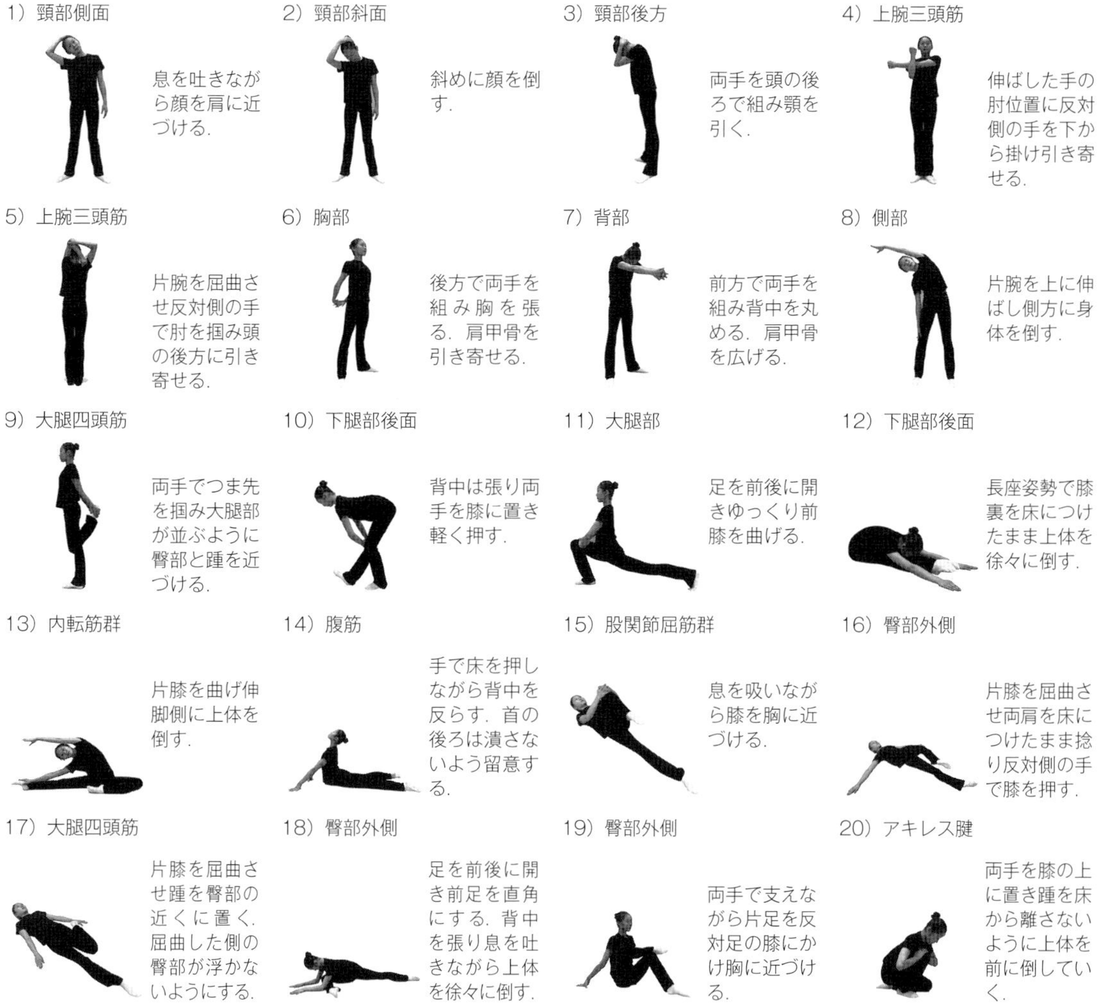

1）頸部側面

息を吐きながら顔を肩に近づける.

2）頸部斜面

斜めに顔を倒す.

3）頸部後方

両手を頭の後ろで組み顎を引く.

4）上腕三頭筋

伸ばした手の肘位置に反対側の手を下から掛け引き寄せる.

5）上腕三頭筋

片腕を屈曲させ反対側の手で肘を掴み頭の後方に引き寄せる.

6）胸部

後方で両手を組み胸を張る. 肩甲骨を引き寄せる.

7）背部

前方で両手を組み背中を丸める. 肩甲骨を広げる.

8）側部

片腕を上に伸ばし側方に身体を倒す.

9）大腿四頭筋

両手でつま先を掴み大腿部が並ぶように臀部と踵を近づける.

10）下腿部後面

背中は張り両手を膝に置き軽く押す.

11）大腿部

足を前後に開きゆっくり前膝を曲げる.

12）下腿部後面

長座姿勢で膝裏を床につけたまま上体を徐々に倒す.

13）内転筋群
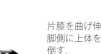
片膝を曲げ伸脚側に上体を倒す.

14）腹筋

手で床を押しながら背中を反らす. 首の後ろは潰さないよう留意する.

15）股関節屈筋群

息を吸いながら膝を胸に近づける.

16）臀部外側

片膝を屈曲させ両肩を床につけたまま捻り反対側の手で膝を押す.

17）大腿四頭筋

片膝を屈曲させ踵を臀部の近くに置く. 屈曲した側の臀部が浮かないようにする.

18）臀部外側

足を前後に開き前足を直角にする. 背中を張り息を吐きながら上体を徐々に倒す.

19）臀部外側

両手で支えながら片足を反対足の膝にかけ胸に近づける.

20）アキレス腱

両手を膝の上に置き踵を床から離さないように上体を前に倒していく.

図4-B-7　1人で行える代表的なスタティックストレッチング

た動作部位の筋血流量が最大になるまでの時間は，小筋群が約15秒，大筋群が約30秒かかる. まずはイージーストレッチで呼吸を伴いながら筋肉をほぐし，その後，ディベロップメンタルストレッチに移って軽い張りを感じるまで伸展させていくことが重要である.

　図4-B-7に1人で行える各関節の代表的なスタティックストレッチングを示した.

［清水花菜］

文　献

1）宮下充正ほか編：フィットネスQ&A-指導者のための基礎知識-改訂第2版. 南江堂，1993.
2）American College of Sports Medicine: ACSM's Guidelines for Exercise Testing and Prescription, 10th edition. LWW, 2017.
3）宮下充正：トレーニングの科学的基礎. ブックハウス・エイチディ，1993.
4）日本トレーニング指導者協会編著：トレーニング指導者テキスト 実践編. 大修館書店，2014.
5）横浜市スポーツ医科学センター編：図解スポーツトレーニングの基礎理論. 西東社，2007.
6）水村真由美：運動とからだ. 山海堂，2000.
7）山本利春著：測定と評価-現場に活かすコンディショニングの科学-. p58, ブックハウス・エイチディ，2004.
8）Matveev LP著, 魚住廣信ほか訳：ロシア体育・スポーツトレーニングの理論と方法論. pp320-330, ナップ，2008.
9）Anderson B著, 堀居昭訳：ボブ・アンダーソンのストレッチング. pp10-12, ブックハウス・エイチディ，1981.

5章 ウエイトコントロール

5章　A. 肥満と生活習慣

現在，世界の多くの国々で肥満人口と肥満に伴う肥満症の増加が問題視されている．2017年に発表された大規模な国際共同研究は，1980年〜2015年の期間に世界で肥満がどのように広がったのかを調査し，195カ国における体重増加と肥満（BMI30以上）の影響を示したものであった[1]．その結果，国際的に肥満および肥満症が著しく増加し1980年以来70カ国以上で肥満による罹患率の倍増および，多くの国々で小児肥満の急増が確認された．このことは身体活動の減少よりも食物環境や食物システムが大きく関与しており，手ごろな価格で高エネルギーの食料品が簡単に摂取できることが原因だといわれている．

一方，世界における都市化や環境の変化に伴い身体活動の減少が健康に及ぼす影響についても問題提起がなされている．世界保健機関（World Health Organization：WHO）は健康のための身体活動に関する国際勧告（2010）において全世界の死亡者数に対する危険因子の第4位に身体不活動が入ったとしている．これは高血圧，喫煙，高血糖に次ぐもので，今後，身体不活動がさらに増加することを懸念するものである．

国際的に栄養過多と身体不活動が進む中，わが国における健康増進の施策は，厚生労働省が2013年から「健康日本21（第2次）」を推し進めている．これは内臓脂肪症候群（メタボリックシンドローム）に着目した運動習慣の定着と食生活の改善を基本的な考え方の1つとしている．メタボリックシンドロームは動脈硬化が進展することにより心疾患，脳血管疾患のリスクが高まる状態で，内臓脂肪型肥満と関連している．その解消のためには適度な運動とバランスのとれた食事によるウエイトコントロールが必要であり，世界が抱える問題を解消することと同様である．

1. 肥満とその原因

肥満は「身体の体脂肪が過剰に蓄積した状態」と定義され，単に体重の増加によるものではなく体脂肪の増加により太った人のことをいう．一方，肥満症は「肥満に起因ないし関連する健康障害を合併するか，その合併が予測される場合で，医学的に減量を必要とする病態」を指し，肥満とは区別されている．

肥満の原因は大きく分けて遺伝的要因と環境的要因（生活習慣など）から成り立っている．一般的には遺伝的要因が太りやすいという体質を規定し，環境的要因が太る原因を決定すると考えられている．遺伝的要因には原則的にその遺伝子単独で肥満が発症する単一遺伝子疾患（先天性疾患）と遺伝素因が複数影響し合うことに加えて，環境的要因が重なることにより発症する多因子疾患（遅発性）がある．前者の肥満は若年発症しやすく，きわめて高度の肥満などが見受けられる．しかしながら，1つの遺伝子で肥満が決まる例は稀であり，そのほとんどは後者のような複数の遺伝子と生活習慣の相互作用によるものである．

2. 症候性肥満と単純肥満

肥満は原因によって症候性肥満（二次性肥満）と単純肥満（原発性肥満）に分けられる．前者は特定の疾病に起因するもので，甲状腺機能の低下や視床下部の食欲中枢障害などの原因となる疾病があり治療が優先される．後者は肥満のうちのほとんどを占めており，その割合は約95％といわれている．肥満は以下のような複数の要素が絡み合い形成されている．

表5-A-1　肥満への遺伝因子の関与を示唆する疫学的事実
（梶村ら，2016[2]）より作表）

1. 同じ環境下でも肥満者と非肥満者がいる
2. 家族集積性が認められる
3. 特定の集団・地域で発症率が高い
4. 特定の遺伝子変異で肥満の表現型が生じる（ヒト，マウス）
5. 双生児研究：一卵性で一致率がより高い
　　1）一卵性双生児：遺伝＝同一
　　　　　　　　　　　環境＝かなり共有
　　2）二卵性双生児：遺伝＝「きょうだい」程度の共有
　　　　　　　　　　　環境＝かなり共有

一卵性でも100％一致でないことは環境因子やエピゲノムの影響も表す．

1）遺伝的体質，遺伝子

　肥満に対して遺伝因子の関与を示唆する事実はいくつかみられる（**表5-A-1**）[2]．その中で一卵性双生児（同一の遺伝子）と二卵性双生児の肥満を比較すると，その発現が一卵性双生児で一致率70〜90％であるのに対し，二卵性双生児では一致率35〜45％と低い値であったとする報告がある[3]．しかしながら，一卵性双生児におけるBMIの調査では約3％で大きな不一致がみられ，23組の双生児ペアの体重差が男性16 kg，女性19 kgに達するとした報告もある[4]．このことからウエイトコントロールには身体活動や食習慣が少なからず影響していると考えられる．

　単一遺伝子異常で肥満を発症する疾患はレプチン・レプチン受容体遺伝子異常，4型メラノコルチン受容体異常などがあげられる．肥満関連遺伝子の発見は次世代シークエンサーの登場で飛躍的に進んでいる．特に多因子遺伝疾患は，ゲノムワイド関連解析（genome-wide association study：GWAS）によって遺伝因子が数多く同定されている．GWASは数十万から数百万個の一塩基多型（single nucleotide polymorphism：SNP）について関連を検定する全ゲノム解析のことで，2015年の解析結果報告では，新しいものを含め97の肥満に関する遺伝因子が同定されている[5]．これらの遺伝子は飢餓克服のための最も重要なサバイバル能力とする説が広く知られており，エネルギー代謝を倹約するという意味から倹約遺伝子（thrifty genotype）とも呼ばれている．

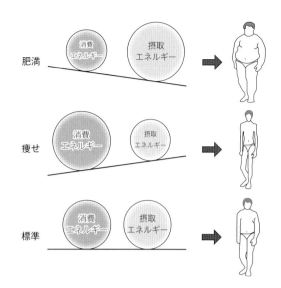

図5-A-1　摂取エネルギーと消費エネルギーの関係

2）運動不足

　肥満は，摂取エネルギーが消費エネルギーを上回ることにより体脂肪としてエネルギーが蓄積した状態である（**図5-A-1**）．つまり，運動不足による消費エネルギーの低下が続けば，摂取エネルギーの過多とあわせて肥満は進むばかりである．また，運動不足による筋肉量の低下が基礎代謝の低下を招き，わずかではあるが1日の消費エネルギーを低下させることも肥満につながっている．これらのことから，運動することは肥満解消の近道といえる．

　たとえば1日300 kcalの運動（約30分間の早歩き）を24日間続けたとしよう．体脂肪1 kgには7,000〜7,200 kcalのエネルギーが蓄えられているため，ちょうど体脂肪1 kgを減少させることが可能となる．ただし，BMIが35以上（高度肥満）の場合には注意が必要である．肥満3度（高度肥満）を超える人が，急にジョギングやウォーキングをすると，膝関節や骨にかかる負担が大きくなるからである．水中での運動やエアロバイクなど，足首や膝などの関節に負担にならないような運動を心がけなければならない．加えて，毎日高エネルギーの食事を続けている人が，運動のみで消費エネルギーを増加させるのは危険である．なぜなら，現代社会において運動時間の確保は困難なことが多く，強度を増やせば，身体への過度

の負担がかかり関節や靱帯への障害が起こる可能性が高くなるからである.

3) 食事パターン

　肥満の解消には，運動と併用した栄養バランスのとれた食事の摂取が必要となる（詳細は「5章B. 健康と食事」を参照）. 肥満者によくみられる典型的な食事パターンとしては，肥満型食事様式である「早食い」「まとめ食い」「ながら食い」の3つがあげられる. 早食いは，満腹中枢への刺激が伝わるまでに時間がかかるため，食べすぎにつながる可能性が高いといわれている. また，エネルギー消費を促すためにもよく噛むことが必要である. まとめ食いの原因は朝食の欠食や不規則な食事により，一度に多くの量を摂取することである. このことはインスリンを多量に分泌させることにつながるため，膵臓への負担が大きくなる. また，摂取エネルギーの総量が同じであれば食事回数の少ない方が太りやすいという点からも，まとめ食いは禁物である. 食事回数を小分けにすれば，インスリンの過剰な分泌による脂肪の合成が少なくなるからである. 食事以外のことをしながら食べる「ながら食い」は食べることよりも他のことに集中しているため満腹中枢への刺激が低くなり，結果として満腹感を得られず過食につながると考えられる.

4) 精神的・社会的要因

　精神的な不安やストレスがある場合，気晴らしとして過食に走りやすくなるといわれている. 社会的・経済的な地位がある場合や，肥満した親に食生活のパターンをそのまま伝えられた場合（刷り込み現象）に過食になる傾向がある. また，肥満者の中には食事をした後に満足感を得ると同時に，食べたことへの自責の念や後悔が生じ，そのことが再び食事や飲酒の刺激へとつながる可能性がある. 情動的な摂食状況にある人は，このようなネガティブな考え方を，食べる行為によって一時的に回避することが考えられる.

3. 肥満と脂肪細胞

1) 白色脂肪細胞と褐色脂肪細胞

　脂肪組織は白色脂肪組織（white adipose tissue：WAT）と褐色脂肪組織（brown adipose tissue：BAT）に大別される. 白色脂肪細胞は白色脂肪組織中に存在し，全身に広く分布しエネルギーである中性脂肪（トリグリセリド）を蓄え，単房性の大きな脂肪滴を形作っている. 一般的に脂肪細胞と呼ばれているのは白色脂肪細胞である. 一方，褐色脂肪細胞は身体の脂肪細胞の1%程度と少なく，首の後部，肩甲骨の周辺などに分布し，熱産生を促し体温を維持する. また多くのミトコンドリアが存在し，その内膜にある脱共役タンパク質1（uncoupling protein 1：UCP1）などの特異的タンパク質の働きによって，局所的にエネルギーを熱として放散する機能を持つため肥満を防ぐ要因となっている.

2) 脂肪細胞と生理活性物質

　脂肪細胞は単にエネルギーを貯蔵するだけではなく，生理活性物質（アディポサイトカイン）を分泌する器官としての役割が注目されている. その中でも，インスリン抵抗性を惹起する腫瘍壊死因子 α（tumor necrosis factor- α：TNF- α），血栓を形成するのにかかわる PAI-1（plasminogen activator inhibitor-1），血圧上昇作用に関与するアンジオテンシノーゲンなどは，動脈硬化の発症に強く関連しているため悪玉サイトカインとも呼ばれる. 一方，脂肪細胞はアディポネクチン（善玉サイトカイン）と呼ばれるインスリン感受性や糖代謝機能の改善を促すものも同時に分泌しており，内臓脂肪の減少により分泌量が増加することが確認されている. また，レプチンのように視床下部の満腹中枢に働きかけ摂食抑制やエネルギー消費の増加を促すが，脂肪の増加に伴い分泌量が増えると「レプチン抵抗性」が起こり，食コントロールを乱して過食をもたらすものもある.

4．肥満のタイプ（リンゴ型・洋ナシ型）

　肥満は大きく2つのタイプに分類される．内臓脂肪型肥満と皮下脂肪型肥満である．内臓脂肪型肥満は腹腔内臓器のまわりに脂肪が蓄積するタイプであり，主に上半身に脂肪がつくことから「リンゴ型肥満」とも呼ばれる．中年男性に多く生活習慣病のリスクが格段に高くなる．隠れ肥満と呼ばれることもあり，外見だけではわからず発見しにくいため，定期的に健診を受けるなど注意が必要である．

　皮下脂肪型肥満は皮膚の下にある組織に脂肪が蓄積する肥満である．殿部から大腿部にかけた下半身を中心に脂肪が蓄積するタイプで「洋ナシ型肥満」と呼ばれ，女性に多くみられる．内臓脂肪型肥満と比較すると，生活習慣病である糖尿病，高血圧，脂質異常症（高脂血症），高尿酸血症などのリスクは低いが，心臓や膝への負担を考慮すると有酸素性運動や食事制限によるコントロールが必要である．

5．肥満の判定と疾病

　肥満の判定には，体格指数と体脂肪率の測定を合わせて用いることが望ましい．その理由は，体格指数だけでは，体脂肪率を正確に把握することが難しいからである．

1）BMIによる判定

　体格判定の指数については，1930年代頃からさまざまな工夫がされてきている．今までは，Brocaの桂変法（標準体重（kg）＝（身長（cm）－100）×0.9）や，国民栄養調査から割り出した身長ごとの平均体重を使用したり，各生命保険会社の標準体重表を使用したりしてきた経緯がある．現在，体格判定の指数については，幼児・小児はカウプ指数（kg/m），児童はローレル指数（kg/m³），生徒以上・成人はケトラー指数（kg/m²）が適切な方法であるといわれている．特にケトラー指数については，世界的にBMI（body mass index）として肥満判定の指数として多く用い

表5-A-2　BMIと肥満の判定（日本肥満学会，2016[6]）より作表）

BMI	判定基準	
	日本肥満学会	WHO
<18.5	低体重	Underweight
18.5≦～<25	普通体重	Normal range
25≦～<30	肥満（1度）	Pre obese
30≦～<35	肥満（2度）	Obese class Ⅰ
35≦～<40	肥満（3度）※高度肥満	Obese class Ⅱ
40≦	肥満（4度）※高度肥満	Obese class Ⅲ

注1）肥満（BMI≧25）は医学的に減量が必要であるとは限らない．
注2）BMI≧35を高度肥満とする．

れている．BMIは下記の計算式で容易に求めることができる．

$$BMI＝体重（kg）÷身長（m）^2$$
　　（例）体重60kgで170cmの人の場合
$$60÷（1.7×1.7）≒20.8（BMI）$$

　BMIは世界共通の肥満度の指標として用いられている．日本においては，WHOや米国NIH（National Institutes of Helth）の提言をもとに1999年日本肥満学会が，国際間での整合性をはかるため総会での合意を経てBMI25以上を肥満と判定し，5刻みで肥満度1～肥満度4までを定めている．日本肥満学会の判定基準では，日本人の特性を考慮してWHOの基準では「前肥満」と判定されるものからすでに「肥満」と判定した点が特徴である．さらに，2011年日本肥満学会は肥満症について新しい診断基準を示し，2016年には肥満症治療のためのガイドラインを発表した[6]．BMI35以上を「高度肥満」と定義し診断や治療対象として位置付けている（表5-A-2）．

2）BMIと疾病率

　体格指数であるBMI値は，国内外の疫学的調査により22前後の値が最低疾病率を示すのはよく知られている．図5-A-2は，男女それぞれの疾病率とBMIとの関連を示したものである[7]．疾病率は，心疾患，肺疾患，高血圧，尿タンパク，潜血，肝機能障害，脂質異常症（高脂血症），高尿酸血症，耐糖能異常，貧血症の10項目において，

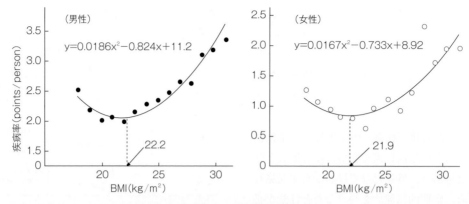

図5-A-2　疾病率とBMI

(Tokunaga K, et al.: Ideal body weight estimated from the body mass index with the lowest morbidity. Int J Obes, 15: 1-5, 1991)

異常なしを0点，異常ありを1点として組み入れている．この曲線はJカーブと呼ばれ，BMIが男性は22.2，女性は21.9の値のときに最も低い疾病率であることを示している．このことから健康体重は身長（m）の2乗×22ということになり，日本肥満学会はこれを標準体重として推奨している．また，日本人は欧米人と比較すると，わずかな体重の増加でも生活習慣病を併発しやすいといわれている．旧厚生省と日本肥満学会の共同調査によれば，正常な人と比べて，BMIが25を超えると高血圧・高中性脂肪血症に，BMIが27を超えると高血糖に，BMIが29を超えると高コレステロール血症になる危険度が2倍に跳ね上がることが報告されている[8]．

3）体脂肪率による判定

体脂肪率は通常ヒトの体内に含まれる脂肪の割合のことをいう．体脂肪率を測定するということは，体重における脂肪の量を特定するということである．体脂肪率に関しては，成人男性で15〜20％，女性で20〜25％くらいが正常範囲とされている．中高年の男女では，この値より2〜3％多くても許容され，男性で体脂肪率25％，女性で30％を超えると肥満体とみなされる．勘違いしてはならないのは，体脂肪率は低ければ低いほどよいというものではないということである．体脂肪率が低すぎると，体温の低下を招いたり，体タンパクを分解してエネルギーとして使ってしま

うため，筋力の低下を招いたりするのである．また，脂肪細胞からは，レプチンに代表されるアディポサイトカインと総称されるさまざまな生理活性物質が分泌されていることが判明している．すなわち脂肪細胞は単なるエネルギー貯蔵組織ではなく，機能をもった分泌細胞であり生命維持に必要なものとして認識しなければならない．

4）主な体脂肪率の測定方法

体脂肪率の主な測定法については，下記に示すような①〜⑥の方法がある．

①皮下脂肪厚（キャリパー）法：皮下脂肪厚計（キャリパー）によって，皮下脂肪をつまむようにして厚さを測定し，計算式に測定値を代入して計測する方法である．問題点として，皮下脂肪の分布には個人差があるため誤差が生じる，人により計測技能の差がある，内臓脂肪の測定ができないなどがあげられる．

②水中体重秤量法（水中体重測定法）：水中にある体重計で全身を沈めて体重を量り，通常体重との差から身体密度を計算する測定法である．他の測定法の基準となる方法であるが，問題点として，体内の空気による浮力をなくすため，息を吐ききった状態で一定時間水中にいなければならず，苦痛を伴う，設備が大掛かりであることなどがあげられる．

③空気置換法：密閉された装置内に入って空気の圧力変化による体積を求めた後，測定した体積

と体重から身体密度を求め，換算式から体脂肪率を算出する方法である．比較的正確で測定も簡単であり苦痛も伴わないが，装置費用と多少のスペースが必要となることが問題点としてあげられる．

④CT，MRI測定法：CTやMRIを用いて身体の断面積を撮影し体脂肪率を計算する方法である．かなりの費用と設備が必要となる．

⑤二重エネルギーX線吸収法（dual energyX-ray absorptiometry：DXA）：2種類の異なる波長のX線を全身に照射し，透過率の差から計測する方法（本来，身体組成や骨密度を計測するときに使用するもの）．比較的精度は高いが費用と設備が必要である．多用すれば放射線照射による侵襲なども考えられる．

⑥生体電気インピーダンス法：微弱な電流を身体に流して得られる電気抵抗を指標として計算する方法である．現在最も簡便で普及している測定方法であるが，体水分の量や分布，体温などに影響されやすく，測定時の留意点が多くある．

医学的に個々人のレベルで体脂肪量を把握するためには，④のCT，MRI測定法や，⑤のDXA法などを必要とするが，それらの問題点にもあるように一般的な検査としては不適当である．体脂肪率の測定は正確でなければならないと同時に簡易であることが求められる．

最近広く普及している測定方法が，⑥の生体電気インピーダンス法である．現在，インピーダンスを用いたさまざまな種類の体脂肪計が市販されている．これらは，手や足の電極から微弱な電流を流して身体全体の電気抵抗を測定し，この値をもとに体脂肪率を算定する方法である．人体を構成する成分は5〜6割が血液などの水分であるため，その部分は電気がよく通る．しかし，脂肪組織は水分が少なく電気が通りにくいため電気抵抗が上昇する．この値をもとに身体全体に占める脂肪組織の割合を推定しているのである．

この方法での測定にはいくつかの留意点がある．人体のインピーダンスは1日中変化しており，体液の移動や体温の上昇が数値に大きく影響する．たとえば起床直後が一番高く，夕方から夜にかけて安定する．また，運動による活動筋への体液移動や体温上昇，入浴での体温上昇，食事による体水分の増加と体温上昇などがあげられる．そこで，夕方から夜にかけて，いつも同じ条件で同じ時間に1日1回だけ測定し，その値を数日から数週間ごとに比較するという使い方が望ましい．

▌6.　ウエイトコントロールのための食事

食事制限のみのウエイトコントロールは，体脂肪のみならず，除脂肪組織であるLBM（lean body mass）を減少させてしまう．さらに，運動を行っているときに，1日1,200 kcal以下という極端に摂取エネルギーを制限した状態で栄養素の偏ったバランスの悪い食事を続けた場合は，LBMの減少はさらに顕著になり骨粗鬆症などの原因になる．加えて，特定の食品だけに頼るような方法や食べられる食品の種類を制限した減量食は絶対に避けるべきである．では，どのように食事制限をしてウエイトコントロールをすればよいのだろうか．

1日のタンパク質摂取の標準値は，体重1 kgあたり約1.5 gといわれている．しかし，脂肪と炭水化物の標準値については，いまだ十分に確立していない．ただし健康を適正に増進することを考えるならば，食事の中に脂肪が占める割合は30％以下にし，そのうちの70％は不飽和脂肪酸の形で摂取すべきである．これは飽和脂肪酸を多く摂取している人は，冠動脈疾患にかかりやすいこと，糖尿病やがん（がんは飽和・不飽和ともに）が発生する確率が高いといわれているからである．

炭水化物，脂質，タンパク質の代謝にかかわるビタミン・ミネラルについては，通常の食事において過剰となることは考えられない．しかし，サプリメントなどで余分に摂取する場合は，過剰症とならないよう注意が必要である．

栄養補助食品であるプロテインは，ウエイトコントロールにおいてタンパク質を補うために有効である．しかし，過去にアメリカではダイエット用プロテインのみに頼ったダイエットによって60例もの心臓発作による死亡事故が発生してい

表5-A-3　4つの食品群 (香川, 2019[9]) より作表)

群	食品群	含まれる栄養素	働き・特徴	備　考
1群	乳・乳製品 卵	良質たんぱく質 脂質 カルシウム ビタミンA ビタミンB$_1$, B$_2$	栄養を完全にする. カルシウムとビタミンB$_2$, ビタミンAが豊富で, 良質のたんぱく質, 脂肪も多く含まれる.	脱脂乳, 粉乳, ヨーグルト, チーズなどを含む. 魚卵は含まない.
2群	魚介・肉 豆・豆製品	良質たんぱく質 脂質 ビタミンA ビタミンB$_1$, B$_2$ カルシウム	血や肉をつくる. 魚, 肉は動物性たんぱく質, 脂肪, 鉄, カルシウムが含まれる. 大豆には植物性たんぱく質中の最も良質なものが含まれる.	干し魚, 加工品を含む. 獣鳥鯨は, その内臓, ハム, ベーコンも含む.
3群	緑黄色野菜 淡色野菜 果物 いも類	ビタミンA ビタミンC ミネラル 繊維	身体の調子を良くする. 野菜, 果物にはビタミンC, ミネラルが多く含まれる.	淡色野菜には, きのこ類, 海藻類も含む.
4群	穀類 砂糖 油脂	炭水化物（糖質） たんぱく質 脂質	力や体温となる. 穀物, 油, 砂糖はエネルギー源になる.	菓子類, 種子類も含む. 穀物にはデンプン類も含む.

る. この事故はプロテインがあくまでも補助食品であり, 人が生きていくためには食事によるさまざまな栄養の摂取が必要であることを物語っている（詳細は「5章B. 健康と食事」を参照）.

　栄養バランスのとれた食品をどのように選択するべきか, 表5-A-3に示した[9]. これは, 1点を80 kcalとして, 合計20点＝1,600 kcalで計算する4群点数法である. 1〜3群からは3点ずつ選び, 4群からは11点を選択する. 1,600 kcal以上必要な人は, 4群で調節するというものである. この方法は, 簡易に摂取エネルギー計算ができ, 運動とあわせて自分自身が減量速度のペースをつくるのに適しているといえる. 体脂肪1 kgが約7,000〜7,200 kcalであることを踏まえ, 減量速度が月に1〜2 kgであるような, ゆるやかなウエイトコントロールをするように心がけることが重要である.

[松本秀彦]

📖 文　献

1）Afshin A, et al.: Health effects of overweight and obesity in 195 countries over 25 years. N Engl J Med, 377: 13-27, 2017.

2）梶村真吾ほか編：「解明」から「制御」へ−肥満症のメディカルサイエンス−. 実験医学増刊, 34 (2): 161-166, 2016.

3）Stunkard AJ, et al.: A twin study of human obesity. JAMA, 256: 51-54, 1986.

4）Rönnemaa T, et al.: Glucose metabolism in identical twins discordant for obesity. The critical role of visceral fat. J Clin Endocrinol Metab, 82: 383-387, 1997.

5）Locke AE, et al.: Genetic studies of body mass index yield new insights for obesity biology. Nature, 518: 197-206, 2015.

6）日本肥満学会編：肥満症診療ガイドライン2016. ライフサイエンス出版, 2016.

7）Tokunaga K, et al.: Ideal body weight estimated from the body mass index with the lowest morbidity. Int J Obes, 15: 1-5, 1991.

8）吉池信男ほか：Body mass indexに基づく肥満の程度と糖尿病, 高血圧, 高脂血症の危険因子との関連−多施設共同研究による疫学的検討−. 肥満研究, 6: 4-17, 2000.

9）香川明夫監修：七訂 食品成分表2019. 女子栄養大学出版部, pp73-77, 2019.

10）青木　高ほか監修, 角田　聡編著：健康・スポーツの生理学. 建帛社, 1996.

11）Fox EL著, 朝比奈一男監修：選手とコーチのためのスポーツ生理学. 大修館書店, 1982.

12）大野誠ほか：生活習慣病予防・治療のための運動指導の実際. 日本医師会雑誌, 125: 1777-1784, 2001.

13）アメリカスポーツ医学協会編, 山崎元ほか監訳：肥満と運動／身体活動−予防と治療効果のエビデンス−. 文光堂, 2002.

5章　B.　健康と食事

1．健康と食事の関係

　健康の保持・増進においては，食事によりさまざまな栄養素をバランスよく摂取することが重要である．われわれの身体は就寝中も心臓が血液を循環させ，呼吸を行い，体温を保持するためエネルギーを使用している．日中は身体活動によりエネルギー消費量が増加する．また消化吸収や排泄，筋活動は各器官によって営まれ，各器官は細胞で形成されている．成長期は，各細胞が増殖と肥大を繰り返し身体の成長を促す．成長が完了した後も細胞は崩壊され，それを補うため新たな細胞がつくられる．このようにわれわれが成長し身体の機能を維持させ，健康的で活動的な生活を過ごすためには，外部からエネルギー源や身体の構成成分の素材，代謝を円滑にするための栄養素を摂取する必要がある．

2．栄養素の種類と主な働き

　栄養素は化学的，生理機能上の分類から糖質，脂質，たんぱく質，ビタミン，無機質（ミネラル）の5群に分けられている．

1）エネルギーの補給

　糖質，脂質，たんぱく質は，主にエネルギー源になるもので，これらの栄養素は三大栄養素と呼ばれている．たんぱく質は糖質や脂質に比べてエネルギー源の役割が少なく，主に身体を構成する成分となる．

2）身体の構成成分

　身体の構成成分は主としてたんぱく質，脂質，無機質，水分である．これらは栄養素として身体の成分を構成するために必要な材料となる．また糖質の一部も身体の成分となる．

3）身体の機能の調整および代謝の円滑化

　ビタミンや無機質は体液や浸透圧等の物理化学的状態を一定に保ち，酵素の働きを助けるために必要な栄養素である．

　われわれが食物や飲料水から摂取する栄養素はエネルギー供給や身体の構成成分となり，代謝を促進するなどそれぞれ重要な役割を担っている．個々人が生涯を通じて心身ともに健康を維持し活動的な生活を送るためには，栄養素の役割を理解し，さまざまな食品から食事でバランスのよい栄養を摂ることが重要である．

3．体内における各栄養素の利用

　糖質，たんぱく質，ビタミン，水分などは腸で吸収され血液に入り，門脈を経て肝臓に入る．肝臓で中間処理され，血中に出て各組織に分布し処理される（一部は肝臓に蓄えられる）．脂質は小滴となりリンパ管を経て血中に入り，肝臓や各組織で処理される．吸収された栄養素は身体の組織において利用され，最終的には代謝産物として排泄される．吸収された栄養素が体内で利用され排泄される過程を中間代謝という．

1）糖　質

　摂取した糖質，でんぷん（多糖），ショ糖，乳糖（少糖）は小腸でグルコースとフルクトース，ガラクトース（単糖）に変換され，門脈を経て肝臓に運ばれグルコースに変えられる．グルコースは肝臓でエネルギー供給されるものと，グリコーゲンあるいは脂肪に変換され一時貯蔵されるもの

がある．グルコースが解糖系やTCA回路で代謝された一部は，アミノ基を受け取ってアミノ酸の合成に用いられる．残りのグルコースは血糖として血中に入り，筋肉や他の組織に取り込まれ利用される．

血糖は脳や神経系，筋肉等の器官に取り込まれ，絶えずエネルギー源として消費される．血糖値は安静時70～110 mg/dLである．血糖が70 mg/dL以下になると低血糖を引き起こす．低血糖が生じると肝臓からグルカゴン（ホルモン）の分泌が増加し，肝臓のグリコーゲン分解とたんぱく質や脂肪などにより糖が新生され，血糖値が上昇する．血糖値が120 mg/dL以上の過血糖が生じると膵臓からインスリン（ホルモン）が分泌され，血糖の増加を抑える．血糖値は体内で増減が生じても常にほぼ一定に推移するメカニズムになっている．

筋肉中に取り込まれたグルコースはグリコーゲンとして貯えられ，筋収縮のエネルギー源として利用される．運動時利用の詳細は「3章A．運動とエネルギー」を参照のこと．

脂肪組織に取り込まれたグルコースは貯蔵脂肪に変換され利用される．

2）脂　質

脂肪は小腸でモノグリセリド，脂肪酸，グリセロールに分解され，モノグリセリドと脂肪酸は脂肪に合成され，たんぱく質で被われたカイロミクロン（脂肪滴）を形成し，リンパ管と胸管を経て，血中に運ばれ全身をめぐりカイロミクロン中の脂肪が分解され，生じた脂肪酸は脂肪組織や筋肉内に取り込まれる．脂肪組織に取り込まれた脂肪酸は貯蔵脂肪となる．身体の有酸素的エネルギーが高まると貯蔵脂肪が脂肪酸とグリセロールに分解され，血中に放出される．脂肪酸は運動時の筋肉のエネルギー源として利用される．グリセロールは肝臓でグルコースに変換され血糖値の維持に利用される．脂肪組織や筋肉に取り込まれなかったカイロミクロン中の脂肪は肝臓に運ばれ，一部が利用・貯蔵され，残りはたんぱく質の被膜で包まれた超低比重リポプロテインとなり全身を循環

し，脂肪組織や筋肉に取り込まれ徐々に減少していく．リポプロテインの形成にはたんぱく質のほかリン脂質やコレステロールが必要である．たんぱく質が不足するとリポプロテインの形成に支障を来すため，肝臓に脂肪が蓄積し脂肪肝の状態が発生する．

リノール酸やα-リノレン酸，アラキドン酸（多価不飽和脂肪酸）は，身体の成長や機能の維持に必要な栄養素であり必須脂肪酸とされている．必須脂肪酸は，リン脂質やコレステロールエステル等の構成成分となり細胞膜や組織形成および，リポプロテインの成分として脂肪の運搬に関与する．アラキドン酸はリノール酸より体内で合成されるので，一般食用調理油に広く含まれるリノール酸とα-リノレン酸の摂取により不足は生じない．また必須脂肪酸の1日の必要量は総摂取エネルギーの1～2％程度であり，一般的な食事を行うことにより不足することはない．

3）たんぱく質

たんぱく質は，身体のすべての細胞や結合組織，体液（胆汁除く）の主成分，ホルモン，酵素，血色素のヘム部分などの合成素材として関与するものである．

たんぱく質は小腸上皮細胞でアミノ酸に分解され，門脈を経て肝臓に運ばれる．肝臓で一部は肝臓や血漿たんぱく質の合成に使用される．その他一部のアミノ酸は血中に放出され，筋肉やその他の組織に取り込まれ体たんぱく質の合成素材として用いられる．体たんぱく質は常に分解と新たに合成され動的平衡を保持している．分解されたアミノ酸は摂取したアミノ酸と混じり利用される（遊離アミノ酸：アミノ酸プールと呼ばれる）．遊離アミノ酸は生理活性物質の合成素材や肝臓でエネルギー源となる．またグリコーゲンや脂肪に変換され，エネルギー源として貯蔵される．アミノ酸は肝臓で尿素に変換され尿中に排泄される．

われわれが食事で必要量を摂取している場合，体内で体たんぱく質の合成と分解が行われ，動的平衡が保たれ体たんぱく量が維持されている．このように食事から適切なたんぱく質を毎日摂らな

いと，身体のたんぱく質が減少し体力の低下や健康に何らかの支障を来すことにつながる．ダイエット（食事制限）でたんぱく質摂取量を長期にわたり減少させると，絶えず分解を行っている組織のたんぱく質や消化酵素等に対して補充が遅れ，身体のたんぱく質の分解が進行し体力の低下のみならず，免疫機能の低下等を招き，抵抗力の低下につながる．

　身体のたんぱく質は約 20 種類のアミノ酸により構成されている．アミノ酸は必須アミノ酸と非必須アミノ酸に大別される．必須アミノ酸は体内で合成されないか合成量が少量のため，身体を維持するためには食品から摂取する必要がある．必須アミノ酸はイソロイシン，ロイシン，リジン，メチオニン，フェニルアラニン，スレオニン，トリプトファン，バリン，ヒスチジンの 9 種である．非必須アミノ酸は，食品から直接摂らなくてもアミノ基の供給が十分あれば体内で必要に応じて合成される．非必須アミノ酸の大部分はグルコースが解糖系と TCA 回路で分解される際の中間代謝物に由来する．非必須アミノ酸も必須アミノ酸とともに体たんぱく質合成の素材であるため，非必須アミノ酸も十分摂取することが大切である．

4）ビタミン

　ビタミンは体内の代謝を円滑にし，正常な生理機能を行うために必要な有機化合物で，体内で多くのビタミンが合成されないため食物から摂取しなければならない栄養素である．体内で必要なビタミンは 10 種類以上あり，各ビタミンはそれぞれの機能を有しているので，不足するとビタミン欠乏症を招く．

　ビタミンは脂肪とともに消化管から吸収され肝臓に貯えられる脂溶性ビタミンと，水に溶解し過剰に摂取しても蓄積されず尿中に排泄される水溶性ビタミンに分類される．

（1）脂溶性ビタミン
①ビタミン A

　ビタミン A は水に溶けず，アルコールや油脂等に溶けやすい．酸素や光により酸化され効力を失う．自然界にはビタミン A の効力をもつ多く

の類似物質がある．代表として β カロチンは肝臓でビタミン A に変換される．

　ビタミン A は，薄暗い所で視力を保つための調整や上皮組織の維持，骨格の発達，生殖や分泌機能，感染抵抗力を正常に保つなど多様な働きをしている．

　ビタミン A の必要量は成人男性 800～850 µgRE，女性 650～700 µgRE とされる[1]．

　ビタミン A はレバー，魚，うなぎ，乳製品，卵，緑黄色野菜（ニンジン，かぼちゃ，ほうれん草など）に含まれる．

②ビタミン D

　ビタミン D はコレステロールに似た構造を有する結晶である．加熱や酸素に対して比較的安定している．ビタミン D の供給源は，食品からの摂取（きのこ類や魚肉類）と皮膚にあるプロビタミン D_3 が皮膚を透過する紫外線や体温による熱異性化によってビタミン D に変化するものとがある．両者は体内で同様に代謝され，生理作用もほぼ同等であるため，単にビタミン D とされている．ビタミン D の働きは小腸や腎臓からのカルシウムやリンの吸収を促進し，骨の形成と成長を促すことである．ビタミン D が欠乏すると骨の形成不全が生じ，小児ではくる病，成人では骨軟化症の発生リスクが高くなる．高齢者において長期にわたり不足した場合は，骨密度が低下するため，骨折や骨粗鬆症などの予防の観点から必要な量を摂取することが重要である．ビタミン D の摂取目安量は成人男性，女性とも 1 日 5.5 µg とされている．ビタミン D の過剰摂取は食欲不振や便秘，腎機能障害，軟組織の石灰化などを起こすこ可能性がある．成人における許容上限量は 1 日 100 µg とされている[1]．

③ビタミン E

　ビタミン E は水に溶けず有機溶媒や植物油に溶ける．ビタミン E は身体の大部分の臓器に分布している．生理作用は主に抗酸化作用と生体膜安定作用である．また，臨床面から血行促進やホルモン分泌調整，間接的に抗血栓作用があるとされている．ビタミン E の欠乏症は成人ではほとんどみられていない．ビタミン E は，植物油，

豆類，種実類などの油に多く含まれる．摂取目安量は1日あたり男性6.5 mg，女性6.0 mg，許容上限量は1日あたり男性800 mg，女性650 mgとされている[1]．

④ビタミンK

ビタミンKは光やアルカリに不安定な油状物で有機溶媒に溶ける．生理作用は血液凝固に関するたんぱく質やプロトロンビンの合成を促進し，血液の凝固を促進する．また骨に存在するたんぱく質を活性化し骨形成の調整を行う．ビタミンKが欠乏すると血漿中のプロトロンビン濃度が低下し血液凝固に時間がかかる．ビタミンKは緑黄色野菜に多く含まれ，腸内細菌により合成され一部が吸収・利用されるため欠乏を起こすことはあまりないが，長期間の抗生物質投与や慢性の胆道閉塞症などはビタミンK欠乏が生じるので注意する必要がある．摂取目安量は150 µgとされている[1]．

（2）水溶性ビタミン

①ビタミンB₁（チアミン）

ビタミンB₁，チアミン塩酸塩は水に溶けやすく，熱に対して溶液が酸性でかなり安定し，アルカリ性に傾くと常温でも失活する．ビタミンB₁の生理作用は，糖質の代謝やエネルギー産生に関する反応の補酵素として作用する．この作用は解糖系で生じたピルビン酸をアセチルCoAに変えるピルビン酸デヒドロゲナーゼ複合体，脂肪酸の合成に必要なトランスケトラーゼ，TCA回路のα-ケトグルタル酸デヒドロゲナーゼ複合体の補酵素として代謝に関係する．ビタミンB₁は，エネルギー消費が多い場合，ビタミンB₁の体内における必要量が増加する．

ビタミンB₁欠乏の症状は，情緒が不安定になり熱意ややる気も失われる．この場合ビタミンB₁を摂取すると健全な状態に回復することから「風紀ビタミン」と呼ばれることがある．ビタミンB₁欠乏を主因とする症状として脚気がある．

ビタミンB₁の推奨摂取量は，1日あたり男性1.4 mg，女性1.1 mgとされている[1]．食品では穀類，豆類，豚肉に多く含まれる．その他，レバーや卵に含まれている．

②ビタミンB₂（リボフラビン）

ビタミンB₂は水にわずかに溶け，アルカリや光により不活性化されやすい．体内でアデニンやリン酸と結合したフラビンアデニンジヌクレオチド（FAD）やフラビンモノヌクレオチド（FMN）が補酵素として存在している．生理作用は，TCA回路，電子伝達系，脂肪酸のβ酸化等のエネルギー代謝にかかわっている．欠乏により口唇炎，口角炎，肛陰部に皮膚炎を起こすこともある．

ビタミンB₂の供給源は，レバー，肉類，乳製品，卵，緑黄色野菜などである．推奨摂取量は1日あたり男性1.6 mg，女性1.2 mgとされる[1]．

③ナイアシン（ニコチン酸）

ナイアシンは体内で主に補酵素型のニコチンアミドアデニンジヌクレオチド（NAD），ニコチンアミドアデニンジヌクレオチドリン酸（NADP）として存在する．NADは解糖系やTCA回路におけるATP産生に関係し，NADPは脂肪酸やコレステロールの合成に必要な水素を供給する働きがあるとされている．

ナイアシンの欠乏により起こる症状は主にペラグラである．ペラグラは皮膚炎や消化器症状（下痢），頭痛，めまいなどを生じる一種の症候群である．ナイアシンは必須アミノ酸のトリプトファンから生合成される．ナイアシンの供給源はレバー，肉類，魚，豆類であり，良質のたんぱく質を含む食品を十分摂取することにより不足することはほとんどない．

④ビタミンB₆（ピリドキシン）

ビタミンB₆は体内でアミノ酸の代謝を行う補酵素としてかかわり，たんぱく質代謝や免疫系の維持に重要な役割をしている．ビタミンB₆の欠乏により，ニコチン酸欠乏症（ナイアシン欠乏症・ペラグラ）や脂漏性皮膚炎，舌炎，口角症などが生じる．通常，欠乏症はあまりないが，抗生物質の長期投与で欠乏する場合もある．ビタミンB₆はたんぱく質摂取量が増えると増加する．推奨摂取量は男性1日あたり1.4 mg，女性1.1 mgとされている[1]．

⑤ビタミンB₁₂（シアノコバラミン）

ビタミンB₁₂は，脂肪酸やアミノ酸代謝に関与

する補酵素として機能する．多くの食品に含まれているので欠乏症を起こすことはあまりない．ビタミン B_{12} は，核酸の合成に関係し不足すると悪性貧血がみられる．欠乏は動物性食品の摂取不足により生じる．推奨摂取量は1日あたり 2.4 µg とされている[1]．

⑥葉酸（プテロイルモニグルタミン酸）

葉酸は主として体内で補酵素型の一炭素単位の運搬体として機能し，赤血球の成熟やプリン体およびアミノ酸の合成に関与する．葉酸の欠乏は，貧血（巨大赤芽球性）や母体に葉酸欠乏症があると胎児の神経管閉鎖障害や無脳症を引き起こす．その他，ホモシステインの血清値（動脈硬化）を高める．葉酸は，レバーや緑黄色野菜，乳製品，肉類等の食品に含まれる．必要摂取量は1日あたり 240 µg，許容上限量は1日あたり 900 µg とされている．

⑦パントテン酸

パントテン酸は，大部分が体内でコエンザイム（CoA）の誘導体である補酵素型のアセチル CoA やアシル CoA として存在している．パントテン酸は多くの食品から供給でき，腸内細菌によっても合成されるため不足することはほとんどない．推奨摂取量は1日あたり 5 mg とされている[1]．

⑧ビチオン

ビチオンは，アセチル CoA の酸化分解，脂肪酸の合成，アミノ基の処理などに関係する補酵素として作用する．ビチオンの必要量はわずかで，腸内細菌からも必要量合成されるので通常不足することはない．

⑨ビタミン C

ビタミン C は，骨や皮膚その他の結合組織の主要な構成成分であるコンドロイチンやコラーゲンの合成，メラニン色素やアドレナリンの合成，副腎皮質ホルモンの合成に関係している．ビタミン C 欠乏で壊血病が起こる．この症状は，歯のゆるみ，毛細血管の損傷，関節痛，貧血などである．加えて，不足すると傷の回復も遅くなる．貧血を除くこれらの徴候は，ビタミン C 欠乏によるコンドロイチンやコラーゲンの形成不全が生じるためである．ビタミン C は，柑橘類，いちご，トマト，緑黄色野菜，淡色野菜，いも類に含まれる．推奨摂取量は1日あたり 100 mg とされている．

5）無機質（ミネラル）

身体を構成している元素で，主に水と有機物に含まれる酸素，炭素，水素，窒素を除いた残りの元素をまとめて無機質（ミネラル）という．身体の元素組成のうち無機質は4～6％程度である．身体の無機質は，カルシウムやマグネシウム，カリウム，ナトリウム，リン，塩素が大部分を占め，生理的に重要な役割を行っている．その他，身体に微量しか存在しない鉄，銅，亜鉛，マンガン，コバルト，モリブデン，セレン，クロム，スズ，ヨウ素は微量元素と呼ばれ，身体にとって必要な栄養素としてあげられている．

（1）カルシウム

カルシウムは体重の約 1.5 ％を占め，99 ％は骨組織に存在する．骨組織のカルシウムは骨に硬度を与えている．残り1％は骨や歯以外の組織や体液中に存在し，血液凝固や筋肉収縮，神経興奮などに働く．

骨はコラーゲンにカルシウムを含む微細な結晶が沈着した構造であり，骨の発育には構成材料となるたんぱく質と無機質およびビタミン A，C，D が関与する．ビタミン A，C の不足はコラーゲンの形成を阻害する．ビタミン D の不足はカルシウムの吸収が低下し石灰化が十分に行われなくなる．年齢に応じた骨密度を維持するには，栄養以外に適度な運動刺激も必要である．よって，骨密度の維持には日頃から適度な運動とたんぱく質や無機質，ビタミンの摂取を十分に行う必要がある．

カルシウムは不足しがちな栄養素であるが，身体は摂取量が少なければ排泄を控えカルシウムの平衡を保つように作用する．よって，健康的な生活を行っている場合は欠乏症に陥ることはあまりないが，高温環境下で発汗量が多い場合や日頃，運動やスポーツ活動を実施している場合は，カルシウムを十分摂取することが望まれる．

カルシウムは乳製品（バター除く）や小魚，緑黄色野菜が供給源となる．特に牛乳はカルシウム

が多く含まれ，吸収がよいため推奨されている．必要量は1日あたり650〜800 mgとされている．過剰摂取は，高カルシウム血症，高カルシウム尿症，泌尿器結石などが生じるため，許容上限量は1日あたり2,500 mgとされている[1]．

（2）カリウム

カリウムは主に細胞内液に陽イオンとして存在し，体液の浸透圧の維持や塩基平衡を維持する作用がある．加えて，神経や筋肉の興奮伝導にも関与している．多くの食品（特に野菜，果物）に含まれ，日常生活において多量の発汗や下痢等がない場合，カリウム不足を起こすことは少ないとされている．カリウムはナトリウムの尿中排泄を促す作用があり，適切なカリウム摂取は，高血圧や脳卒中などの生活習慣病の予防につながるため，厚生労働省[1]は，生活習慣病の予防として，望ましい摂取量を1日あたり3,510 mgとしている．

（3）ナトリウム

ナトリウムは細胞外液の主要な陽イオン（Na^+）であり，細胞外液量を維持している．ナトリウムは細胞外液中に塩化ナトリウム（$NaCl$）として存在し，浸透圧の維持を行っている．また細胞外液のpHの調節や胃液の塩酸をつくる役割がある．

食事から摂っているナトリウムは塩化ナトリウム（調味料の食塩）である．ナトリウムは小腸より吸収され，吸収されたナトリウムは最終的に腎の糸球体から排泄され，一部は尿細管で再吸収される．再吸収の際には副腎皮質ホルモンとアルドステロンが関与し，副腎皮質の状態が正常な場合は食塩を多量に摂取すると排泄量が増加し，摂取量が少ないと排泄も減少し身体のナトリウム量はほぼ一定に保たれる．排泄は腎臓が主たる役割を果たしている．また汗からも排泄されるため，高温環境下での運動やスポーツ，重労働などの際は発汗量が多くなるため，水分のみを飲水すると頭痛やめまい，筋けいれんなどの熱中症に陥るため，0.2〜0.3%程度の食塩水を摂取することが望まれる．

日常生活で食塩を摂取しすぎると，高血圧や動脈硬化などの生活習慣病を引き起こす可能性が高くなる．厚生労働省[1]は高血圧の予防，治療のた

めには6 g/日未満の食塩摂取量が望ましいとしていることから，できるだけこの値に近づくことを目標とすべきであるとしている．

（4）マグネシウム

マグネシウムは生体内に約25 g存在し，その約50〜60%はカルシウムやリンとともに骨格中に存在し，骨の健康維持に関与している．その他のマグネシウムは細胞内液に多く含まれ，細胞内の陽イオンとしてリン酸基転移に関する多くの酵素反応に寄与している．マグネシウムの吸収は小腸で行われ，摂取量が満たされている場合の吸収率は大差がなく，摂取量が少ないと吸収率が増加するとされている．欠乏すると低カルシウム血症の場合とよく似たテタニー症状があらわれる．通常食を摂取している場合，欠乏症を招くことはあまりないが，慢性アルコール中毒や持続的な嘔吐のとき不足することがある．成人でマグネシウムの推定平均必要量は4.5 mg/kg/日とされ，推奨摂取量は1日あたり男性340 mg，女性270 mgとされている[1]．

（5）リン

リンはカルシウムに次いで体内に多く含まれ，成人の体内には85%が骨組織，残りの大部分は筋肉や脳，神経，肝臓など多くの組織に，1%が細胞内や細胞外液，細胞膜に存在している．リンの作用は，骨や歯などの硬組織の形成やリン脂質の成分として細胞膜や脳，神経組織の主要な構成要素となっている．体液中にはリン酸イオンとして存在し，体液のpHを調整する作用がある．また，デオキシリボ核酸（DNA）やリボ核酸（RNA），アデノシン三リン酸（ATP）等の核酸関連物質の構成成分として遺伝やたんぱく質合成，エネルギー代謝など生命の基礎となる重要な生理作用に関与している．リンは多くの食品（動物性，植物）に含まれるので，通常，不足することはあまりない．現代は，各種リン酸塩が加工食品に広く用いられているため，摂取過多が問題とされている．

腎臓の機能が正常なときは，リンを過剰に摂取すると副甲状腺ホルモンの分泌が亢進し，尿中排泄量が増加し血中のリン濃度を正常範囲に維持する．リンの過剰摂取は腸管におけるカルシウムの

吸収を抑制し，血清カルシウムイオンの減少を引き起こすとされている．一方，カルシウムの摂取が少ない場合は，骨量が減少する可能性もあることが示唆されている．リンの目安量は1日あたり1,000 mgとされて，耐用上限量は1日あたり3,000 mgとされている[1]．

（6）微量ミネラル

①鉄

　成人の体内における鉄量は3～5 gであり，そのうち約2～3 gは赤血球内（ヘモグロビン）に含まれ，約0.5～1.5 gは肝臓，脾臓，骨髄に貯蔵鉄として存在し，残りはミオグロビン，呼吸酵素の成分として細胞に分布している．体内の鉄（貯蔵鉄を除く）はヘモグロビンやミオグロビン（生体内の酸素運搬に関与），各種酵素の構成成分であり，不足すると貧血や運動機能の低下を招く．

　鉄欠乏性貧血は赤血球数やヘモグロビンが減少し，全身倦怠感やめまい，顔面蒼白など貧血の一般的な症状となる．その他には爪がもろくなるなどがある．食事による鉄不足は動物性食品の摂取が少ない場合に発生しやすい．

　女性は月経血による鉄の損失がある．この量は個人差があるが月経周期として31日を適用した場合，鉄の損失量は1日あたり0.55 mgとなる．摂取した鉄の吸収率は平均して15％（FAO／WHO採用）とされ，推奨量は成人女性は月経がない場合が1日あたり6.0 mg，月経がある場合は10.5 mg，男性は7.0 mgとされている[1]．鉄を多く含む食品は肉類（レバー，牛肉，豚肉等），魚介類（カツオ，あじ，しじみ等），卵，緑黄色野菜などである．

②銅

　銅は成人の体内に約80 mgと少量であるが，多くの組織に分布し約50％が筋肉や骨，約10％が肝臓中に分布している．臓器重量あたりでは肝臓や脳の値が高い（4～6 mg／kg）．銅は鉄の吸収や貯蔵鉄の動員に必要で，ヘモグロビンの合成に関与する．またチロシナーゼやチトクロームオキシダーゼなど多くの酵素の構成成分として細胞内呼吸や皮膚，毛髪の色素メラニンの合成にも関係している．

▌4．1日のエネルギー代謝

　日常生活において健康を保持・増進し，体力の維持向上を行うためには，消費エネルギー量と摂取エネルギー量のバランスをとることが重要である．消費エネルギー量より摂取エネルギーが過剰になると，余剰のエネルギーは主に中性脂肪として脂肪組織に蓄積される．この増加が長期におよぶと体脂肪が必要以上に蓄積し肥満となる．肥満は生活習慣病を起こすリスクを高める．一方，消費エネルギーより摂取エネルギーが減少すると体脂肪の過度の減少や体たんぱく質の低下を招き，体力低下や感染症に対する抵抗力の低下などを招くリスクが高くなる．

　消費エネルギーと摂取エネルギーのバランスについて把握するには，体内のエネルギー代謝を理解することが重要となる．

　エネルギーは，われわれが摂取した食物が体内でさまざまな化学変化を受けて分解され，分解の過程で発生する．この分解過程で発生するエネルギーは，細胞の働きや外的仕事のエネルギー，体温保持の熱エネルギー，筋収縮や神経興奮時の電気的エネルギー，会話の際の音エネルギーなどさまざまな形のエネルギーに変換され利用される．また発育や成長のための細胞増生や消耗した細胞の修復のためのエネルギーとして利用される．このエネルギーの交換現象をエネルギー代謝という．

　エネルギー代謝は，基礎代謝，睡眠時代謝，食事に伴う代謝亢進（食事誘発性体熱産生），身体活動に伴うエネルギー代謝（運動代謝）などに分類される．

1）基礎代謝

　基礎代謝は，生命維持のみに必要な生理的に最小のエネルギー代謝である．

　体内における基礎代謝は，筋肉の消費が身体全体の約1/3と多く，次に肝臓，胃腸の消費が多い．器官1 gあたりでは腎臓の消費が高く，次に心臓，膵臓，肝臓の順となり，これらの器官が体内における活動性が高いことがわかる．

表5-B-1　参照体重における基礎代謝量
（厚生労働省：「日本人の食事摂取基準（2015年版）策定検討会」報告書．2015）

年齢(歳)	男　性			女　性		
	基礎代謝基準値 (kcal/kg体重/日)	参照体重 (kg)	基礎代謝量 (kcal/日)	基礎代謝基準値 (kcal/kg体重/日)	参照体重 (kg)	基礎代謝量 (kcal/日)
1～ 2	61.0	11.5	700	59.7	11.0	660
3～ 5	54.8	16.5	900	52.2	16.1	840
6～ 7	44.3	22.2	980	41.9	21.9	920
8～ 9	40.8	28.0	1,140	38.3	27.4	1,050
10～11	37.4	35.6	1,330	34.8	36.3	1,260
12～14	31.0	49.0	1,520	29.6	47.5	1,410
15～17	27.0	59.7	1,610	25.3	51.9	1,310
18～29	24.0	63.2	1,520	22.1	50.0	1,110
30～49	22.3	68.5	1,530	21.7	53.1	1,150
50～69	21.5	65.3	1,400	20.7	53.0	1,100
70以上	21.5	60.0	1,290	20.7	49.5	1,020

厚生労働省は，日本人の基礎代謝の基準値として，日本人の食事摂取基準（2015年度版）の基礎代謝基準値を基に，1983年以降に発表された性，年齢別の基礎代謝量測定値を考慮し基礎代謝基準値を決定している（表5-B-1）．

基礎代謝量は下記の式[1]より求められる．

基礎代謝量（kcal/day）＝基礎代謝基準値（kcal/kg/day）×体重（kg）

BMIが30kg/m²程度までに関しては，次の推定式でも算出[1]できる．

基礎代謝（kcal/day）＝［0.0481×体重（kg）＋0.0234×身長（cm）−0.0138×年齢（歳）−定数（男性：0.4235，女性：0.9708）］×1000/4.186

2）睡眠時代謝

睡眠時代謝は基礎代謝より若干低くなる．その理由は，睡眠中は筋肉が弛緩し，心拍数が減少するなど，身体全体の代謝が低下するためと考えられている．睡眠時代謝は，これまでの研究報告により一般的に基礎代謝の10％減とされている．

3）食事に伴う代謝亢進（食事誘発性体熱産生）

食事誘発性体熱産生は食物の消化吸収における代謝亢進と，体内における各化学反応の結果生じるものと考えられている．この代謝亢進は活動時のエネルギー（運動，労働）には利用されないが，摂取熱量に比例し発生するエネルギーは体温の保持に役立つ．

4）運動代謝

運動代謝は運動や生活活動などによって亢進するエネルギー代謝である．この代謝量は，エネルギー消費量の算出や各種運動・労働強度の判定，運動処方や労働条件の決定などに使用される．

エネルギー消費量を示す指標としては，エネルギー代謝率（relative metabolic rate：RMR）やMETs（metabolic equivalents）の方法が従来から用いられている．

RMRは，運動時の代謝が基礎代謝の何倍のエネルギーを消費するか算定し，実際に行われる実働時間と照らし合わせて活動量を算出するものである．

エネルギー代謝率は次式によって求められる．

RMR＝（運動時酸素消費量−安静時酸素消費量）÷基礎代謝率（0.83×安静時酸素摂取量）

RMRは，運動強度と運動や労働によるエネルギーを算出するのに便利な指標である．RMRは労働科学研究所の古沢一夫により提唱された指標であり，国際的には用いられていない[4]．

METsはアメリカなどで用いられている単位であり，運動時の全エネルギー消費量が安静時消費エネルギーの何倍に当たるか示すものである．

METsは次式により求められる．

METs＝運動時酸素摂取量÷安静時酸素摂取量

表5-B-2　日常生活動作時のRMR，METs，エネルギー消費量
（沼尻（1974）[2]，pp82-172を参考に動作・RMRを抜粋．消費エネルギーはRMRから消費エネルギー換算表より算出．RMRよりMETsを算出）

動　作	RMR	METs	エネルギー消費量：男性 （kcal／kg／min）	エネルギー消費量：女性 （kcal／kg／min）
①通学（通勤）関係				
歩行　ゆっくり（45m／分）	1.5	2.2	0.0464	0.0432
普通（70m／分）	2.1	2.7	0.0570	0.0529
速歩（80〜90m／分）	3.0	3.5	0.0729	0.0676
ジョギング（120m／分）	8.5	8.1	0.1703	0.1573
坂道のぼる	3.5	3.9	0.0818	0.0758
坂道下る	2.4	3.0	0.0623	0.0578
階段のぼる	6.5	6.4	0.1349	0.1247
おりる	2.6	3.2	0.0658	0.0611
自転車	2.9	3.4	0.0711	0.0660
バイク・自動車	0.4	1.3	0.0269	0.0252
乗物　座る	0.5	1.4	0.0287	0.0269
立つ	1.0	1.8	0.0375	0.0350
ラッシュ（立つ）	4.0	4.3	0.0906	0.0839
②教養関係				
読む，みる，聞く（座）	0.2	1.2	0.0233	0.0220
筆記	0.3	1.2	0.0251	0.0236
コンピュータ端末	0.5	1.4	0.0287	0.0269
③趣味・娯楽関係				
新聞，雑誌	0.2	1.2	0.0233	0.0220
テレビ	0.3	1.2	0.0251	0.0236
音楽，映画，麻雀	0.5	1.4	0.0287	0.0269
④生理的生活関係				
睡眠，仮眠	0.0	0.0	0.0198	0.0187
食事	0.4	1.3	0.0269	0.0252
身支度，洗面，化粧，更衣	0.5	1.4	0.0287	0.0269
用便	0.5	1.4	0.0287	0.0269
入浴	1.8	2.5	0.0517	0.0480
⑤家事的生活関係				
炊事（準備，片付け）	1.6	2.3	0.0481	0.0448
洗濯（干す，とりこみ）	2.2	2.8	0.0587	0.0546
アイロンかけ	1.5	2.2	0.0464	0.0432
掃除（電気掃除機）	1.7	2.4	0.0499	0.0464
ふく	3.5	3.9	0.0818	0.0758
ふとん（あげおろし）	3.5	3.9	0.0818	0.0758
荷づくり	3.0	3.5	0.0729	0.0676
戸締まり	1.6	2.3	0.0481	0.0448
⑥その他				
談話（座位）	0.2	1.2	0.0233	0.0220
（立位）	0.3	1.2	0.0251	0.0236
休憩（座位）	0.2	1.2	0.0233	0.0220
（立位）	0.3	1.2	0.0251	0.0236
買い物（歩く，品定め）	1.6	2.3	0.0481	0.0448
軽い体操（テレビ体操程度）	3.0	3.5	0.0729	0.0676
ダンベル運動	11.0	10.1	0.2145	0.1980
バーベル運動	6.8	6.6	0.1402	0.1295
腹筋運動	7.6	7.3	0.1543	0.1426

RMRとMETsは次式で換算できる．

METs＝0.83×RMR＋1

RMR＝1.20（METs−1）

主な日常生活活動時の動作・運動時のRMR，METs，体重あたりのエネルギー消費量は表5-B-2のとおりである．

現在厚生労働省は，エネルギーの食事摂取基準として推定エネルギー必要量という概念を適用している．これは国民がエネルギー消費と摂取のバランスを保ち，摂取不足を防ぎ，過剰摂取による健康障害や生活習慣病の一次予防が可能となるための基本方針である．1日あたりの推定エネル

表5-B-3 各身体活動レベル別にみた活動内容と活動時間の代表例
(厚生労働省:「日本人の食事摂取基準(2015年版)策定検討会」報告書. p67, 2015)

身体活動レベル※	低い(Ⅰ)	ふつう(Ⅱ)	高い(Ⅲ)
	1.50(1.40〜1.60)	1.75(1.60〜1.90)	2.00(1.90〜2.20)
日常生活の内容	生活の大部分が座位で,静的な活動が中心の場合	座位中心の仕事だが,職場内での移動や立位での作業・接客等,あるいは通勤・買い物・家事,軽いスポーツ等のいずれかを含む場合	移動や立位の多い仕事への従事者,あるいは,スポーツ等余暇における活発な運動習慣を持っている場合
中程度の強度(3.0〜5.9メッツ)の身体活動の1日あたりの合計時間 (時間/日)	1.65	2.06	2.53
仕事での1日あたりの合計歩行時間 (時間/日)	0.25	0.54	1.00

※代表値,カッコ内はおおよその範囲を示す.

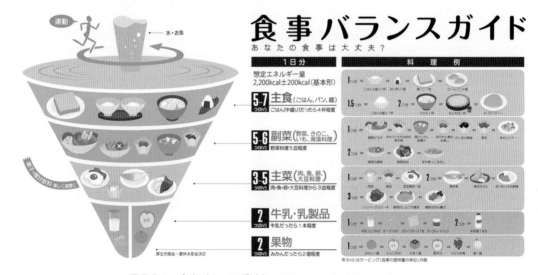

図5-B-1 食事バランスガイド (厚生労働省・農林水産省, 2010)

ギー必要量は下記のように算定される.

[成人(18〜69歳)]

推定エネルギー必要量(kcal/day)=基礎代謝量(kcal/day)×身体活動レベル

[小児(1〜17歳)]

推定エネルギー必要量(kcal/day)=基礎代謝量(kcal/day)×身体活動レベル+エネルギー蓄積量(kcal/day)

基礎代謝量は表5-B-2,身体活動レベルは表5-B-3をそれぞれ参照のこと.

5. 食事のバランス

食事の摂取方法に関しては,厚生労働省と農林水産省の連携により2005年6月に「食事バランスガイド」が作成・公表され,何をどれだけ摂取すればよいか5つの区分(主食,副菜,主菜,牛乳・乳製品,果物)ごとにわかりやすく料理例で示した(図5-B-1)[3].現在は,2010年3月の「日本人の食事摂取基準」[4]の改定に伴い若干の訂正が加えられた指標が示されている.

図5-B-1はエネルギー必要量が約2,200±200 kcalを対象とした例である.図は「コマ」をイメージし,食事をバランスよく摂取し,適度な

表5-B-4　食事摂取基準（2010年版）対象特性別，料理区分における摂取量の目安
（厚生労働省：「日本人の食事摂取基準」活用検討会報告書．p32，2010）

対象者	エネルギー	主　食	副　菜	主　菜	牛乳・乳製品	果　物
・6～9歳の子ども ・身体活動量の低い 　（高齢者を含む）女性	1,600kcal 1,800kcal	4～5		3～4		
・ほとんどの女性 ・身体活動量の低い 　（高齢者を含む）男性	2,000kcal 2,200kcal 2,400kcal	5～7	5～6	3～5	2	2
・12歳以上の 　ほとんどの男性	2,600kcal 2,800kcal	7～8	6～7	4～6	2～3	2～3

・1日分の食事量は，活動（エネルギー）量に応じて，各料理区分における摂取の目安（つ（SV））を参考にする．
・ほとんどの女性と活動量の低い（高齢者を含む）男性向けの場合（2,200±200kcal），副菜（5～6つ（SV）），
　主菜（3～5つ（SV）），牛乳・乳製品（2つ（SV）），果物（2つ（SV））は同じだが，主食の量と主菜の内容（食材や調理法）
　や量を加減して，バランスのよい食事にする．

表5-B-5　各料理区分における摂取の目安の活用（厚生労働省[3]より作表）

主　食 （ごはん，パン，麺など）	毎食，主食は欠かせない．主菜や副菜との組み合わせで適宜．ごはんやパン，麺を組み合わせる．3食で摂取し得ない場合は，間食時に補う．
副　菜 （野菜，芋，豆，海藻など）	日常生活では，主菜に偏り副菜が不足しがちになるため，主菜の倍程度（毎食1～2つ）を目安に意識的に十分な摂取を心がける．
主　菜 （肉，魚，卵料理など）	多くならないように注意する．特に油料理を多く摂取すると，脂質やエネルギー過剰を招く．
牛乳・乳製品	毎日コップ1杯の牛乳を目安に摂取する．
果　物	毎日，適量を欠かさず摂取するように心がける．

運動を行うことによって回転が安定することをあらわしている．一方，食事のバランスが悪くなると倒れてしまう．また，水分を軸とし食事において重要な要素であることも強調している．各料理のSV（サービング）は，1回あたりの標準的な量がおおまかに示され，どのような料理が各区分に含まれるかあらわされたものである．

健康の保持・増進を考えるにあたっては，個々人の食生活がバランスよく摂取されているか否か，すなわち日頃の食生活を充実させることが必要である．1日何をどれだけ食べればよいかの目安を表5-B-4[4]に，各料理区分における摂取の目安の活用を表5-B-5[3]に示した．これらを参考に食生活の見直しを行うことが望まれる．

[森田恭光]

📖　文　献

1）厚生労働省：「日本人の食事摂取基準（2015年版）策定検討会」報告書．（https://www.mhlw.go.jp/stf/shingi/0000041824.html，pp61-302，参照日：2020年1月31日）
2）沼尻幸吉：活動のエネルギー代謝．労働科学研究所，1974．
3）厚生労働省：「食事バランスガイド」について．（https://www.mhlw.go.jp/bunya/kenkou/pdf/eiyou-syokuji2.html，参照日：2020年1月31日）
4）厚生労働省：「日本人の食事摂取基準」活用検討会報告書．国レベルにおける食事摂取基準の活用における方向性と課題について，pp29-32，2010．（https://www.mhlw.go.jp/shingi/2010/03/s0331-9.html，参照日：2020年1月31日）

6章　生涯スポーツの必要性

A. 生涯スポーツと現代社会
B. 競技スポーツのコーチング

6章 A．生涯スポーツと現代社会

スポーツは今日では，心身の健全な発達，地域社会の再生，心身の健康の保持・増進による医療・介護費抑制などの社会的効果が期待され，生涯スポーツ社会の実現が望まれている．そこで本章では，生涯スポーツ振興の観点から，わが国の生涯スポーツ振興のあゆみ，学校教育におけるスポーツ・体育の変遷，加えて，競技スポーツにおけるコーチングの実際について概説する．

1．現代のライフスタイルと生涯スポーツ

1）文化としてのスポーツ

スポーツ基本法の前文では，「スポーツは，世界共通の人類の文化である」として，「国民が生涯にわたり心身ともに健康で文化的な生活を営む上で不可欠のものとなっている」ことが示された．このようにスポーツは，言語，学問，宗教，芸術，制度，生活様式などと同じく，人間によって作り出された人為的所産であり文化の一形態[1]と認識されているに至っている．

寒川はスポーツ文化を種々の文化要素の相互依存的複合体と捉え，「社会文化」「技術文化」「精神文化」から構成されるとする[2]．たとえば「社会文化」はルール，クラブ組織，競技団体，統括団体などが，「技術文化」は用具や施設，身体技法（技術や戦術）などが，「精神文化」はスポーツマンシップ，マナー，アマチュアリズムや勝利（記録）至上主義，あるいはエンジョイ（ファン）・スポーツなどが想起される．こうしたスポーツ文化の一部は，スポーツ用語を転用した比喩表現や衣類などの道具，スポーツマンシップなどの思想として，われわれの日常生活に溶け込んでいる．

ところでスポーツへの参加の形態は，主に「するスポーツ」「みるスポーツ」「支えるスポーツ」に分類されるが，わが国では学齢期において「するスポーツ」を経験した以降は，主に「みるスポーツ」「支えるスポーツ」へとシフトする傾向にあった．しかし近年，健康志向の高まりや余暇時間の増大，趣味の多様化などを背景に，また医療・介護費抑制を目指した政策的後押しを得て，幅広い年代において「するスポーツ」が楽しまれている．そこで親しまれるスポーツは近代スポーツに限らず，ニュースポーツにも広がりをみせている．

わが国のスポーツ文化の中心を担ってきたのは，近代社会の中で合理化されて成立した近代スポーツである．これは主にヨーロッパで近代合理主義をベースに発達あるいは整備され，統一されたルールや規格をもつスポーツ群を指す．

それに対してニュースポーツとは，近代スポーツへのアンチテーゼとして「いつでも，どこでも，だれでも」気軽に楽しめるスポーツとして誕生し，主に以下のように分類される[3]．

①エスニックスポーツの移入（セパタクロー，インディアカなど）

②実用術から遊び・スポーツへと派生した新しいスポーツ（スキューバダイビング，スポーツクライミングなど）

③技術革新による新しい素材の開発によって可能となったスポーツ（パラグライダー，ハングライダーなど）

④近代スポーツを簡易化して生まれた新しいスポーツ（ビーチバレー，ソフトバレーなど）

⑤霊的世界へ接近するスポーツ（ヨガ，太極拳など）

すなわちニュースポーツとはただ単に「新しいスポーツ」とするのではなく，スポーツの本質であるプレイ（遊び）に重きを置いたスポーツで，「新たに楽しまれるスポーツ」と解釈することがふさ

わしく，近代スポーツと明確に分類されるもので
はない．

　以上のように今日のスポーツは文化としての認
知が進み，現代的ライフスタイルとの適合や政策
的な後押し，さらには文化的な広がりを得て，現
代社会に欠かせない存在となっている．

2）生涯スポーツ振興のあゆみ

　生涯スポーツとは，生涯にわたる各ライフス
テージにおいて，年齢，性差や技術レベルなどを
問わず，生活の質（quality of life：QOL）を向上
させるために各々のライフスタイルに適した運
動・スポーツを主体的かつ継続的に楽しむことで
ある．

　生涯スポーツにまつわる国際的な議論の端緒
となったのは，1968 年に行われたメキシコオリ
ンピック・スポーツ科学会議でのスポーツ宣言
の採択であった．このスポーツ宣言でスポーツ
は，「プレイの性格を持ち，自己または他者との
競争，あるいは自然の障害との対決を含む運動」
と定義された．また 1975 年の第 1 回ヨーロッパ・
スポーツ閣僚会議において「ヨーロッパ・スポー
ツ・フォー・オール（Sport for All）憲章」が制定
され，その第 1 条に「すべての個人は，スポーツ
を行う権利を有する」ことが規定された．これに
より，Sport for All は世界的な広がりをみせるよ
うになったのである．

　わが国においては，1964 年の東京オリンピッ
ク競技大会を目前に控えた 1961 年に制定された
スポーツ振興法が，生涯スポーツ振興の嚆矢と
なった．同法はスポーツ振興に関する施策の基本
を明示し，スポーツを通じて国民の心身の健全な
発達と明るく豊かな国民生活の形成に寄与するこ
とを目的に制定されたものである．この中でス
ポーツとは「運動競技及び身体活動（キャンプ活
動その他の野外活動を含む）であって，心身の健
全な発達を図るためにされるもの」と定義された．
このようにスポーツが広義に規定された背景は，
「学校の教育課程として行われる教育活動を除き，
主として青少年及び成人に対して行われる組織的
な教育活動（体育及びレクリエーションの活動を

含む）」を定めた社会教育法（1949 年制定）を念
頭に置き，社会教育ひいては社会体育としての振
興を意識したためであった[4]．

　1960 年代に入ると，高度経済成長によって生
活水準が向上するとともに余暇時間が増大し，国
民生活は一変した．また東京オリンピック競技大
会を経てスポーツへの国民の関心は高まりをみせ
た．その一方で，モータリゼーションの進展や交
通機関が発達し，労働人口が都市部に集中したこ
とによる都市部の過密化，それに伴う地方の過疎
化が生じた．そこで地域共同体の崩壊が社会問題
として認識されるようになった．その解決策の 1
つとして，折しも生涯スポーツにまつわる国際的
な潮流が到来したことを背景に，コミュニティス
ポーツやみんなのスポーツ（Sport for All）という
形で，地域を中心とした大衆的なスポーツ活動が
推進されるようになったのである．

　以上のように従前のわが国の生涯スポーツ政策
は，スポーツ振興法を中心に展開されてきた．し
かしながら 2000 年代に入ると，法と実際の生涯
スポーツ政策の間に離齬が生じるようになってい
た．また，東京都が 2 度目となるオリンピック招
致を目指すにあたって新たなスポーツ振興の枠組
みを提示する必要が生まれたことなどから，同法
の改正が検討されるようになった．

　スポーツ振興法改正に向けた機運が高まる中，
2006 年にスポーツ振興政策の基本方針を示した
スポーツ振興基本計画が改定され，2010 年には
スポーツ立国戦略が策定された．スポーツ立国戦
略では，「新たなスポーツ文化の確立」を目的に，
「すべての人々のスポーツ機会の確保，安全・公
正にスポーツを行うことができる環境の整備」が
目標とされ，生涯スポーツ社会の実現に向けた足
掛かりが示された．

　こうして 2011 年 6 月の第 177 回国会（常会）に
おいて，スポーツ振興法を全面改正し，スポーツ
基本法が制定された．この中で「スポーツを通じ
て幸福で豊かな生活を営むことは，全ての人々の
権利」であり，「全ての国民がその自発性の下に，
各々の関心，適性等に応じて，安全かつ公正な環
境の下で日常的にスポーツに親しみ，スポーツを

楽しみ，又はスポーツを支える活動に参画することのできる機会が確保されなければならない」とされた．

また「次代を担う青少年の体力を向上させるとともに，他者を尊重しこれと協同する精神，公正さと規律を尊ぶ態度や克己心を培い，実践的な思考力や判断力を育む等人格の形成に大きな影響を及ぼす」とするスポーツの教育的意義が記された．加えて「人と人との交流及び地域と地域との交流を促進し，地域の一体感や活力を醸成するものであり，人間関係の希薄化等の問題を抱える地域社会の再生に寄与」し，「心身の健康の保持増進にも重要な役割を果たすものであり，健康で活力に満ちた長寿社会の実現に不可欠」とするスポーツの社会的意義を認め，生涯スポーツ社会実現に向けた方向性が示された．

3）アダプテッドスポーツの発展

本項では生涯スポーツ振興のあゆみに続き，障害者スポーツのあゆみについて概観する．アダプテッドスポーツとは，障害者や高齢者，子どもあるいは女性等が参加できるように修正された，あるいは新たに創られた運動やスポーツ，レクリエーション全般と定義される．すなわち，第一義的には競技者に応じてルールや用具などを適応させた（adapted）スポーツであり，ニュースポーツの一形態である．しかしながら今日では，主に障害者スポーツという意味合いで用いられているのが現状である．

この障害者スポーツにおける最高峰の大会がパラリンピック競技大会である．この名称は「paraplegia（対麻痺者）によるオリンピック」として1964年国際身体障害者スポーツ大会（東京）の折から使われている愛称であった．1985年に国際オリンピック委員会（International Olympic Committee：IOC）がパラリンピックを正式名称とすることに同意したこと，また参加者が対麻痺者に限らなくなっていたことから，それ以降は「parallel（もう一つの，並行した）オリンピック」との意味合いを持たせている．

パラリンピックの歴史を概観すると，1944年

戦傷者たちのリハビリテーションを目的に，ロンドン郊外のストーク・マンデビル病院に脊髄損傷科が設立され，スポーツを介した治療を行ったことが発端となった．1948年になるとオリンピックの開催に合わせて，当院にて車椅子患者によるアーチェリー大会「ストーク・マンデビル大会」が開催された．1952年にはオランダからの参加者が出場し，「第1回国際ストーク・マンデビル大会」へと発展したのち，1960年にローマ（イタリア）で開催された第9回ストーク・マンデビル大会が，第1回パラリンピック夏季競技大会と認定されたのである．これを機に4年間隔で開催されるようになり，前述した1985年のIOCの決定を受け，1988年第8回ソウル大会（韓国）より，オリンピック終了後に同じ開催地で行われるようになり，今日に至っている．

その一方で，わが国における障害者スポーツの全国規模の大会として全国障害者スポーツ大会があげられる．これは全国身体障害者スポーツ大会と全国知的障害者スポーツ大会を統合した大会として，2001年から国民体育大会終了後に，同じ開催地で行われてきた．なお，この大会は競技としてのスポーツではなく，障害者の社会参加の推進や，国民の障害者への理解の促進を目的として開催されているものである．

またスポーツ基本法においては，「障害者が自主的かつ積極的にスポーツを行うことができるよう，障害の種類及び程度に応じ必要な配慮をしつつ推進されなければならない」（第2条5項，基本理念）とされるなど，生涯スポーツとしての振興を視野に入れた規定が盛り込まれた．

難波らはわが国における障害者スポーツ・体育の転機として以下をあげる[5]．

① 1964年東京パラリンピック競技大会は，障害者スポーツ振興の原動力となった．

② 1998年長野冬季パラリンピック競技大会は，障害者スポーツの範疇を福祉から競技へと広げ，また認知度を高めた．

③ 1979年の特別支援学校の義務教育化は，心身に障害のある児童生徒が体育・スポーツに参加する機会を生み出した．

多様性が尊重される昨今の社会情勢の中，生涯スポーツとして，障害者スポーツあるいはアダプテッドスポーツのさらなる発展が望まれるとともに，国民の障害者への理解の深化が期待される．

なお「障害者」の表記について多様な議論があることは承知したうえで，本稿ではスポーツ基本法などの文言に合わせて「障害者」と表記した．

2. 学校教育における運動・スポーツ

1）わが国の学校体育の変遷

わが国において身体が教育の対象とされたのは1872 年の学制の公布であった．この学制ではヨーロッパを模範とした近代公教育制度が立ち上げられ，ヨーロッパ国家に対抗して，近代的軍隊を整えることを目的に「体術」が教科として設置された．また学校の特別活動として人気を博していたスポーツに着目し，それを教科に組み込むことで体育を通したスポーツが急速に普及する契機となったのである．

このようにして始まった体育であるが，細江は運動の特性という観点から体育の変遷を以下のように分類する[6]．

・「運動の効果的特性」：戦前から 1940 年代頃は，運動が心身の発達に与える効果に重きを置いた「体力中心主義の体育（education by sport）」として授業が行われた．
・「運動の構造的特性」：1950〜1960 年代に入ると，運動の形式や技術の仕組み・構造の側面に着目した「技術中心主義の体育（education through sport）」が展開された．
・「運動の機能的特性」：最後に 1990 年代に入ると，運動が行う人にとって楽しさや喜びをもたらす欲求充足としての機能および体力などの必要性を充足する機能と捉え，生涯にわたって運動やスポーツを楽しむことができる資質や能力を育むことに力点を置いた「楽しい体育（education in sport）」が展開されてきた．

ところでわが国の教育は三育主義を基本的枠組みとして形成されてきた．三育主義はイギリスの哲学者ハーバート・スペンサーによる『教育論（Education, Intellectual, Moral, and Physical，1861 年）』が代表的で，わが国では 1880 年に『斯氏教育論』として翻訳されている．この三育主義とは，「知育」「徳育」「体育」を総合的かつ調和的に習得することを教育の目標に定める考え方である．たとえば教科体育は必ずしも身体の育成だけで構成されるわけではなく，身体やスポーツにまつわる知の習得，協同することなどによる徳の習得も重視されるのである．

なお，この三育主義に基づく教育思想は今日まで引き継がれており，2006 年に改正された教育基本法では，教育の目標として「幅広い知識と教養を身に付け，真理を求める態度を養い，豊かな情操と道徳心を培うとともに，健やかな身体を養うこと（第 2 条 1 項）」が掲げられ，わが国の教育の土台となっている．

2）生涯スポーツとしての学校体育

前項では生涯スポーツの実現に向けて，体育がいかなる変遷を遂げてきたかを論述した．その変遷は，スポーツを体力や技術の向上，社会性の涵養など何らかの目的を遂げるために行う「スポーツ手段論」から，スポーツそれ自体を楽しもうとする「スポーツ目的論」への転換であった．その背景にあるのは前節で確認した生涯スポーツに対する世界的な潮流である．

近年でも生涯スポーツに向けた体育という位置付けは変わらず，学習指導要領においては，「小学校，中学校及び高等学校を通じて，心と体を一体としてとらえ，生涯にわたって健康を保持増進し，豊かなスポーツライフを実現する資質・能力を育成する」ことに重点が置かれている．

また「発達の段階を踏まえて，学習したことを実生活や実社会に生かし，豊かなスポーツライフを継続することができるよう，小学校，中学校，高等学校を通じて系統性のある指導」をすることが定められている．それに加えて「運動やスポーツとの多様な関わり方を重視する観点から，体力や技能の程度，年齢や性別及び障害の有無等にかかわらず，運動やスポーツの多様な楽しみ方を共有することができるよう指導内容の充実を図るこ

と，その際，共生の視点を重視」する必要性が指摘されている．

以上を踏まえて体育科の目標・内容の枠組みは，2008年の学習指導要領の改訂以降，生涯スポーツに向けての価値的態度の育成を目指して，（1）身体能力，（2）態度，（3）思考・判断，（4）知識の観点から構成されている．特に身体能力や態度，思考・判断のベースとして知識が位置付けられたことは大きな変化であった[7]．

心身の健全な発達や人格の形成，またさまざまな運動やスポーツに取り組むことで，多様な選択肢を生徒児童らに提示してきたことなどは，学校体育の意義としてあげられる．それとともに，卒業後も生涯スポーツを実践するために知識を獲得すること，すなわちスポーツリテラシーを涵養することもまた重要な意義である．

学習指導要領では2008年の改訂以降，スポーツリテラシー教育として「体育理論」にも重点が置かれるようになり，従前は示されていなかった具体的な学習時間が示されるようになった．その内容は，中学校では，意欲，思考力，運動技能の源泉となる知識の習得が目標とされるほか，「する・みる・支える・知る」といった生涯にわたるスポーツライフを実現していく資質・能力の育成に向けて，運動やスポーツの価値や文化的意義を学ぶよう構成されている．高等学校では，卒業後も生涯スポーツを主体的に実践できるよう，現代におけるスポーツの意義や価値，科学的かつ効果的なスポーツの実践，豊かなスポーツライフの設計などを学ぶよう構成されている．また，2020年東京オリンピック・パラリンピック競技大会がもたらす成果を次世代に引き継ぐべく，オリンピック・パラリンピックの意義や価値，ドーピング等について学習機会を設けている．

IOCは近代オリンピックの創始者ピエール・ド・クーベルタン伯爵の思想に基づいて近代オリンピックの理念である「オリンピズム」を提唱している．これはスポーツによって心身ともに調和のとれた若者を育成し，ひいては平和な国際社会の実現に寄与するという教育的・平和的価値を示したものである．そこで具体的な教育的取り組み

として，オリンピック教育が行われてきた．これは，教育を通してオリンピックを学び，オリンピックを通して社会性や道徳的価値を学ぶことを狙いとする教育活動である．

このオリンピック教育を踏まえて学習指導要領においては，「オリンピック・パラリンピックに関する指導の充実については，児童の発達の段階に応じて，ルールやマナーを遵守することの大切さをはじめ，スポーツの意義や価値等に触れることができるよう指導」するよう改善を図っていくとする方向性が示された．

たとえばオリンピック開催を控えた東京都では，「オリンピック・パラリンピックの精神」「スポーツ」「文化」「環境」の4つのテーマに対し，「ボランティアマインド」「障害者理解」「スポーツ志向」「日本人としての自覚と誇り」「豊かな国際感覚」を重点的に育成する資質として，オリンピック教育を展開してきた．近年のオリンピックにおいては，競技大会を開催するだけではなく，いかなる都市政策や教育活動を展開し，大会後に何を遺すのか（オリンピック・レガシー）が重視されている．オリンピック・レガシーとは，施設をはじめとした社会インフラなどの有形のレガシーのみならず，スポーツ振興や教育実践などの無形のレガシーも含まれるのである．以上のように，今日のわが国の学校教育はスポーツリテラシー涵養に加えて，オリンピック・レガシー創造を念頭に置き，生涯スポーツ社会の実現を見据えた教育が展開されている．

3) 体育教育の道徳的価値

「スポーツは，次代を担う青少年の体力を向上させるとともに，他者を尊重しこれと協同する精神，公正さと規律を尊ぶ態度や克己心を培い，実践的な思考力や判断力を育む等人格の形成に大きな影響を及ぼすものである」（スポーツ基本法前文）とされるように，スポーツは「体育」のみならず「徳育」や「知育」にも有用なものと捉えられてきた．

スポーツを娯楽から教育へと変化させたとされるのが，イギリスのパブリックスクールの1つ

であるラグビー校のトーマス・アーノルド校長（1828-1842年在職）である．多くの生徒が寮生活を送っている中，上級生に対する忠誠心や絶対服従が徳目とされ，校内には暴力が蔓延していた．また自治と自由を論拠に学校側とも対立し，暴動化することもあった．そこで，アーノルド校長はスポーツを公認し，競技規則を整え，審判の設置，フェアプレイの推奨などを推進し，教育としてのスポーツを整備した．こうして近代化が図られたスポーツは，のちに近代スポーツとして花開くこととなる[8]．

こうしてパブリック・スクールで盛んに行われたフットボール，漕艇，クリケットなどは，男らしく公正な態度，自己統治や相互信頼の精神を養うなど，人格形成にも有用なものとされ，道徳的価値に重きを置いてスポーツが行われるようになったのである．

本節の最後に，スポーツにおける道徳的価値の代表例ともいうべきスポーツマンシップについて検討する．

広瀬は「sportsman = good fellow（よき仲間）」との解釈に則り，スポーツマンシップとは「尊重すること（respect）」であるとする[9]．スポーツを構成する相手を，審判を，規則を尊重することで，自らが参加するゲームそのものを尊重することができるようになる．その意味を理解し，価値を判断し，大切に扱うことがスポーツマンシップとされる．また，スポーツにおいては勝利が目標となるが，必ずしも結果が伴うとは限らない．素直に負けを認め，相手を称え，次に向かうことができる人，すなわち「good loser（潔い敗者）」であることもまたスポーツマンシップを備えた振る舞いといえよう．やはりその根底に流れるのは，相手，チームメイト，ゲーム，自身のプレイなどを尊重する気持ちである．こうした心構えをもつことが，スポーツマンシップである．スポーツを

通じてスポーツマンシップを理解することはもちろんのこと，それを体現できるようになってこそ，スポーツの道徳的価値が認められるのである．

以上のように，スポーツの道徳的価値が古くから認められる一方で，スポーツをめぐる不祥事や不正は後を絶たない．スポーツにおける道徳的価値を検討するにあたっては，功罪両面からの視点も必要となろう．今やスポーツは，政治や経済に対して無垢ではなく，メディアに取り込まれ，純粋な遊戯として社会的な諸関係から孤立している存在ではないこと[10]，あるいは勝利至上主義などさまざまな価値観に基づいて存立していることを理解し，それを取り巻く社会・文化的視点を踏まえて道徳的価値を問うことが求められる．

[金森　純]

📖 文 献

1) 日本体育学会監修：最新スポーツ科学事典．p508，平凡社，2006．
2) 寒川恒夫：スポーツ文化複合．体育の科学，41：139-145，1991．
3) 稲垣正浩：スポーツの後近代-スポーツ文化はどこへ行くのか-．pp163-168，三省堂，1995．
4) 柳沢和雄：コミュニティスポーツと生涯スポーツ．pp56-59．中村敏雄ほか編，21世紀スポーツ大事典．大修館書店，2015．
5) 難波真理ほか：障害者スポーツの歴史と展望．現代スポーツ評論，29：127-134，2013．
6) 細江文利：スポーツ手段論から目的論へ，pp523-525．中村敏雄ほか編，21世紀スポーツ大事典．大修館書店，2015．
7) 高橋健夫：学校体育のスポーツ化．p522．中村敏雄ほか編，21世紀スポーツ大事典．大修館書店，2015．
8) 日本体育学会監修：最新スポーツ科学事典．p513，平凡社，2006．
9) 広瀬一郎：新しいスポーツマンシップの教科書．pp46-66，学研教育出版，2014．
10) 多木浩二：スポーツを考える-身体・資本・ナショナリズム-．pp19-23，筑摩書房，1995．

6章　B．競技スポーツのコーチング

近年，多くの競技スポーツ指導者(以下，コーチ)における体罰やハラスメントがマスコミで話題となり，大きな社会問題に発展している．2018年，スポーツ庁が策定した「運動部活動の在り方に関する総合的なガイドライン」においても体罰を撲滅し，スポーツ医科学の見地から適切な指導を行うことの必要性が記されている[1]．

日本におけるスポーツ競技のコーチングは優秀なコーチが存在するにもかかわらず，欧米のコーチングと比較してアスリートファーストの概念欠如，体罰やハラスメントに代表される人格・人権の尊重欠如などマイナス面が指摘されている．これらは，日本と欧米のスポーツにおける文化価値の認識差，発展の格差によるものと考えられるが，日本にいるすべてのコーチがスポーツの本質を認識し，グッドアスリートを育てるグッドコーチとなることが重要である．このような観点から，本項ではコーチとコーチングおよび，それに必要な要素について記す．

1．コーチおよびコーチングとは

コーチ（coach）という言語は，もともと屋根付きの馬車（kocsi）を意味し，馬車が人を目的地にしっかりと送り届けることから，目標を達成するために導く人を意味するようになった．さらに，19世紀初期の英国において学生が家庭教師を指す言葉として用いていたものが，スポーツ指導者にも転用されるようになったとされている．

現在，われわれはスポーツ競技を指導する者をコーチと呼び，その指導者が行う行為そのものをコーチングと呼んでいる．またコーチングという言葉はビジネスの世界でも多用され，その場合のコーチングは上司が部下に指導するときのスキルそのものであり，その手法は指導を受ける部下自身が，モチベーションを高めていく方法を指している．しかし，2013年2月に文部科学大臣が表明した「スポーツ指導における暴力根絶へ向けて」に記された内容をもとに設置された「スポーツ指導者の資質向上のための有識者会議（タスクフォース）」で確認された内容は，さらに広義をもつものである．そこでは，コーチングが単にスポーツ競技の技術を教えることを指すのではなく，競技者やチームの育成，目標達成のため総合的に最大限のサポートをすることとしている．また，それを実現させるために選手をあらゆる側面からサポートし，導く者をコーチと呼んでいる[2]．

2．コーチングの目的

競技スポーツにおいては，社会が勝者を称賛するために勝利至上主義のコーチングが行われている場合がある．コーチは勝つことで賞賛されるため，さらなる勝利を追い求めることが第一の目的であると錯覚してしまう．本来，スポーツが社会に求められているのは，心身の発達と社会性が身に付くところにあるため，競技スポーツにおいては試合に勝つことも重要であるが，勝つための努力はさらに重要であるという考え方が必要である．米国スポーツ教育プログラム（American Sport Education Program：ASEP）の標語にある「Athlete First，Winning Second（選手が第一，勝利は第二）」のように，身体的，精神的および社会的に優れた人間を育成することが，コーチングの究極の目的でなければならない．

わが国において日本体育協会（現日本スポーツ協会）の創設に携わり，日本体育の父と言われる嘉納治五郎は，自らが創始した「柔道」の基本理

表6-B-1　グッドコーチに求められる資質能力（思考・態度・行動・知能・技能）

理念・哲学 （スポーツ精神）※1		スポーツの意義と価値の理解，コーチングの理念・哲学（人が好き，スポーツが好き，スポーツの意義と価値の理解，プレーヤーやスポーツの未来に責任をもつ，社会規範，スポーツの高潔性）
人間力※2	対自分	学び続ける姿勢（自己研鑽），前向きな思考・行動，くじけない心，課題発見力，課題解決力，自己統制，内省，社会規範
	対他者 （人・社会）	基本的人権の尊重，相互理解，プレーヤーズ・ファースト，暴力・ハラスメントの根絶，コミュニケーションスキル，マネジメントスキル，目標設定，協力・協調・協働，長期的視点，関係構築力
スポーツ 知識・技能※3	共　通	あらゆるコーチング現場に共通するスポーツ科学
	専　門	個々のコーチング現場別（競技別，年代別，レベル別，障がいの有無など）に求められる専門知識・技能

※1：自分自身のコーチングを形作る中心にあるもの
※2：プレーヤーや社会との良好な関係を築くために必要な資質能力
※3：スポーツ指導を行ううえで必要となるスポーツ科学の知識・技能

念として「精力善用・自他共栄」を掲げている．これは，精力（心身の力）を最善活用（最も有効に利用）することで，社会に貢献する人間の育成を重要視することを表した言葉である[3]．この理念は，コーチの目指すべき最終的な目的が人間の成長を助ける役割にあることと一致している．

3．コーチに必要とされる倫理観・規範意識

　2016年3月，公益財団法人日本体育協会（現日本スポーツ協会）は，『コーチ育成のための「モデル・コア・カリキュラム」の作成事業』をスポーツ庁から受託し報告書を作成している．その中でグッドコーチに求められる資質能力についてまとめたものが表6-B-1であり，グッドプレーヤーを育てるためのグッドコーチはスポーツ知識・技能の指導ばかりではなく，コーチング理念・哲学を持ち，人間力を養うことができる者であることが記されている[4]．

　冒頭にもあるように，現在コーチによるスポーツ現場での体罰を用いた指導やハラスメントは後を絶たない状況にある．体罰を受けたアスリートがよい成績を収めた場合，コーチだけでなくアスリートも体罰を肯定的に受け止めてしまうことは想像に難くない．またアスリートとの関係を良好だと思い込み，相手も許容するだろうというコーチ自身の一方的な考え方は，ハラスメントにつな

がるものと認識すべきである．コーチは，高い倫理観と規範意識をもって指導することが必要であり，コーチの情熱が仇とならないよう理論的根拠に基づく指導を心掛けることが重要である．

4．指導計画

　競技スポーツ選手が最も重要な試合で最高の成績を収めるために，日々のトレーニングを長期的な視点から計画的に行うことはきわめて重要なことである．その具体的な方法として用いられるのが，トレーニングピリオダイゼーション（期分け）である．これは，一定のサイクルでトレーニングの構成と内容を合目的的に周期的に変化させることと定義されている[5]．具体的には，準備期，試合期，移行期に分けられ，目標の試合を中心とした大きなまとまりとして存在するのがマクロサイクルである．その中に複数のメゾサイクル（通常1カ月）があり，さらにその中に複数のミクロサイクル（通常1週間）が存在するというものである．

　ピリオダイゼーションはスポーツ競技や年間の試合数によってさまざまなモデルが使用される．どのモデルを使用するかは専門家によっても意見が分かれるところであるが，適切な目標を設定したうえで競技力を向上させ，具体的な活動を方向付けるための計画であることを常に意識しておくことが重要である．またピリオダイゼーションは，

試合に向けて「万全な準備状態（スポーツフォーム）」をつくり出すことが主要概念であるため[6]，ピリオダイゼーションとスポーツフォームの関係についても理解が必要である（図6-B-1）.

　最高の成績を達成しようとする選手は，試合に向けたスポーツフォームをつくり出すため，それを形成するのに一定時間が必要となる．いったん形成された状態は比較的維持されやすいが，やがてそれは失われていくため「形成・発達→維持→消失」という周期を繰り返すことになる．このことは十分な時間を費やした準備期間を経てスポーツフォームは形成されるが，それが消失してしま

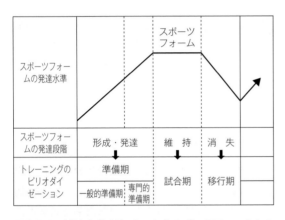

図6-B-1　ピリオダイゼーションとスポーツフォームとの関係（村木征人：スポーツトレーニング理論．p183，ブックハウス・エイチディ，1994より改変）

う前の維持期間において試合を行わなければ最高の成績を収めることはできないということを意味している．スポーツフォームの発達段階に対応してピリオダイゼーションの準備期，試合期，移行期は決定されるのである．

5.　体力トレーニングと技術トレーニング

　図6-B-2は，動きを変容させる体力トレーニングと技術トレーニングという2つの要因が向上する過程の相違を表している[7]．体力トレーニングは過負荷（オーバーロード）の原理に従い，筋，腱，靭帯などの強化から筋力や筋パワーを養い，循環器系，呼吸器系，免疫系などの機能を向上させるためのものであり，強化トレーニングによる疲労状態から徐々に回復していく休息過程を経て超回復現象が得られるまで一定時間が必要となる（遅延効果）．一方，技術トレーニングは専門性の原則，特異性の原則に従い，運動制御機構や運動プログラム，神経系の改善，運動の習熟を導くなど動きを変容させるためのトレーニングである．専門としているスポーツに特化した動きを模倣することや繰り返し行うことで，試行錯誤の状態から気づきの状態を経て突然動きの変容が生じ，トレーニング効果が即時的に発生する．スポー

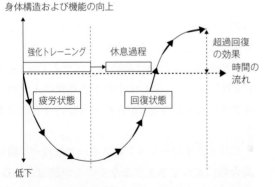

・プロセスは，強化期（高いレベルの負荷期）と回復期（低いレベルの負荷期）によって成立する．
・トレーニング効果は疲労により低下し，回復過程を経て超過回復現象を生じさせる．そして，それは遅延効果として現れる．

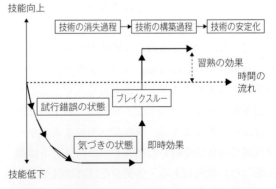

・プロセスは，試行錯誤の低迷期から一気に大きな変化が現れる．
・トレーニング効果は，感覚の変化（気づき）による即時効果として現れる．
・獲得した技能は安定化の方向へと導かれる．

図6-B-2　動きを変容させる2つの要因が向上する過程の相違（図子浩二：スポーツ練習による動きが変容する要因−体力要因と技術要因に関する相互関係−．バイオメカニクス研究，7：303−312，2003）

ツの競技力向上に必要なこれらのトレーニングの効果は相互に密接にかかわっているため，コーチはプロセスやトレーニング効果の違いを理解するとともに，どのように各競技に活かしていくのかを考えながら指導する必要がある．

6. 栄養摂取

　コーチが選手の食事方法に関して学ぶことは，パフォーマンスの向上，疲労回復，スポーツ障害予防，ウエイトコントロール，選手生命の延長などさまざまな観点から重要である．栄養バランスのとれた食事は「5章B．健康と食事」に記載したとおりである（減量を必要とする場合は，「5章A．肥満と生活習慣」を参照）．

　アスリートの食事は，主食（ごはん，パン，麺），副菜（野菜料理），主菜（肉・魚・卵・大豆料理），牛乳・乳製品，果物の5項目を朝，昼，夕の3食とも摂取することが必要である．主食である糖質は脳と筋肉のエネルギー源，副菜はビタミン，ミネラル，食物繊維が豊富でコンディションの調整に必要である．主菜はタンパク質と鉄が豊富であり筋肉や血液および他の組織の体づくりに役立つ．果物は特にビタミンCを摂取することができ疲労回復を促す．牛乳・乳製品はタンパク質とカルシウムが豊富で骨や歯の強化や神経を安定させる作用がある．人の食習慣は育った環境や選手を取り巻く社会によってさまざまであり，簡単に変えられるものではない．しかしコーチは自らが手本となり，励まし，時には家族のサポートやスポンサーの援助を受けながら選手にとって重要なこの課題に取り組む必要がある．

　加えて，水分摂取の量やタイミングについても注意が必要である．水分は体重の60〜70％を占め，発汗時の体温調節や栄養素を細胞に運ぶなどの重要な役割を担っているため，競技の前，中，後にどのような水分を摂るべきなのかを考えさせると同時に，水分摂取が簡単にできるような環境作りにも配慮する必要がある．

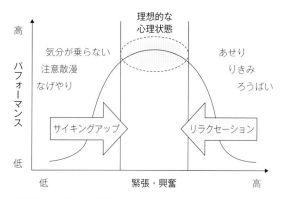

図6-B-3　逆U字仮説（日本スポーツ心理学会編：スポーツメンタルトレーニング教本 3訂版．p110，大修館書店，2016より改変）

7. メンタルトレーニング

　わが国で心理的側面から競技スポーツのパフォーマンス向上を目指す研究は，1985年に「メンタルマネジメントに関する研究プロジェクト」が発足してから本格化している．この方法はメンタルトレーニングといわれ，トップアスリートの心理的特徴とコーチの経験をもとに研究された結果から導き出されている．

　メンタルトレーニングの基礎は，緊張のコントロールである．緊張とパフォーマンスの関係について，シンプルに表したものが逆U字仮説である（図6-B-3）．これは緊張・興奮レベルが低すぎても高すぎても最高のパフォーマンスができないことを意味している．高すぎる場合（一般的に「あがり」）は，リラクセーションの手法（筋弛緩法，呼吸法など），低すぎる場合はサイキングアップの手法（軽く叩く，呼吸法など）を用いてよりパフォーマンスが高まるゾーンへ導くとよい[8]．

8. 発育発達に合わせたコーチング

　人の発育発達はスキャモンの発育曲線にあるように年齢によって違いがあることがわかる（「1章D．発育と発達と運動」を参照）．また個々人によっても成熟の度合いは異なっており，さまざまなケースを考えながらコーチは指導に臨まなければならない．発育は児童期，思春期，青年期と

いうように分類され，スポーツの指導方法がそれぞれに推奨されているが，10歳から16歳の間は発育発達の個人差が最も大きくなるため，スポーツ指導に関して特に注意が必要である．またコーチは，早熟な選手が小・中学校時代に活躍していても成熟度の遅い選手に身長や筋肉の発達がみられ追いつかれた場合，早熟な選手が生物学的有利さを失う可能性があることを理解しておく必要がある[9]．そのため選手が努力しなかったから成績が落ちたと勘違いしてはならない．身体的，知能的，感情的，社会的成熟度の違いに合わせたコーチングを心掛ける必要がある．

▌9．女性の身体的特徴とコーチング

　コーチは女性の身体的機能について十分な知識をもっている必要がある（「1章E．女性と運動・スポーツ」を参照）．特に，女性アスリートの三主徴である「利用可能エネルギー不足」「機能的視床下部性無月経」「骨粗鬆症」は，継続的な激しい運動が原因となり，それぞれが関連し合って起こる重要な問題である（図6-B-4）[10]．摂取エネルギーの不足から運動性無月経，骨粗鬆症となって疲労骨折に至るとされ，無月経の女性アスリートの方が，正常月経のアスリートと比較して疲労骨折の多いことも報告されている[11]．さらに競技力に大きく影響を与えるとされる月経前症候群および月経困難症についても理解が必要である．これらは競技力に大きな影響を与える場合があるため，コーチは月経の時期を移動することが可能であることも視野に入れておく必要があるだろう．副作用の少ない低用量ピル（OC）の服用により，月経の時期を移動してパフォーマンスの向上を目指すアスリートも増えている．日本でOCを服用しているアスリートは欧米の選手と比較して少ないとされているが，1つの選択肢として加えてみてもよいだろう．加えて3カ月以上月経がない場合や，15歳を超えても初経がない場合には，婦人科の受診も念頭に置く必要がある．

[松本秀彦]

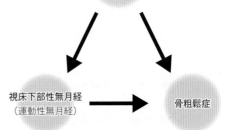

図6-B-4　女性アスリートの三主徴（Nattiv A, et al.: American College of Sports Medicine position stand. The female athlete triad. Med Sci Sports Exerc, 39: 1867-1882, 2007より改変）

📖 文　献

1）スポーツ庁：運動部活動の在り方に関する総合的なガイドライン，2018．

2）文部科学省：スポーツ指導者の資質能力向上のための有識者会議（タスクフォース）報告書．2013．

3）公益財団法人講道館：嘉納治五郎師範の教え．（http://kodokanjudoinstitute.org/doctrine/，参照日：2020年1月31日）

4）公益財団法人日本体育協会：平成27年度コーチ育成のための「モデル・コア・カリキュラム」作成事業報告書．2018．

5）Matwejew LP: Periodisierung des Sportlichen Trainings. Bartals&Wernitz. p38, 1972.

6）村木征人：スポーツトレーニング理論．ブックハウス・エイチディ，1994．

7）図子浩二：スポーツ練習による動きが変容する要因-体力要因と技術要因に関する相互関係-．バイオメカニクス研究，7：303-312，2003．

8）日本スポーツ心理学会編：スポーツメンタルトレーニング教本3訂版．大修館書店，2016．

9）Martens R著，大森俊夫ほか監訳：スポーツ・コーチング学-指導理念からフィジカルトレーニングまで-．西村書店，2013．

10）Nattiv A, et al.: American College of Sports Medicine position stand. The female athlete triad. Med Sci Sports Exerc, 39: 1867-1882, 2007.

11）能瀬さやかほか：女性トップアスリートの低用量ピル使用率とこれからの課題．日本臨床スポーツ医学会誌，22：122-127，2014．

7章　運動・スポーツ活動と安全

7章 A. 事故発生の実態と要因

　運動・スポーツを安全に行うためには，現状を把握し対応策として何を準備すべきか具体的に把握することが必要である．本章では事故発生の実態と対策，救急処置について解説する．

　本項では学校管理下における死亡者，負傷者の現状と特徴を明示し，指導上のリスク管理について解説する．なお死亡者，負傷者の実態については，独立行政法人日本スポーツ振興センターの2017年から過去5年間の調査結果[1-5]を基に作図しその傾向を検討した．

▌1．事故の現状−発生頻度と特徴−

1）学校管理下における死亡事故

　年平均死亡者数は小学校16.0人，中学校23.8人，高等学校36.2人であり，小学校より中学校，高等学校で増加する傾向にあった．死亡者の男女別では，小学校は男子と女子がほぼ同数であるのに対し，中学校と高等学校では男子が女子を大きく上回っている（図7-A-1）．場合別でみると小学校では通学と特別活動が多く，中学校では通学と課外活動，高等学校では課外活動が多い．原因

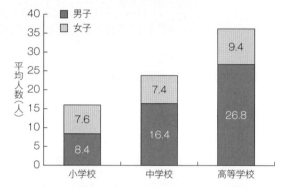

図7-A-1　学校管理下における年平均死亡者数（日本スポーツ振興センター「学校の管理下の災害」平成26年版〜平成30年版より作図）

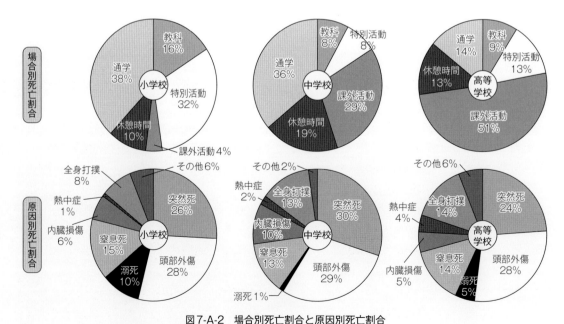

図7-A-2　場合別死亡割合と原因別死亡割合
（日本スポーツ振興センター「学校の管理下の災害」平成26年版〜平成30年版より作図）

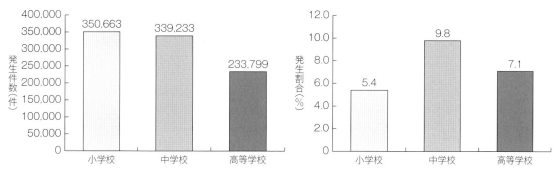

図7-A-3 学校管理下における負傷の発生件数および発生割合
（日本スポーツ振興センター「学校の管理下の災害」平成26年版〜平成30年版より作図）

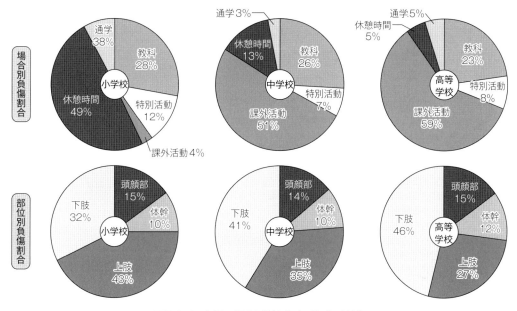

図7-A-4 負傷の場合別割合および部位別割合
（日本スポーツ振興センター「学校の管理下の災害」平成26年版〜平成30年版より作図）

別では小学校，中学校，高等学校いずれも突然死と頭部外傷が多い（図7-A-2）．

通学時の事故は，注意力が散漫にならないように危険予測に集中させる工夫が必要である．

突然死は心臓，神経，大血管に由来する疾患で主に運動中もしくは運動後に発生している．学年が進むにつれ活動時間，負荷が大きくなる傾向があることから，事前のメディカルチェックを徹底し，指導時の体調管理の徹底が必要である．

2）学校管理下における負傷

負傷者の年平均件数は小学校が最も多く，次いで中学校，高等学校の順となった．しかし発生割合では中学校が最も多く，小学校が最も少ない（図7-A-3）．

場合別負傷割合は小学校で休憩時間が最も多く，中学校，高等学校では課外活動が最も多い（図7-A-4）．

部位別負傷割合では頭部，顔部，体幹では小学校，中学校，高等学校ほぼ同様な割合を示している．上肢においては小学校が一番多く，下肢においては高等学校が一番多い（図7-A-4）．

3）課外活動における事故防止対策

中学校と高等学校の課外活動における種目別の1年間の負傷平均発生件数，および平均発生割

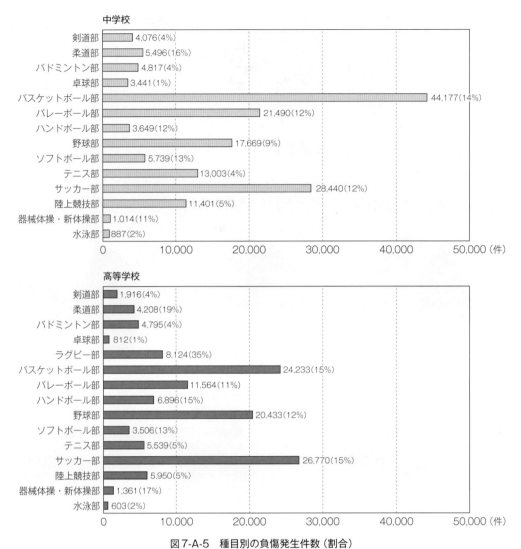

図7-A-5　種目別の負傷発生件数（割合）
（日本スポーツ振興センター「学校の管理下の災害」平成26年版〜平成30年版より作図）

合（カッコ内）を示したのが**図7-A-5**である．中学校における平均発生件数はバスケットボールが最も多く，平均発生割合では柔道が最も高い．高等学校における平均発生件数はサッカーが最も多く，平均発生割合ではラグビーが最も高い．

　外傷性のけがの防止策として，体力差がある身体接触の機会を避けることが重要である．練習用具を活用し人対人のコンタクトをできるだけ避ける，などの工夫が重要となる．

　疲労性のけがの防止策として，疲労回復度合いは個人差を考慮し，各個人で管理させる方法が必要がある．疲労性のけがの多くは筋の過緊張から血液循環が滞りやすい傾向にあるため，ストレッチングと有酸素性運動が重要となる．

［浜野　学］

📖 **文　献**

1）日本スポーツ振興センター：学校の管理下の災害［平成30年版］．2018.
2）日本スポーツ振興センター：学校の管理下の災害［平成29年版］．2017.
3）日本スポーツ振興センター：学校の管理下の災害［平成28年版］．2016.
4）日本スポーツ振興センター：学校の管理下の災害［平成27年版］．2015.
5）日本スポーツ振興センター：学校の管理下の災害［平成26年版］．2016.

7章　B．救急処置法・スポーツ傷害

1．事故遭遇時の対応

　事故に遭遇した際，初めての体験である場合緊張して足がすくみ，何をしてよいのか咄嗟にイメージできない．的確に迅速な行動へ移すためには講習会などで，シミュレーションしておくことは有効である（図7-B-1上段）．周囲に多くの人がいると，自分がかかわらなくても誰かがやってくれると思い，行動に移すことが少なくなる傾向にある．一刻を争う状況もあることから，状況を確認して自分にできることがないか，慌てず行動に移す勇気が大切である．そのためには下記のこ

とを把握し，自分の行動をイメージできるようにしておくことが重要である．

　以下，アメリカ心臓学会（American Heart Association：AHA）のガイドライン[1]から成人の心停止アルゴリズム（図7-B-1）を用いて解説する．

（1）安全確認

　倒れている人を発見した場合，その場所が救助者および傷病者にとって危険な場所か，2次的な危険の恐れがないか周囲の安全性を確認してから倒れている人の下へ近寄る．

（2）意識の確認

　倒れている人の肩を2〜3回軽く叩きながら，

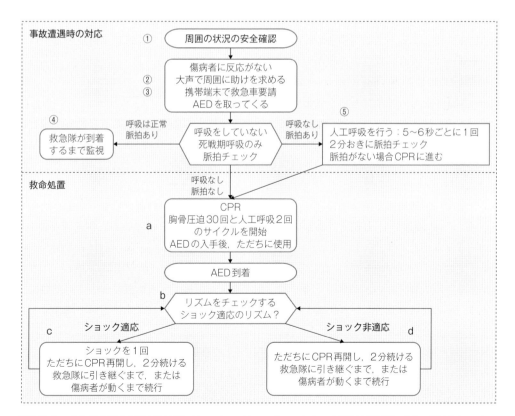

図7-B-1　成人の心停止アルゴリズム（American Heart Association: HIGH LIGHTS of the 2015 American Heart Association Guidelines Update for CPR and ECC. p12, 2015より改変）

164

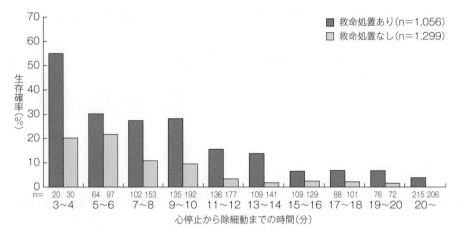

図7-B-2　1カ月生存率（Holmberg M, et al.: Ef fect of bystander cardiopulmonary resuscitation in out-of-hospital cardiac arrest patients in Sweden. Resuscitation, 47: 67, 2000）

大きな声で呼びかける．意識の確認とともに呼吸の確認もする．立ちくらみやめまいの場合は30秒以内で意識が戻るため，それ以上戻らなかったら最悪の事態を想定する．

（3）協力を求める

反応がなければ周囲に大きな声で助けを求める．医療関係者がいる場合は，応急処置を行ってもらい指示に従い協力する．医療関係者がいない場合は人が集まってきたら，救急車を呼んでもらう人，自動体外式除細動器（automated external defibrillator：AED）をもってきてもらう人を明確に指名し指示する．協力者がいない場合は，救助者が傷病者のそばを離れずに携帯端末で救急車を要請する．その際は局番なしの119番で，携帯電話からもつながる．携帯電話のGPS機能をONにしておくことで，位置情報が消防署に通知される．電話が通じたら「救急です」と伝え，「誰が」「いつ」「どこで」「どうした」などを連絡する．

意識があっても普通に話ができない，息苦しい，胸に痛みがある，顔・唇・耳の色が悪い，冷や汗をかいている，横になると息苦しい，出血が止まらない場合は救急車を要請する．

交通事故の場合は警察にも通報する．傷病者に出血がある場合は，ハンカチなどを直接当てて片手で圧迫する．その際，直接血液に触れないように，ビニール袋を手に装着する．

（4）呼吸がある場合

呼吸が正常で脈拍ある場合は，救急隊が到着するまで監視する．

（5）正常な呼吸がない場合

正常な呼吸がなく脈拍がある場合は，5〜6秒ごとに1回（約10〜12回/分）人工呼吸を行う．約2分ごとに脈拍をチェックする．脈拍がない場合の処置については次項で解説する．

2．一次救命処置

心停止の場合，救命処置を行った場合と何もしなかった場合の命が助かる可能性は大きく異なる．命が助かる可能性は心臓や呼吸が止まってから約10分の間に急激に低下している（図7-B-2）[2]．救急車が到着するまで全国平均で6分以上かかるため，そばにいる人が迅速な救命処置（一次救命処置，basic life support：BLS）を行うことが重要である（図7-B-1下段）．ここでは一般市民が実施すべき処置について，前項に続いて図7-B-1のアルゴリズムに沿って解説する．

1）心肺蘇生法

（1）呼吸なし，脈拍なしの場合は心肺蘇生法

呼吸なしで脈拍がない場合，心肺蘇生法（cardiopulmonary resuscitation：CPR）を開始する．救助者は傷病者の胸の位置で膝をついた姿

勢で圧迫部位（胸の真ん中または左右の乳頭を結ぶ線上の胸骨）を探し，両肘を曲げずに真上から圧迫する．圧迫の強さは，成人で5 cm以上（乳児で4 cm）胸を押し下げるが，6 cmを超えないようにする[1]．圧迫のリズムは，成人で1分間に100〜120回のテンポで30回圧迫し，人工呼吸を2回行う処置を繰り返す[1]．人工呼吸は訓練された者がその技術と意思があれば行う．訓練されていても，人工呼吸用マウスピースがない場合，出血や嘔吐物で感染の危険性がある場合は行わない．

（2）AEDを用いたリズムチェック

AEDの電源を入れ音声指示に従う．パッドの貼り付け位置を確認して貼り付ける．次にコネクターを接続する．電気ショックが必要かAEDが確認を行うため，離れるように周囲に伝える．

（3）電気ショックが必要な場合

解析の結果，電気ショックが必要と音声指示があれば，誰も触れていないことを確認してショックボタンを押す．その後ただちにCPRを再開する．2分経過すると再度リズムチェックの音声が流れるので指示に従う．救急隊に引き継ぐか傷病者が動くまで続行する．

（4）電気ショックが必要でない場合

解析の結果，電気ショック必要なしの場合はただちにCPRを再開する．2分後にAEDによるメッセージに従い，リズムチェックを行う．救急隊に引き継ぐか傷病者が動くまで続行する．

2）CPR，AEDの使用

CPR，AEDの使用については，地域で開催される消防署主催の「救急処置技能講習」や赤十字社の「赤十字救急法救急員養成講習」などを受講し，各方法を熟練して行う必要がある．

■ 3．スポーツ傷害とRICE処置

スポーツは心身の健康のために有効な活動であるが，方法を間違えるとけがにつながる．スポーツ傷害は，スポーツ外傷とスポーツ障害に分けられ（図7-B-3），前項（7章A．事故発生の実態

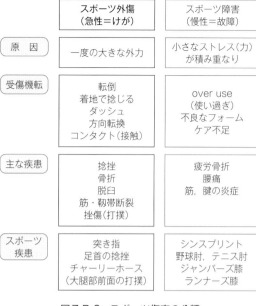

	スポーツ外傷 （急性＝けが）	スポーツ障害 （慢性＝故障）
原　因	一度の大きな外力	小さなストレス（力） が積み重なり
受傷機転	転倒 着地で捻じる ダッシュ 方向転換 コンタクト（接触）	over use （使い過ぎ） 不良なフォーム ケア不足
主な疾患	捻挫 骨折 脱臼 筋・靭帯断裂 挫傷（打撲）	疲労骨折 腰痛 筋，腱の炎症
スポーツ 疾患	突き指 足首の捻挫 チャーリーホース （大腿部前面の打撲）	シンスプリント 野球肘，テニス肘 ジャンパーズ膝 ランナーズ膝

図7-B-3　スポーツ傷害の分類

と要因，図7-A-5参照）で示したとおり，各スポーツ種目で多くみられるけがは競技特性により異なる．本項では代表的なスポーツ傷害と応急処置であるRICE処置について解説する．

1）スポーツ外傷

スポーツ外傷は，一度の大きな力による原因がはっきりしている偶発的なけがである．以下に代表的なスポーツ外傷の特徴を述べる．

（1）突き指

単に打撲，捻挫の場合もあるが，骨折，靭帯断裂，脱臼を伴うものもあるため，医師の診断が必要であり，無理に引っ張ることは危険である．

（2）足関節の捻挫

軽く捻じっただけで動けるからといって，運動を続けると受傷後大きく腫れる場合がある．足関節は少し底屈して内側に捻じる内反捻挫が多い．突き指と同様に靭帯の一部断裂，完全断裂，骨折，脱臼を伴う場合もある．

（3）大腿部前部打撲（チャーリーホース）

大腿部前面に膝などがぶつかり激痛が走ることがある．内出血が多く腫れがひどい場合は，筋肉内に血腫ができて膝を曲げることが困難となる．また2次的低酸素障害となって周囲の正常な細胞

も壊死することで長引くことがある.

2）スポーツ障害

スポーツ障害は小さなストレスが積み重なって起こる．多くは over use（使い過ぎ）が原因で，休養するとよくなることが多い．以下に代表的なスポーツ障害の特徴を述べる.

（1）シンスプリント

過労性骨膜炎とも呼ばれ，ランニングやジャンプを過度に行った場合，硬い路面からの繰り返される振動で，すねの内側に痛みを感じる．陸上の長距離種目に限らず，サッカー，バスケットボールなどダッシュやジャンプの多い種目でも多く，低学年やシーズン初めのトレーニング時期に発生しやすい.

（2）腰　痛

疲労性の腰痛では筋・筋膜性腰痛が多い．ハムストリングス（大腿屈筋群）と臀部の筋の柔軟性がなくなると，股関節の動きが悪くなり（骨盤が前傾しづらくなる），骨盤より上の腰部の関節での運動が余儀なくされ，痛みを感じるようになる.

（3）肘の痛み

野球肘は小学校高学年からの成長期に多い．外側の骨が衝突して軟骨を痛めたり，内側の靱帯が引っ張られて靱帯損傷を起こす．テニス肘はフォアハンドでは内側，バックハンドでは肘の外側に痛みがあり，いずれも筋肉の付着部位周辺に痛みがある．ゴルフ肘はフォアハンドテニス肘と同様に内側に痛みがある.

3）RICE 処置（外傷に対する応急処置）

RICE 処置はけがをした際の応急処置で，安静（rest），冷却（ice），圧迫（compression），挙上（elevation），固定（stabilization）の処置を順番に行うことである（図7-B-4）．RICE 処置の目的は，2次的なけがを防ぎ，痛みを和らげ，腫れを最小限にすることにある．この処置は医療処置を受けるまでの応急処置であり，必ず医療機関を受診し医師の診断を受けることが重要となる．以下に RICE 処置の概要を述べる.

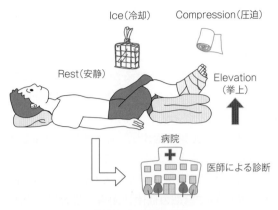

図7-B-4　RICE 処置

（1）安　静（rest）

即座に運動を中止して安静にし，患部を動かさないようにテーピングや包帯，骨折の場合は副木で固定する．軽いけがでプレーを続けると2次的にけがを引き起こし重症度が高くなることがある．また運動を継続することで血流量が増え，内出血をひどくさせて腫れが大きくなる.

（2）冷　却（ice）

患部を氷水の入ったバケツの中に入れたり，氷の入ったビニール袋を患部に当てて冷却する．アイスパックの使用も可能である．けが直後は15分を目安に冷却し30分休憩する．内出血の可能性がある24〜48時間繰り返す．冷却による効果は，感覚受容器の反応が鈍くなり（閾値の低下），痛みを感じにくくなる．血管の収縮により血流量が減少して腫れを抑える．また低温になることで新陳代謝が低下し，血腫による低酸素状態になっても，周囲の細胞の壊死を最小限に抑える.

（3）圧　迫（compression）

患部の内出血や腫脹を防ぐために，スポンジやテーピングパッドを腫脹が予想される部位にあててテーピングで軽く圧迫してから氷バケツで冷やすか，アイスパックをあてるときはきつめに弾性包帯などで巻いて氷を固定する．その際，末梢部のうっ血に注意が必要となる.

（4）挙　上（elevation）

患部を心臓よりも上もしくは同じ高さにすることで，血液の還流を促すことができる．患部を心臓より低い位置にして放置すると，内出血した血

液は末梢部に滞留し，腫れを大きくする可能性がある．

（5）固　定（stabilization）

患部は脆弱になっているため，2次的な損傷を防ぐために体重をかけたり，動かしたりしないようにテーピングや副木で固定する．特に骨折時は動かすことで激痛が生じる．

（6）診　断

応急処置後は，突き指，捻挫だと思っていても骨折を伴う場合もあるため，必ず医療機関を受診し医師の診断を受けることが重要となる．

［浜野　学］

■4．口腔外傷の予防（マウスガード）

マウスガードはマウスプロテクターやマウスピースとも呼ばれ，スポーツ中に起こる歯や口のけがを未然に防ぎ，歯や口腔内を守ってくれるプロテクター（安全用具）である．

1）歴　史

昔はボクシング選手らが歯の損失や顎の骨折，脳障害，さらには死亡する例が少なくなかった．選手らはパンチの衝撃を弱めるために，上下歯間にゴムを入れて使用していたとされているが，歯学の確立がなされてない時代であるために年代等は不明である．明確な使用は，1892年（明治25年）にロンドンの歯科医師ウオルフ・クローゼ氏がボクシング用にゴム製のものを作成したのが初めとされ，その後1916年（大正5年）に現在のマウスガードの原型が米国で作られた．日本では1925年（大正14年）に歯科医師である大久保信一氏がボクシング用に作成したのが最初とされている．

2）マウスガードの必要性とどのようなスポーツで装着するか

スポーツは安全に実施することが大前提であり，自身の身体やその一部に障害を起こしてしまうことは論外である．

マウスガードは主として歯への損傷，顎骨骨折，舌の咬傷を予防することが目的とされている．

Hendrickら[3]は身体接触の多いアイスホッケー選手の外傷は顔面部が68％，歯科外傷既往率が19％（歯の損傷，歯の脱臼，歯の離脱）と報告している．さらに，安井ら[4]はマウスガード装着でスポーツ時の口腔外傷発生を抑制できる可能性があることを報告している．他にも，アメリカンフットボール，ラグビー，ボクシング，サッカー，バスケットボール，レスリング，ハンドボールなどの接触プレーが多いスポーツでの歯科外傷既往や脳震盪発生が多く報告されている．しかし，頭蓋内圧の振幅の軽減による脳震盪発生予防には明確な科学的結論（実験的検証）はない．

現在マウスガード使用が義務付けられているスポーツは，ボクシング，キックボクシング，アメリカンフットボール，アイスホッケー，インラインホッケー（ジュニア），空手（一部），ラグビー（中高生，その他），ラクロス，テコンドーなどである．しかし，飛んできたボールや他選手が振り回した用具が当たる，相手に顔面を蹴られる，壁やゴールポストへの激突などが想定されるようなスポーツでも口腔内外傷，歯，舌を守るという観点においてはマウスガードの装着は必要である．

3）マウスガードの種類

マウスガードには既製（市販）とカスタムメイド（歯科医師作成）の2種類がある．市販のマウスガードは1,000〜3,000円程度のものが主であるが，その装着感に不満を訴える選手が多く，持ってはいるが使用していないなどの意見もある．

一方カスタムメイドのマウスガードは，歯科医師が個人の身体の発育状況や参加する競技種目の特性を考慮しながら歯型を精密に取り，歯並びや咬合の状態を精査し的確に作成するものである．そのため咬合性，フィット感，快適感などが十分であり，スポーツ・運動の妨げにならないように工夫して作成されている（図7-B-5）．しかし，現在の歯科医師作成のマウスガードは上歯の歯型のみで作成しているため，上歯および下歯の咬合調整はされていないのが現状であり，この点に関しては今後の課題である．

a. 石膏で歯型を作成
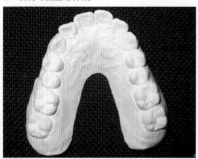

b. 歯型を基にシリコンなどで加工
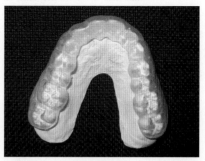

c. 完成したマウスガード
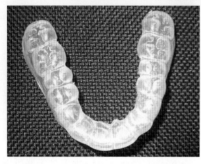
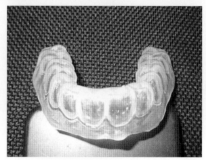

図7-B-5　カスタムマウスガードの例（鶴見大学有床義歯補より提供）

4）マウスガード装着時の身体への影響

　マウスガード装着時の生体への影響については弘ら[5-7]が換気量，酸素摂取量の低下がないこと，動的収縮時（サイベックマシンでの脚進展パワー）には装着時の方が有意に増加すること，さらに自転車でのアネロビックパワーにおいては4秒以内の脚パワーが上昇することなどを報告している．したがって，マウスガード装着に慣れさえすれば，パフォーマンスの向上には有効と思われる．

　一方，衝撃緩衝での歯科医師作成や市販品のマウスガードの表記に実験データなどはほとんどみられない．

　さらに，マウスガード装着時には運動能力も向上することを弘ら[5-7]は報告しており，他にも競技力向上の研究は多くみられる．そのため現在では歯科の治療を目的としたスポーツ時の装着は問題とされないが，それ以外の目的でマウスガードを装着しての参加はドーピング違反（義務化・奨励化されているものは除く）となることも注意して使用しなければならない．

　　　　　　　　　　　　　　　　[弘　卓三]

文　献

1）American Heart Association: HIGH LIGHTS of the 2015 American Heart Association Guidelines Update for CPR and ECC. pp1–33, 2015.
2）Holmberg M, et al.: Effect of bystander cardiopulmonary resuscitation in out-of-hospital cardiac arrest patients in Sweden. Resuscitation, 47: 59–70, 2000.
3）Hendrick K, et al.: Oro-facial injuries and mouthguard use in elite Female field hockey players. Dent Traumatol, 24: 189–192, 2008.
4）安井利一ほか：マウスガード外傷予防効果に関する大規模調査について．スポーツ歯学，17：1–9，2013.
5）弘　卓三ほか：スポーツ用マウスガードの開発と運動への影響．デサントスポーツ科学，19：163–174，1998.
6）弘　卓三ほか：スポーツ用マウスガードの特性の検討 第2報−脚パワー・ゴルフからの検討−．体力科学，46：445–452，1997.
7）弘　卓三ほか：スポーツ用マウスガードの開発と運動への影響．デサントスポーツ科学，19：163–174，1998.

資料　体力測定方法と評価

体力は行動体力と防衛体力に分類できる．行動体力は筋力，筋持久力，柔軟性，敏捷性，全身持久力，スピード，瞬発力，平衡性，調整力から構成される．この中で特に健康に関連した体力要素は，筋力，筋持久力，全身持久力，柔軟性などである．ここでは，文部科学省の新体力テストについて記載する[1]．新体力テストの年齢構成は**表1**に示したとおりである．また4歳〜6歳の幼児については，幼児運動能力研究会のMKS運動能力検査を参照されたい[2]．資料編では12〜64歳の項目について解説する．

1．握　力

1）準　備

スメドレー式握力計

2）方　法

（1）握力計の指針が外側になるように持ち，**図1**のように握る．人差し指の第2関節が，ほぼ直角になるように握りの幅を調節する．

（2）直立の姿勢で両足を左右に自然に開き腕を自然に下げ，握力計を身体や衣服に触れないようにして，力いっぱい握りしめる．握るときは握力計を振り回さないようにする．

3）記　録

（1）右左交互に2回ずつ実施する．

（2）記録はキログラム単位とし，キログラム未満は切り捨てる．

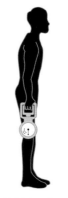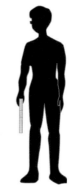

真横からみた図　　　正面図

図1　握力

表1　文部科学省新体力テストの年齢構成

	6〜11歳	12〜19歳	20〜64歳	65〜79歳
筋力	握力	握力	握力	握力
筋持久力	上体起こし	上体起こし	上体起こし	上体起こし
柔軟性	長座体前屈	長座体前屈	長座体前屈	長座体前屈
敏捷性	反復横とび	反復横とび	反復横とび	
全身持久力	20mシャトルラン	20mシャトルラン※	20mシャトルラン※	
		持久走※	急歩※	
				6分間歩行
スピード	50m走	50m走		
瞬発力	立ち幅とび	立ち幅とび	立ち幅とび	
平衡性				開眼片足立ち
調整力	ソフトボール投げ	ハンドボール投げ		10m障害物歩行

※はいずれかを選択

（3）左右おのおののよい方の記録を平均し，キログラム未満は四捨五入する．

4）実施上の注意

　このテストは同一実施者に対して2回続けて行わない．

2．上体起こし

1）準　備

　ストップウオッチ，マット

2）方　法

（1）マット上で仰臥姿勢をとり，両手を軽く握り，両腕を胸の前で組む．両膝の角度は90°に保つ（図2）．

（2）補助者は実施者の両膝をおさえ，しっかり固定する．

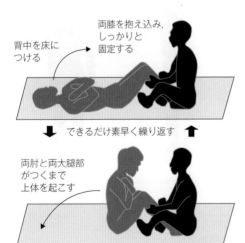

背中を床につける

両膝を抱え込み，しっかりと固定する

できるだけ素早く繰り返す

両肘と両大腿部がつくまで上体を起こす

図2　上体起こし

（3）「始め」の合図で，仰臥姿勢から両肘が両大腿部につくまで上体を起こす．

（4）すばやく開始時の仰臥姿勢に戻す．

（5）30秒間，前述の上体起こしをできるだけ多く繰り返す．

3）記　録

（1）30秒間の上体起こし（両肘と両大腿部がついた）回数を記録する．ただし，仰臥姿勢に戻したとき，背中がマットにつかない場合は回数としない．

（2）実施は1回とする．

4）実施上の注意

　仰臥姿勢の際は背中（肩甲骨）がマットにつくまで上体を倒す．補助者は，実施者が上体を起こした際，頭どうしがぶつからないように注意する．実施者はメガネをはずして行う．

3．長座体前屈

1）準　備

　図3左の用具を作成し使用する

2）方　法

（1）初期姿勢：実施者は両脚を両箱の間に入れ，長座姿勢をとる．壁に背・尻をぴったりとつける（図3右）．ただし，足首の角度は固定しない．肩幅の広さで両手のひらを下にして，手のひらの中央付近が厚紙の手前端にかかるように置き，胸を張って両肘を伸ばしたまま両手で箱を

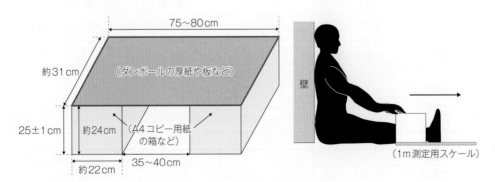

75〜80cm

約31cm

（ダンボールの厚紙や板など）

25±1cm

約24cm

（A4コピー用紙の箱など）

約22cm

35〜40cm

壁

（1m測定用スケール）

図3　長座体前屈用具と長座体前屈

手前に十分引きつけ，背筋を伸ばす．

（2）初期姿勢時のスケールの位置：初期姿勢を とったときの箱の手前右または左の角に零点 を合わせる．

（3）前屈動作：実施者は，両手を厚紙から離さず にゆっくりと前屈して，箱全体を真っ直ぐ前 方にできるだけ遠くまで滑らせる．このとき 膝が曲がらないように注意する．最大に前屈 した後に厚紙から手を離す．

3）記　録

（1）初期姿勢から最大前屈時の箱の移動距離をス ケールから読み取る．

（2）記録はセンチメートル単位とし，センチメー トル未満は切り捨てる．

（3）2回実施してよい方の記録をとる．

4）実施上の注意

前屈姿勢をとったとき膝が曲がらないように気 をつける．箱が真っ直ぐ前方に移動するように注 意する（ガイドレールを設けてもよい）．靴を脱 いで実施する．

▌4．反復横とび

1）準　備

床の上に図4のようにラインを引く

2）方　法

中央ラインをまたいで立ち，「始め」の合図で 右側のラインを越すか，または，踏むまでサイド ステップし（ジャンプしてはいけない），次に中 央ラインに戻り，さらに左側のラインを越すかま たは触れるまでサイドステップを行う．一連の動 作を20秒間行う．

3）記　録

（1）上記の運動を20秒間繰り返し，それぞれの ラインを通過するごとに1点を与える（右， 中央，左，中央で4点になる）．

（2）テストを2回実施してよい方の記録をとる．

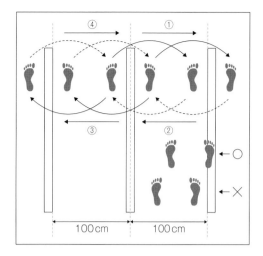

図4　反復横とび

4）実施上の注意

屋内，屋外のいずれで実施してもよいが，屋外 で行う場合は，安全で滑りにくい場所で実施する こと（コンクリート等の上では実施しない）．こ のテストは同一の実施者に対して続けて行わな い．外側のラインを踏まなかったり越えなかった とき，中央ラインをまたがなかったときは点数と しない．

▌5．持久走（男子 1,500m，女子 1,000m）

1）準　備

走路（トラック），スタート用の旗，ストップ ウオッチ

2）方　法

（1）スタートはスタンディングスタートで行う．

（2）スタートの合図は，「位置について」「用意」 の後，音または声を発すると同時に旗を上か ら下に振り下ろすことによって行う．

3）記　録

（1）スタートの合図からゴールライン上に胴（頭， 肩，手，足ではない）が到達するまでに要し た時間を計測する．

（2）記録は秒単位とし秒未満は切り上げる．

（3）実施は1回とする．

4）実施上の注意

　実施者の健康状態に十分注意し，疾病および傷害の有無を確かめ，医師の治療を受けている者や実施が困難と認められる者については，このテストを実施しない．無理なペースで走らないように注意し，各自の能力なども考えて走るよう指導する．テスト前後に，ゆっくりとした運動等によるウォームアップおよびクールダウンを行う．

6．20mシャトルラン（往復持久走）

1）準　備

　テスト用CD，再生プレーヤー，図5の20m間隔の平行線，20mシャトルラン（往復持久走）記録用紙（表2）

2）方　法

（1）一方の線上に立ち，テストの開始を告げる5秒間のカウントダウン後の電子音によりスタートする．

（2）「ド・レ・ミ・ファ・ソ・ラ・シ・ド」という電子音が鳴り終わるまでに20m先の線に達し，足が線を越えるか触れたらその場で向きを変える．この動作を繰り返す．電子音の前に線に達してしまった場合は，向きを変え，電子音を待ち，電子音が鳴った後に走り始める．

（3）電子音の間隔は，初めはゆっくりであるが，約1分ごとに電子音の間隔は短くなる．すなわち，走速度は約1分ごとに増加していくので，できる限り電子音の間隔についていくようにする．

（4）設定された速度を維持できなくなり走るのをやめたとき，または，2回続けてどちらかの足で線に触れることができなくなったときにテストを終了する．なお電子音からの遅れが1回の場合，次の電子音に間に合い，遅れを解消できれば，テストを継続することができる．

3）記　録

（1）テスト終了時（電子音についていけなくなった直前）の折り返しの総回数を記録とする．

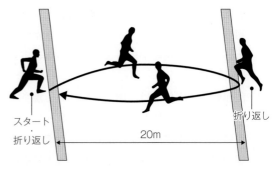

図5　シャトルラン

（2）折り返しの総回数から最大酸素摂取量を推定する場合は，「20mシャトルラン（往復持久走）最大酸素摂取量推定表」（表5）を参照すること．

4）実施上の注意

　ランニングスピードのコントロールに十分注意し，走り続けることができなくなった場合は自発的に退くことを指導しておく．ウォームアップでは，足首，アキレス腱，膝などの柔軟運動（ストレッチングなどを含む）を十分に行い，テスト終了後はゆっくりとした運動等によるクールダウンを行う．

　CDプレーヤー使用時は音がとんでしまうおそれがあるので，走行場所から離して設置する．

　実施者の健康状態に十分注意し，疾病および傷害の有無を確かめ，医師の治療を受けている者や実施が困難と認められる者については，このテストを実施しない．

7．50m走

1）準　備

　50m直走路，スタート合図用旗，ストップウォッチ

2）方　法

（1）スタートはクラウチングスタートで行う．

（2）スタートの合図は，「位置について」「用意」の後，音または声を発すると同時に旗を下から上へ振り上げることによって行う．

表2　20mシャトルラン（往復持久走）記録用紙

レベル																
レベル1	1	2	3	4	5	6	7									
レベル2	8	9	10	11	12	13	14	15								
レベル3	16	17	18	19	20	21	22	23								
レベル4	24	25	26	27	28	29	30	31	32							
レベル5	33	34	35	36	37	38	39	40	41							
レベル6	42	43	44	45	46	47	48	49	50	51						
レベル7	52	53	54	55	56	57	58	59	60	61						
レベル8	62	63	64	65	66	67	68	69	70	71	72					
レベル9	73	74	75	76	77	78	79	80	81	82	83					
レベル10	84	85	86	87	88	89	90	91	92	93	94					
レベル11	95	96	97	98	99	100	101	102	103	104	105	106				
レベル12	107	108	109	110	111	112	113	114	115	116	117	118				
レベル13	119	120	121	122	123	124	125	126	127	128	129	130	131			
レベル14	132	133	134	135	136	137	138	139	140	141	142	143	144			
レベル15	145	146	147	148	149	150	151	152	153	154	155	156	157			
レベル16	158	159	160	161	162	163	164	165	166	167	168	169	170	171		
レベル17	172	173	174	175	176	177	178	179	180	181	182	183	184	185		
レベル18	186	187	188	189	190	191	192	193	194	195	196	197	198	199	200	
レベル19	201	202	203	204	205	206	207	208	209	210	211	212	213	214	215	
レベル20	216	217	218	219	220	221	222	223	224	225	226	227	228	229	230	231
レベル21	232	233	234	235	236	237	238	239	240	241	242	243	244	245	246	247

レベル	折り返し回数
レベル1	132
	✓

折り返すごとに，✓点を入れる

3）記　録

（1）スタートの合図からゴールライン上に胴（頭，肩，手，足ではない）が到達するまでに要した時間を計測する．

（2）記録は1/10秒単位とし，1/10秒未満は切り上げる．

（3）実施は1回とする．

4）実施上の注意

走路はセパレートの直走路とする．

8．立ち幅とび

1）準　備

（1）屋外で行う場合：砂場，メジャー，砂ならし．砂場の手前に踏み切り線を引く．

（2）屋内で行う場合：マット，メジャー，ラインテープ．マットの手前のフロアにラインテープで踏み切り線を引く．

2）方　法

（1）両足を軽く開いて，つま先が踏み切り線の前端にそろうように立つ（図6）．

（2）両足で同時に踏み切って前方へとぶ．

174

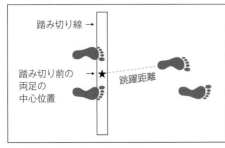

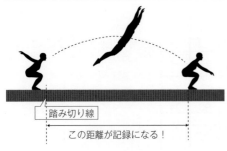

図6　立ち幅とび

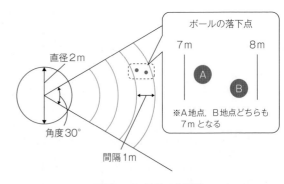

図7　ハンドボール投げ

(2) 投球中または投球後，円を踏んだり越したりして円外に出てはならない．
(3) 投げ終わったときは，静止してから円外に出る．

3）記　録
(1) ボールが落下した地点までの距離を，あらかじめ1m間隔に描かれた円弧によって計測する．
(2) 記録はメートル単位とし，メートル未満は切り捨てる．
(3) 2回実施してよい方の記録をとる．

4）実施上の注意
　ボールは規格に合っていればゴム製のものでもよい．投球のフォームは自由であるが，できるだけ「下手投げ」をしない方がよい．

　参考資料として，表3および表4に体力テストの得点表および総合評価表，表5に20mシャトルラン（往復持久走）の折り返し数から最大酸素摂取量の推定表を示した．

［鈴川清美］

3）記　録
(1) 身体が砂場（マット）に触れた位置のうち，最も踏み切り線に近い位置と，踏み切り前の両足の中央の位置（踏み切り線の前端）とを結ぶ直線の距離を計測する（図6）．
(2) 記録はセンチメートル単位とし，センチメートル未満は切り捨てる．
(3) 2回実施してよい方の記録をとる．

4）実施上の注意
　踏み切りの際には二重踏み切りにならないようにする．屋外で行う場合，踏み切り線周辺および砂場の砂面はできるだけ整地する．屋内で行う場合，着地の際にマットがずれないようにテープ等で固定するとともに，片側を壁につける．

9. ハンドボール投げ

1）準　備
　ハンドボール2号，メジャー．図7の円と中心角30度の直線を2本引く．

2）方　法
(1) 投球は地面に描かれた円内から行う．

文　献
1) 文部科学省：新体力テスト実施要項．（http://www.mext.go.jp/a_menu/sports/stamina/05030101/002.pdf，参照日：2020年1月31日）．
2) MKS幼児運動能力研究会：幼児運動能力検査実施要項．（http://youji-undou.nifs-k.ac.jp/determination/index.html，参照日：2020年1月31日）

表3　テストの得点表および総合評価（12～19歳対象）

項目別得点表：男子

得点	握力	上体起こし	長座体前屈	反復横とび	持久走	20mシャトルラン	50m走	立ち幅とび	ハンドボール投げ	得点
10	56kg以上	35回以上	64cm以上	63点以上	4'59"以下	125回以上	6.6秒以下	265cm以上	37m以上	10
9	51～55	33～34	58～63	60～62	5'00"～5'16"	113～124	6.7～6.8	254～264	34～36	9
8	47～50	30～32	53～57	56～59	5'17"～5'33"	102～112	6.9～7.0	242～253	31～33	8
7	43～46	27～29	49～52	53～55	5'34"～5'55"	90～101	7.1～7.2	230～241	28～30	7
6	38～42	25～26	44～48	49～52	5'56"～6'22"	76～89	7.3～7.5	218～229	25～27	6
5	33～37	22～24	39～43	45～48	6'23"～6'50"	63～75	7.6～7.9	203～217	22～24	5
4	28～32	19～21	33～38	41～44	6'51"～7'30"	51～62	8.0～8.4	188～202	19～21	4
3	23～27	16～18	28～32	37～40	7'31"～8'19"	37～50	8.5～9.0	170～187	16～18	3
2	18～22	13～15	21～27	30～36	8'20"～9'20"	26～36	9.1～9.7	150～169	13～15	2
1	17kg以下	12回以下	20cm以下	29点以下	9'21"以上	25回以下	9.8秒以上	149cm以下	12m以下	1

項目別得点表：女子

得点	握力	上体起こし	長座体前屈	反復横とび	持久走	20mシャトルラン	50m走	立ち幅とび	ハンドボール投げ	得点
10	36kg以上	29回以上	63cm以上	53点以上	3'49"以下	88回以上	7.7秒以下	210cm以上	23m以上	10
9	33～35	26～28	58～62	50～52	3'50"～4'02"	76～87	7.8～8.0	200～209	20～22	9
8	30～32	23～25	54～57	48～49	4'03"～4'19"	64～75	8.1～8.3	190～199	18～19	8
7	28～29	20～22	50～53	45～47	4'20"～4'37"	54～63	8.4～8.6	179～189	16～17	7
6	25～27	18～19	45～49	42～44	4'38"～4'56"	44～53	8.7～8.9	168～178	14～15	6
5	23～24	15～17	40～44	39～41	4'57"～5'18"	35～43	9.0～9.3	157～167	12～13	5
4	20～22	13～14	35～39	36～38	5'19"～5'42"	27～34	9.4～9.8	145～156	11	4
3	17～19	11～12	30～34	32～35	5'43"～6'14"	21～26	9.9～10.3	132～144	10	3
2	14～16	8～10	23～29	27～31	6'15"～6'57"	15～20	10.4～11.2	118～131	8～9	2
1	13kg以下	7回以下	22cm以下	26点以下	6'58"以上	14回以下	11.3秒以上	117cm以下	7m以下	1

総合評価基準表

段階	12歳	13歳	14歳	15歳	16歳	17歳	18歳	19歳	段階
A	51以上	57以上	60以上	61以上	63以上	65以上	65以上	65以上	A
B	41～50	47～56	51～59	52～60	53～62	54～64	54～64	54～64	B
C	32～40	37～46	41～50	41～51	42～52	43～53	43～53	43～53	C
D	22～31	27～36	31～40	31～40	31～41	31～42	31～42	31～42	D
E	21以下	26以下	30以下	30以下	30以下	30以下	30以下	30以下	E

表4　テストの得点表および総合評価（20～64歳対象）

項目別得点表：男子

得点	握力	上体起こし	長座体前屈	反復横とび	急歩	20mシャトルラン	立ち幅とび	得点
10	62kg以上	33回以上	61cm以上	60点以上	8'47"以下	95回以上	260cm以上	10
9	58～61	30～32	56～60	57～59	8'48"～9'41"	81～94	248～259	9
8	54～57	27～29	51～55	53～56	9'42"～10'33"	67～80	236～247	8
7	50～53	24～26	47～50	49～52	10'34"～11'23"	54～66	223～235	7
6	47～49	21～23	43～46	45～48	11'24"～12'11"	43～53	210～222	6
5	44～46	18～20	38～42	41～44	12'12"～12'56"	32～42	195～209	5
4	41～43	15～17	33～37	36～40	12'57"～13'40"	24～31	180～194	4
3	37～40	12～14	27～32	31～35	13'41"～14'29"	18～23	162～179	3
2	32～36	9～11	21～26	24～30	14'30"～15'27"	12～17	143～161	2
1	31kg以下	8回以下	20cm以下	23点以下	15'28"以上	11回以下	142cm以下	1

項目別得点表：女子

得点	握力	上体起こし	長座体前屈	反復横とび	急歩	20mシャトルラン	立ち幅とび	得点
10	39kg以上	25回以上	60cm以上	52点以上	7'14"以下	62回以上	202cm以上	10
9	36～38	23～24	56～59	49～51	7'15"～7'40"	50～61	191～201	9
8	34～35	20～22	52～55	46～48	7'41"～8'06"	41～49	180～190	8
7	31～33	18～19	48～51	43～45	8'07"～8'32"	32～40	170～179	7
6	29～30	15～17	44～47	40～42	8'33"～8'59"	25～31	158～169	6
5	26～28	12～14	40～43	36～39	9'00"～9'27"	19～24	143～157	5
4	24～25	9～11	36～39	32～35	9'28"～9'59"	14～18	128～142	4
3	21～23	5～8	31～35	27～31	10'00"～10'33"	10～13	113～127	3
2	19～20	1～4	25～30	20～26	10'34"～11'37"	8～9	98～112	2
1	18kg以下	0回	24cm以下	19点以下	11'38"以上	7回以下	97cm以下	1

総合評価基準表

段階	20～24歳	25～29歳	30～34歳	35～39歳	40～44歳	45～49歳	50～54歳	55～59歳	60～64歳	段階
A	50以上	49以上	49以上	48以上	46以上	43以上	40以上	37以上	33以上	A
B	44～49	43～48	42～48	41～47	39～45	37～42	33～39	30～36	26～32	B
C	37～43	36～42	35～41	35～40	33～38	30～36	27～32	24～29	20～25	C
D	30～36	29～35	28～34	28～34	26～32	23～29	21～26	18～23	15～19	D
E	29以下	28以下	27以下	27以下	25以下	22以下	20以下	17以下	14以下	E

表5 20mシャトルラン（往復持久走）最大酸素摂取量推定表（2000年3月改訂）

折り返し数	推定最大酸素摂取量(mL/kg/分)	折り返し数	推定最大酸素摂取量(mL/kg/分)	折り返し数	推定最大酸素摂取量(mL/kg/分)	折り返し数	推定最大酸素摂取量(mL/kg/分)
8	27.8	46	36.4	84	44.9	122	53.5
9	28.0	47	36.6	85	45.1	123	53.7
10	28.3	48	36.8	86	45.4	124	53.9
11	28.5	49	37.0	87	45.6	125	54.1
12	28.7	50	37.3	88	45.8	126	54.4
13	28.9	51	37.5	89	46.0	127	54.6
14	29.2	52	37.7	90	46.3	128	54.8
15	29.4	53	37.9	91	46.5	129	55.0
16	29.6	54	38.2	92	46.7	130	55.3
17	29.8	55	38.4	93	46.9	131	55.5
18	30.1	56	38.6	94	47.2	132	55.7
19	30.3	57	38.8	95	47.4	133	55.9
20	30.5	58	39.1	96	47.6	134	56.2
21	30.7	59	39.3	97	47.8	135	56.4
22	31.0	60	39.5	98	48.1	136	56.6
23	31.2	61	39.7	99	48.3	137	56.8
24	31.4	62	40.0	100	48.5	138	57.1
25	31.6	63	40.2	101	48.7	139	57.3
26	31.9	64	40.4	102	49.0	140	57.5
27	32.1	65	40.6	103	49.2	141	57.7
28	32.3	66	40.9	104	49.4	142	58.0
29	32.5	67	41.1	105	49.6	143	58.2
30	32.8	68	41.3	106	49.9	144	58.4
31	33.0	69	41.5	107	50.1	145	58.6
32	33.2	70	41.8	108	50.3	146	58.9
33	33.4	71	42.0	109	50.5	147	59.1
34	33.7	72	42.2	110	50.8	148	59.3
35	33.9	73	42.4	111	51.0	149	59.5
36	34.1	74	42.7	112	51.2	150	59.8
37	34.3	75	42.9	113	51.4	151	60.0
38	34.6	76	43.1	114	51.7	152	60.2
39	34.8	77	43.3	115	51.9	153	60.4
40	35.0	78	43.6	116	52.1	154	60.7
41	35.2	79	43.8	117	52.3	155	60.9
42	35.5	80	44.0	118	52.6	156	61.1
43	35.7	81	44.2	119	52.8	157	61.3
44	35.9	82	44.5	120	53.0		
45	36.1	83	44.7	121	53.2		

2020年4月10日　第1版第1刷発行
2021年3月10日　　　第2刷発行

スポーツ・健康科学概論テキスト
定価(本体2,500円＋税)　　　　　　　　　　　　　　検印省略

編著者　森田　恭光・島﨑あかね
発行者　太田　康平
発行所　株式会社　杏林書院
〒113-0034　東京都文京区湯島4-2-1
Tel　03-3811-4887(代)
Fax　03-3811-9148
© Y. Morita & A. Shimazaki　　　http://www.kyorin-shoin.co.jp

ISBN 978-4-7644-1210-1　C3047　　　　　　　三報社印刷／川島製本所
Printed in Japan
乱丁・落丁の場合はお取り替えいたします.